影像学核心复习系列丛书

Ruchi Shrestha / Ka-Kei Ngan

Ultrasound *A Core Review*

超声医学
核心复习

主　编　〔美〕　鲁奇·斯雷斯塔
　　　　　　　　加琪·颜

主　审　邓又斌

主　译　潘　敏　刘静华　刘　晓

天 津 出 版 传 媒 集 团
天津科技翻译出版有限公司

著作权合同登记号:图字:02-2019-105

图书在版编目(CIP)数据

超声医学:核心复习/(美)鲁奇·斯雷斯塔(Ruchi Shrestha),(美)加琪·颜(Ka-Kei Ngan)主编;潘敏,刘静华,刘晓主译. —天津:天津科技翻译出版有限公司,2021.8

(影像学核心复习系列丛书)

ISBN 978-7-5433-4101-2

Ⅰ.①超… Ⅱ.①鲁… ②加… ③潘… ④刘… ⑤刘… Ⅲ.①超声波诊断 ②超声波疗法 Ⅳ.①R445.1 ②R454.3

中国版本图书馆CIP数据核字(2021)第018353号

Ruchi Shrestha, Ka-Kei Ngan: Ultrasound: A Core Review. ISBN: 978-1-4963-0981-5

授权单位: Wolters Kluwer Health, Inc.
出　　版: 天津科技翻译出版有限公司
出 版 人: 刘子媛
地　　址: 天津市南开区白堤路244号
邮政编码: 300192
电　　话: (022)87894896
传　　真: (022)87895650
网　　址: www.tsttpc.com
印　　刷: 山东韵杰文化科技有限公司
发　　行: 全国新华书店
版本记录: 889mm×1194mm　16开本　15.25印张　380千字
2021年8月第1版　2021年8月第1次印刷
定价:158.00元

(如发现印装问题,可与出版社调换)

译者名单

主　审

邓又斌　华中科技大学附属同济医院超声科

主　译

潘　敏　广州中医药大学深圳医院超声科

刘静华　深圳市龙岗区妇幼保健院超声科

刘　晓　广州中医药大学深圳医院超声科

译　者（按姓氏汉语拼音排序）

蒋　莹　深圳市龙岗区妇幼保健院超声科

刘　晓　广州中医药大学深圳医院超声科

刘静华　深圳市龙岗区妇幼保健院超声科

路　浩　广州中医药大学深圳医院超声科

穆罕默德·费耶兹(Muhammad Fiaz)　巴基斯坦阿尔拉兹医疗中心

潘　敏　广州中医药大学深圳医院超声科

石　珍　湖北省妇幼保健院超声科

宋金爽　深圳市龙岗区妇幼保健院超声科

王　耀　深圳市第三人民医院超声科

杨　霞　深圳市妇幼保健院超声科

于红奎　广州市妇女儿童医疗中心超声科

赵策瑶　深圳市中医院超声科

编者名单

Anil K. Dasyam, MD

Associate Professor
Division of Abdominal Imaging
Department of Radiology
University of Pittsburgh School of Medicine
Pittsburgh, Pennsylvania

Myra Feldman, MD

Assistant Professor of Radiology
Cleveland Clinic Imaging Institute
Section of Abdominal Imaging
Cleveland, Ohio

Kelly Haarer, MD

Assistant Professor
Division of Abdominal Imaging
Department of Radiology
University of Pittsburgh School of Medicine
Pittsburgh, Pennsylvania

Safwan S. Halabi, MD

Clinical Assistant Professor
Division of Fetal and Pediatric Radiology
Department of Radiology
Stanford University School of Medicine
Stanford, California

Matthew T. Heller, MD, FSAR

Associate Professor
Division of Abdominal Imaging
Department of Radiology
University of Pittsburgh School of Medicine
Pittsburgh, Pennsylvania

Madelene C. Lewis, MD

Associate Professor
Women's Imaging
Department of Radiology
Medical University of South Carolina
Charleston, South Carolina

Ka-Kei Ngan, MD

Assistant Professor
Division of Abdominal Imaging
Department of Radiology
University of Pittsburgh School of Medicine
Pittsburgh, Pennsylvania

Theodore Schroeder, MD

Division of Abdominal Imaging
Department of Radiology
Allegheny Health Network
Assistant Professor
Department of Radiologic Sciences
Drexel University College of Medicine
Pittsburgh, Pennsylvania

Biatta Sholosh, MD

Assistant Professor
Division of Abdominal Imaging
Department of Radiology
University of Pittsburgh School of Medicine
Pittsburgh, Pennsylvania

Ruchi Shrestha, MD

Assistant Professor
Division of Abdominal Imaging
Department of Radiology
University of Pittsburgh School of Medicine
Pittsburgh, Pennsylvania

Chris Somerville, MD

Commonwealth Radiology
Richmond, Virginia

Paul J. Spicer, MD

Assistant Professor
Divisions of Breast and Musculoskeletal Imaging
Diagnostic Radiology Resident Program Director
Department of Radiology
University of Kentucky
Lexington, Kentucky

Juliana J. Tobler, MD

Assistant Professor
Abdominal Imaging Section
Department of Radiology
University of Cincinnati Medical Center
Cincinnati, Ohio

中文版序言

　　超声医学促进了医学的变革和发展。超声技术与临床的结合越来越紧密和深入,这有助于临床医生进行疾病的诊断、随访、疗效评估甚至治疗。超声医生及临床医生均有学习超声应用的需求。

　　本书为《影像学核心复习系列丛书》中的超声医学分册,该系列图书以一种类似于考题的形式,回顾学科的基本理论、基本知识和基本技能。本书言简意赅、注重规范和临床实用性。书中提供了大量的超声图像及病例资料,依据问题—答案解析形式,对超声特征和相关的临床考虑进行了简要而全面的解释,并按章节涵盖了多个系统疾病的内容,有助于超声医生进行自我评估和复习,也可以帮助临床医生结合实践,更好地发挥超声的作用。

　　希望本书能够对广大超声医生有所帮助,能够有助于我国超声医生提高诊断水平并拓宽思路。借此书出版之际,谨向为本书翻译及审校工作做出贡献的所有超声科同仁致以崇高的敬意和由衷的感谢。

中文版前言

在数十年的超声发展史中,超声作为临床的另一双眼睛,已经应用于人体各个系统。随着超声技术和设备的发展,超声可显著提高疾病的诊治效果,其临床应用也更加广泛。

本书为《影像学核心复习系列丛书》中的超声医学分册,由美国匹兹堡大学医学院影像学系 Ruchi Shrestha 教授和 Ka-Kei Ngan 教授根据多年临床经验撰写而成,共分 11 章,包括肝胆系统超声、脾胰系统超声、泌尿道及肾上腺超声、颈部超声、阴囊超声、妇科超声、早期妊娠超声、中晚期妊娠超声、血管超声、肌肉骨骼超声等。

各章涵盖了该系统的重要知识点,每个病例都提供了完善的病史和清晰的图片,以提问-答案的方式启发读者思考,并附上详细的答题解析以检验读者对该系统知识的掌握情况。本书不仅有助于超声影像科医生的学习和自我评估,而且有利于年轻临床医生学习超声应用。我相信本书将作为优秀的资源,为超声影像科及相关专业医生提供有价值的参考。

本书由多个医院的年轻超声医生协同翻译而成,难免存在疏漏,恳请广大专家和同仁批评指正。

丛书序言

　　《超声医学:核心复习》涵盖了超声成像最重要的方面,我相信它可以作为一个实用的指南,以考题的方式,帮助住院医生进行自我评估和复习。

　　鲁奇·斯雷斯塔博士和加琪·颜博士成功编写了本书,体现了核心复习系列的理念和目标。他们的工作十分细致,涵盖了重要的主题,提供了出色的图像。将选择题按照类别划分章节,以便让学习者更容易研究特定的主题。每个问题都有一个对应的答案,并解释了该选项正确的原因,以及为什么其他选项是不正确的。书中也为那些想要深入研究某一特定主题的读者提供了每个问题的参考文献。

　　《影像学核心复习系列丛书》是帮助住院医生、主治医生或专科执业医生,通过大约300道选择题,以一种类似于核心考试的形式,回顾一门学科的重要概念、病例和临床实践。该丛书的编写目的并非涵盖所有内容,而是提供可能出现在核心考试中的病例分析,这些病例分析也是临床实践所需要的。

　　作为《影像学核心复习系列丛书》的主编,非常荣幸不仅可以作为其中一个分册的编者,而且可以有机会与全国放射领域参与编写这套丛书的杰出人员共事。这套丛书花费了大家大量的时间和精力,如果没有以上人员的参与和付出,今天这套丛书将无法呈现在大家面前。非常欣喜的是,我们看到读者的数量不断增加,以及读者给予本书的正面反馈。

　　感谢鲁奇·斯雷斯塔博士和加琪·颜博士,以及其他编者对本书出版做出的辛勤努力。我相信《超声医学:核心复习》将会是住院医生在准备成为主治医生和执业放射医生考试的过程中开拓思路、节省时间、内容丰富的参考资料。

比伦·A.沙哈

乳腺影像中心主任,副教授

弗吉尼亚联邦大学医学院放射科

前 言

美国放射学委员会(ABR)核心考试是一项基于计算机、图像丰富的选择题测试,已经取代了放射住院医生资格考试的口试。口试到核心考试的变化导致了考试内容和形式的显著变化。现在越来越强调对图像的理解,因为它涉及更广泛的临床知识和综合性技能,这些最终会影响放射实际操作,特别是在物理、质量和安全方面。因此,传统的复习方法已不足以应对考试。

本书的编写目的是为放射住院医生提供综合学习指南,将一系列影像资料设计成ABR提问-回答形式。根据提供的资料,重点针对影像学特征和相关临床考虑进行简要而全面的阐述。本书还可以作为认证和维护认证(MOC)考试的准备资料。

谨以此书献给我们的住院医生和主治医生,他们的学习热情激励我们成为更好的教育工作者。我们要感谢来自全国各院所的同仁们对本书的贡献。非常感谢他们的专业知识和严谨的态度。如果没有他们的努力,这本书也无法出版。我们也非常感谢比伦·A.沙哈博士和LWW工作人员的指导。最后,永远感谢我们的家人,感谢他们对我们长期工作的支持和耐心。

鲁奇·斯雷斯塔

加琪·颜

目 录

本书配有读书交流群，帮您实现

"时间花得少，阅读效果好"

▶ 建 议 配 合 二 维 码 一 起 使 用 本 书 ◀

我们为本书特配了智能阅读助手，可以为您提供本书配套的读者权益，帮助您提高阅读效率，提升阅读体验。

针对本书，您可以获得以下读者权益：

线上读书群

　　为您推荐本书专属读书交流群，入群可以与本书读者交流阅读过程中遇到的问题，分享阅读经验。

另外，还为您精心配置了同类好书推荐，助您高效阅读。

微信扫码
添加智能阅读助手

第 1 章　肝胆系统

1　患者男，27 岁，既往体健，现出现右上腹疼痛和黄疸，最有可能的诊断是：

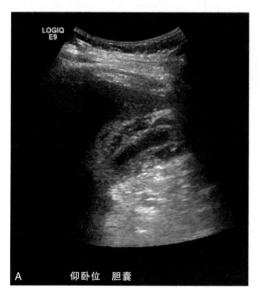

A. 肝炎

B. 肝硬化

C. 急性胆囊炎

D. 无结石性胆囊炎

2a　患者女，60 岁，CT 显示胆囊壁增厚，以下哪种处理最好？

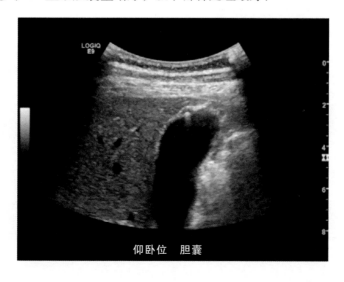

A.无须处理   B.胆囊切除

C.磁共振胰胆管成像（MRCP）   D.增强 CT

2b 以下哪种疾病与胆囊腺肌症关系最密切？

A.胆囊癌   B.胆石症

C.胰腺炎   D.肝硬化

3a 患者女，50 岁，出现右上腹疼痛，超声显示胆总管扩张，以下哪种处理最合适？

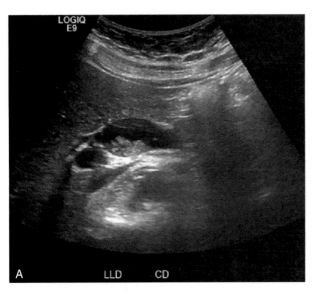
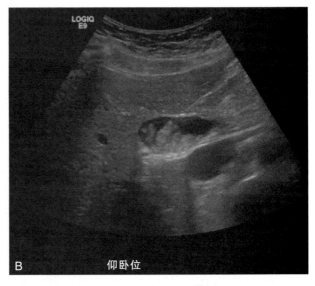

A.括约肌切开术   B.胆囊切除术

C.ERCP   D.放射性核素扫描

3b 胆总管囊肿最常见的并发症是：

A.恶性肿瘤   B.肝脓肿

C.胰腺炎   D.胆管及胰管结石

3c Roux－en－Y 胆总管空肠吻合术最常用于哪一类型的胆管囊肿？

A.Ⅱ型和Ⅲ型   B.Ⅰ型和Ⅲ型

C.Ⅰ型和Ⅳ型   D.Ⅴ型

4a 以下是胆囊轴位及矢状位超声图像，其中哪项超声表现最有意义？

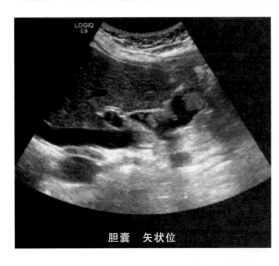
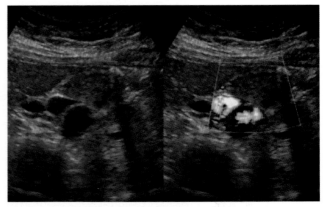

    A. 有彩色血流信号　　　　　　　　　B. 胆囊壁不连续

    C. 胆囊腔内肿物　　　　　　　　　　D. 振铃伪像缺失

4b　胆囊癌患者最常合并：

    A. 陶瓷样胆囊　　　　　　　　　　　B. 胆汁淤积

    C. 胆囊息肉　　　　　　　　　　　　D. 胆结石

4c　胆囊癌最常表现为：

    A. 胆囊腔内填满肿物　　　　　　　　B. 息肉病灶

    C. 胆囊壁增厚　　　　　　　　　　　D. 胆囊内囊性肿物

5　1 例肝移植 10 年的患者，现出现肝功能异常，最可能的诊断是：

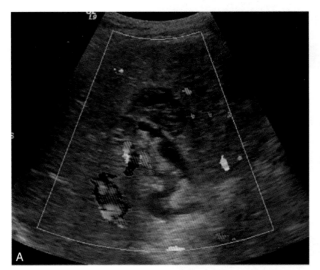
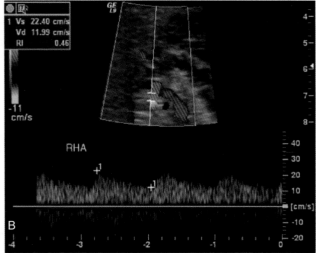

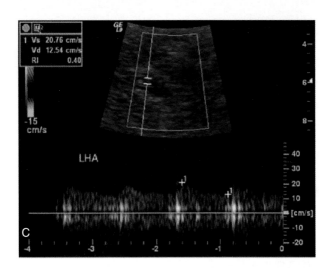

    A. 胆管吻合口狭窄　　　　　　　　　B. 复发性原发性硬化性胆管炎

    C. 肝动脉吻合口狭窄　　　　　　　　D. 门静脉吻合口狭窄

6　回顾右上腹超声图像，发现胆囊未显示。为了进一步显示胆囊，要求技术员获取额外的图像，这属于哪一道质量工序？

    A. 质量改进　　　　　　　　　　　　B. 质量保证

    C. 质量控制

7a 患者女，42 岁，腹痛，右上腹超声图像如下所示，下一步最合适的处理是：

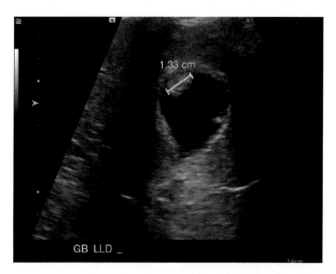

A. MRI   B. 超声随访

C. 胆囊切除   D. 放射性核素肝胆显像

7b 超声评价胆囊息肉，哪一征象提示恶性：

A. 周围胆囊壁增厚   B. 内部有血流

C. 直径 >10mm   D. 无蒂

8 超声显示胆囊腔内增强回声，下列哪项操作可区分伪像与病灶？

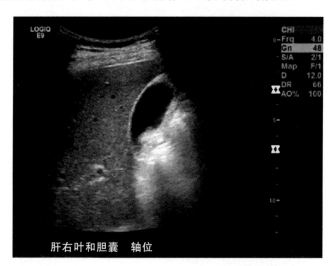

A. 关闭谐波   B. 改变探头位置

C. 增加转换器功率   D. 增加深度

9 患者男，34 岁，有急性白血病病史，接受化疗及干细胞移植。现出现急性右上腹疼痛，体重增加，肝功能指标异常，最可能的诊断是：

A. 化疗导致的肝内脂肪积聚   B. 急性胆囊炎

C. 肝窦阻塞综合征   D. 肝硬化

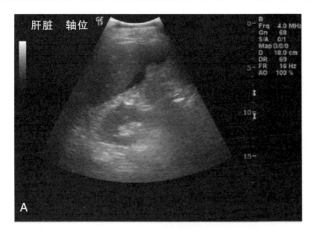

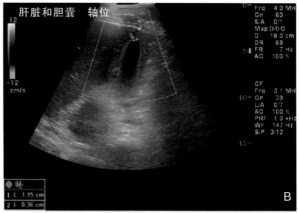

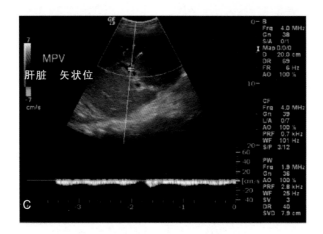

10　辨认下列图像中标记的结构：

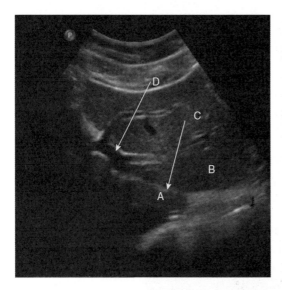

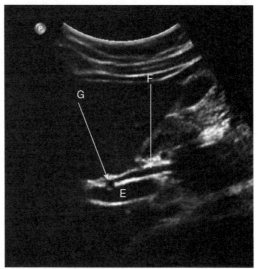

11　患者男，38 岁，腹痛，既往体健，超声图像如下所示，最合适的处理是：

A. 咨询外科是否行胆囊切除，该病有 20% 的风险进展为胆囊癌。

B. 抽血检查甘油三酯，该病与高甘油三酯血症有关。

C. 无须处理，大多数为良性。

D. 通过 MRCP 检查是否有胆结石，该病常合并胆囊结石。

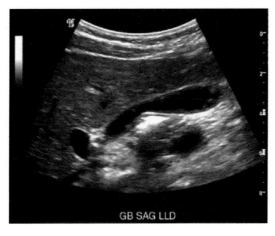
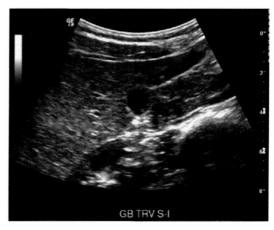

12　增加视野的深度或宽度可以：

A. 降低帧频

B. 提高帧频

C. 增加声阻抗

D. 降低声阻抗

13　声波在软组织的传播速度是：

A. 1440m/s

B. 1540m/s

C. 1640m/s

D. 1740m/s

14　肝移植患者出现转氨酶的异常，超声图像如下所示，最可能的诊断是：

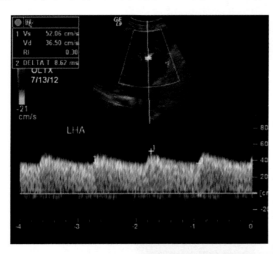
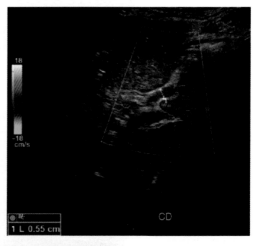

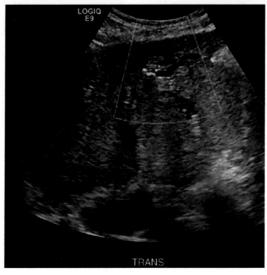

A. 肿块阻塞   B. 门脉性胆管病

C. 胆总管结石   D. 胆管铸型综合征

15 下列哪项可以引起胆囊内假性结石?

A. 后方回声增强   B. 旁瓣伪像

C. 镜面伪像   D. 速度位移

16 下列图像中箭头所示的伪像是由哪个解剖结构引起的?

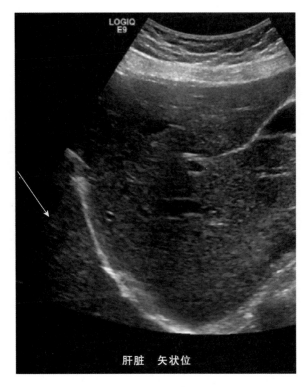

A. 膈肌   B. 肺

C. 肝脏   D. 胸膜

17a 患者女, 29 岁, 右上腹疼痛, 发热。超声和 CT 图像如下所示, 该患者还有哪些器官会受到影响?

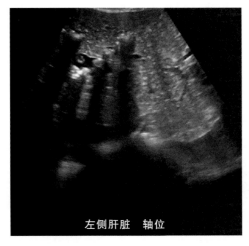

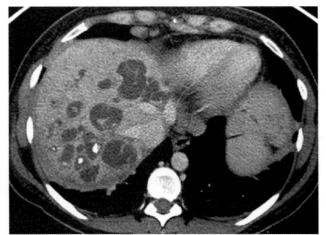

A. 胰腺   B. 脾脏

C. 肾脏   D. 肾上腺

17b 这个实性团块的特征性征象是：

A. 反靶环征 　　　　　　　　　　　B. 葡萄簇征

C. 水百合征 　　　　　　　　　　　D. 中心点征

17c 肝脏囊性病变与下列哪些结构相通有助于该患者的诊断？

A. 相邻的门静脉 　　　　　　　　　B. 相邻的胆管

C. 相邻的肝动脉 　　　　　　　　　D. 相邻的肝静脉

18 患者女，56 岁，2 周前曾外出航行，现出现右上腹疼痛、发热、腹泻等不适。实验室检查显示白细胞计数升高，碱性磷酸酶升高，下一步最合适的处理是：

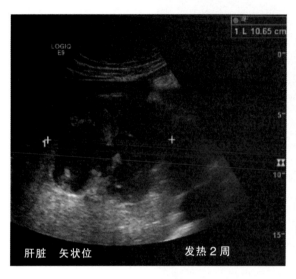 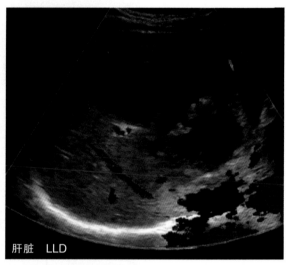

A. 经皮穿刺引流 　　　　　　　　　B. 引导穿刺活检

C. 肝脏 MRI 　　　　　　　　　　　D. 手术切除

19 腹腔镜肝切除术中，金属拉钩断裂，多个 2cm 长的圆柱形金属碎片掉落在患者腹腔中，手术中清理干净。3 个月后，腹部超声检查发现右侧腹壁内出现异物阴影，回顾性分析术中记录视频影像，未发现异常。在术中腹部 X 线片中，从曝光过度角度观察时，在某个部位可以发现断裂拉钩的碎片，但只有在图像增强亮度时才可被发现。在这个典型的例子中，哪项操作是错误的？

A. 外科医生使用了过期的器械。

B. 延误了治疗时间，发现断裂时，医生应该要求立即复查腹部影像。

C. 沟通不充分，医生没有强调皮下软组织内有碎片残留的可能性。

D. 拉钩断裂导致的设备故障，以及放射科医生最初对异物的漏诊。

20a 患者男，78 岁，有慢性丙型肝炎及肝硬化病史。超声动态随访，发现问题后行 MRI 检查。通过图像判断病灶血供来自哪里？

A. 肝静脉 　　　　　　　　　　　　B. 门静脉

C. 肝动脉 　　　　　　　　　　　　D. 门静脉周围

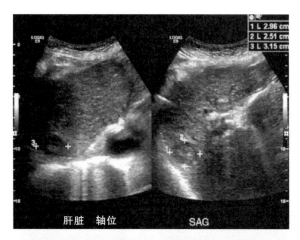

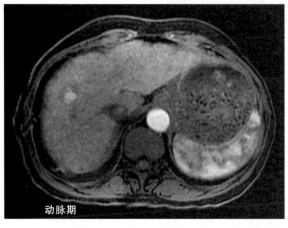

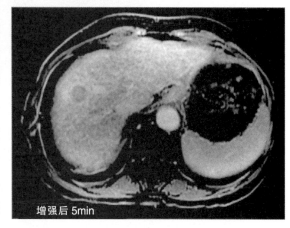

20b 根据 2017 版 CT 和 MRI 的 ACR LI – RADS 分类，该病灶属于哪一类？

A. 1 类　　　　　　　　　　　　　B. 2 类

C. 3 类　　　　　　　　　　　　　D. 4 类

E. 5 类

20c 以下哪项是该病的生长阈值？

A. 6 个月内直径增长 >20%　　　　B. 6 个月内直径增长 >30%

C. 6 个月内直径增长 >40%　　　　D. 6 个月内直径增长 >50%

21 患者女，60 岁，乳腺癌转移病史，通过观察超声及 CT 图像，最可能的诊断为：

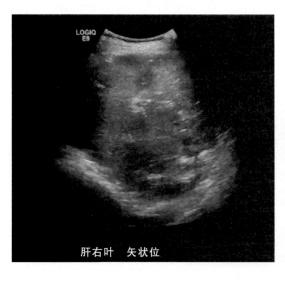

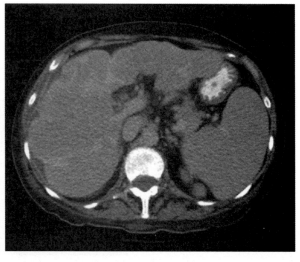

A. 浸润性淋巴瘤   B. 胆管癌

C. 转移性肝癌治疗后   D. 多发性肝细胞癌

22 患者男,17岁,腹痛,体格检查发现肝大及男性乳腺发育,最可能的诊断为:

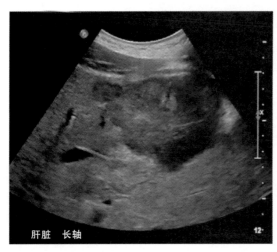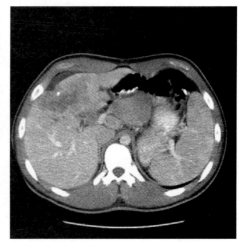

A.巨大肝血管瘤   B.局灶性结节性增生

C.肝细胞癌   D.纤维板层样癌

23 患者男,50岁,多器官肿瘤转移,仔细观察图像,该患者应诊断为哪种原发性恶性肿瘤?

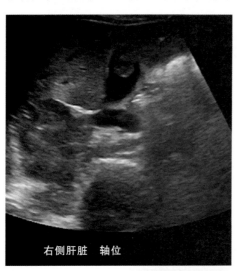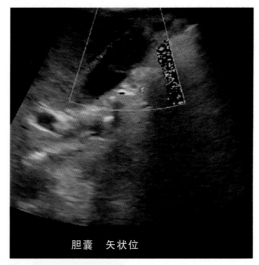

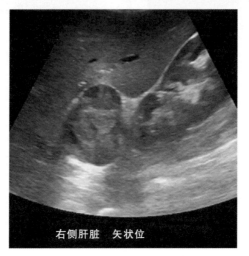

A. 肺癌
B. 肝细胞癌

C. 结肠癌
D. 黑色素瘤

24 美国放射学会诊断标准的意义是：

A. 在遇到问题时，提供一种正确的检查标准。

B. 建立可接受的技术参数和设备性能的最低标准。

C. 有助于医生做出正确的影像学诊断。

D. 提高放射学报告的质量、清晰度和相互间沟通的效果。

25 患者女，37 岁，腹痛、腹胀和黄疸，最可能的诊断是：

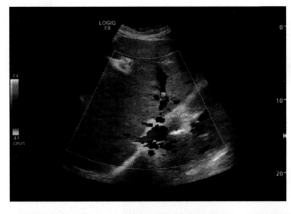
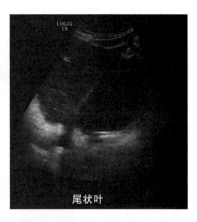
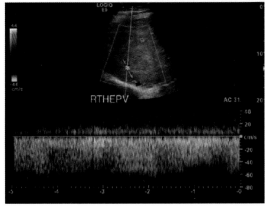
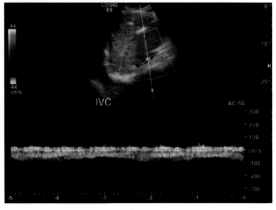

A. 布 – 加综合征
B. 右心衰竭

C. 急性肝炎
D. 原发性硬化性胆管炎

26 患者男，50 岁，腹痛，实验室检查显示白细胞计数升高，超声检查墨菲征（－），最可能的诊断是：

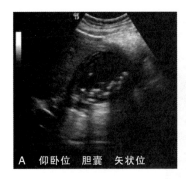
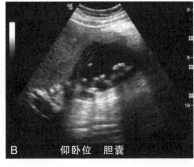
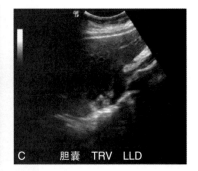

A. 急性胆囊炎
B. 坏疽性胆囊炎

C. 急性肝炎
D. 胆囊癌

27   患者女，50岁，出现腹部隐痛、体重减轻、黄疸和皮肤瘙痒，最可能的诊断是：

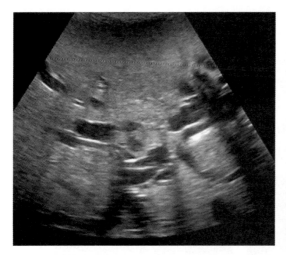

A. 胆管癌   B. 肝细胞癌

C. 转移性疾病   D. 胆总管结石

28   以下哪种现象导致超声图像中箭头所示的伪像？

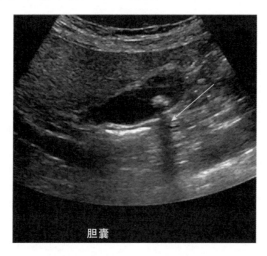

A. 反射   B. 折射

C. 散射   D. 吸收

29   下列哪一个是产生图像中箭头所示伪像的主要原因？

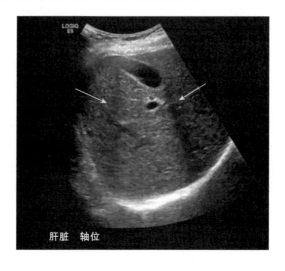

A. 反射
C. 吸收

B. 折射
D. 散射

30　患者女，26 岁，左侧腰痛，采用肾结石模式 CT 扫描，发现肝右叶低密度病灶。为了进一步评价病灶，行右上腹部超声检查。在这种类型的肝脏病变中，以下哪一个特征是常见的?

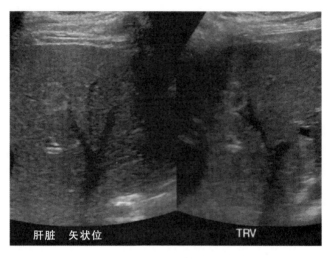

A. 后方伴声影
C. 内部出血

B. 血流信号不丰富
D. 原发性恶性肿瘤

31　患者男，60 岁，腹痛，转氨酶升高，超声图像如下所示。结合超声图像，下一步应行:

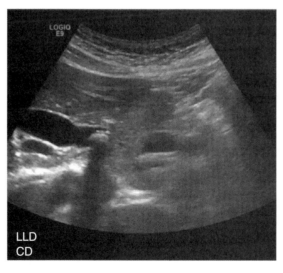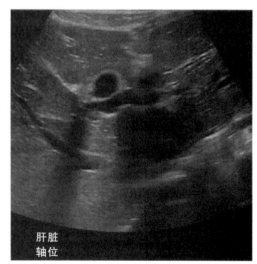

A. 放射性核素扫描（HIDA）
C. 胰腺肿块 CT 扫描

B. MRCP
D. 超声内镜（EUS）

答案与解析

1   **答案A**。图A显示胆囊壁明显增厚,呈网格状;图B显示部分肝实质声像正常。胆囊壁厚度 >3mm,诊断为增厚。胆源性及非胆源性疾病均可引起胆囊壁弥漫性增厚。胆源性疾病包括胆囊炎、胆囊癌、胆囊腺肌症、原发性硬化性胆管炎和 AIDS 相关性胆管炎。非胆源性疾病可导致胆囊壁水肿,原因包括肝炎、腹水、肝硬化、门脉高压、低蛋白血症和淋巴阻塞。确定胆囊壁增厚的原因时,首先应判断有无胆结石,结合墨菲征,以排除急性胆囊炎。

       患者服用了过量泰诺,胆囊壁增厚可能是急性肝炎的唯一超声表现。推测胆囊壁增厚是由炎性反应引起的,胆囊壁由于肝组织坏死和炎性反应而引起邻近肝脏的浆膜和肌层充血水肿。超声显示肝大及门静脉周围水肿(胆管、门静脉及肝动脉的回声——星空征),在病毒性肝炎中比较常见。

       肝硬化患者,肝实质回声增粗(选项B),该患者肝实质是正常的。没有胆囊扩张或胆结石可以支持急性胆囊炎的诊断(选项C)。无结石性胆囊炎(选项D)通常见于重症监护病房患者,在这种情况下,胆囊也会肿大。

参考文献: Hertzberg BS, Middleton WD. *Ultrasound: the requisites*, 3rd ed. Philadelphia, PA: Elsevier, 2016:46 – 48.

    Smith EA, Dillman JR, Elsayes KM, et al. Cross-sectional imaging of acute and chronic gallbladder inflammatory disease. *AJR Am J Roentgenol* 2009;192(1):188 – 196.

2a   **答案A**。胆囊底部可见胆囊壁局限性增厚,其内可见圆形液性囊腔,可合并壁内小结石,表现为点状强回声后方伴有彗星尾征。彗星尾征及罗 – 阿窦囊腔是胆囊腺肌症的特征性征象。胆囊腺肌症相对比较常见,是良性病变,无须进一步检查。

2b   **答案B**。虽然有数据显示胆囊腺肌症与胆囊癌具有相关性,但至今尚无更多的证据显示其可增加胆囊癌的风险。有数据显示胆囊腺肌症(尤其节段型)与胆囊结石有关,可能与胆汁淤积有关。

参考文献: Boscak AR, Al-Hawary M, Ramsburgh SR. Best cases from the AFIP: adenomyomatosis of the gallbladder. *RadioGraphics* 2006;26:941 – 946.

    Hertzberg BS, Middleton WD. *Ultrasound: the requisites*, 3rd ed. Philadelphia, PA: Elsevier, 2016: 45 – 46.

3a   **答案C**。肝门部囊性病变的鉴别诊断包括肝囊肿、肠重复囊肿、胰腺假性囊肿、胆总管囊肿、肝动脉瘤。图像显示,梭形囊性包块内可见不移动的乳头状凸起,该包块与肝管相通(图A左侧),说明是胆总管囊肿。Ⅰ型胆总管囊肿是最常见的类型,占80%~90%,发生于肝外胆管。Ⅰ型胆总管囊肿可增加胆管癌和胆囊癌的风险,当囊腔内出现乳头状凸起及不移动时,提示可能为胆管癌。ERCP是最合适的检查方法,同时应进行病理取样。

3b   **答案D**。胆管癌是预后最差的并发症,其发生率仅次于胆系、胆总管囊肿、胆囊及胰管内胆石形成。其他可能的并发症包括胰腺炎、婴儿和新生儿的胆管破裂。罕见的并发症包括胆管炎、肝脓肿、门静脉高压和腹水。

3c 答案 **C**。胆总管囊肿可发生癌变,其中约90%发生在Ⅰ型(肝外胆管梭形囊肿)和Ⅳ型(肝内肝外多发性囊肿),因此,通常建议将这些囊肿完全切除。对于Ⅱ型囊肿通常可行囊肿切除术,而对于Ⅲ型囊肿则可行括约肌切开术或内镜切除术。胆总管囊肿是一种癌前病变,癌变的发生率比一般人群更高、更早,且随着年龄的增长,风险逐渐升高。这些患者的癌变类型包括腺癌(73%~84%)、间变性癌(10%)、未分化癌(5%~7%)、鳞状细胞癌(5%)和其他癌(1.5%)。恶性肿瘤的部位包括肝外胆管(50%~62%),通常在胆总管囊肿内;胆囊(38%~46%);肝内胆管(2.5%);还有肝脏和胰腺(各占0.7%)。大多数癌变与Ⅰ型胆总管囊肿(68%)有关,其次是Ⅳ型胆总管囊肿(21%),其他类型发生率<10%。

参考文献:Kim OH, Chung HJ, Choi BG. Imaging of the choledochal cyst. *RadioGraphics* 1995;15;69 – 88.

Law R, Topazian M. Diagnosis and treatment of choledochoceles. *Clin Gastroenterol Hepatol* 2014;12 (2);196.

Singham J, Yoshida EM, Scudamore CH. Choledochal cysts part 1 of 3; classification and pathogenesis. *Can J Surg* 2009;52(5);434 – 440.

4a 答案 **B**。胆囊底部显示为斑片状低回声,多普勒血流提示为实性肿块。肿块附着处胆囊壁回声中断。尽管胆囊癌与胆囊息肉均有血流信号,体积较大及充满胆囊腔均是恶性肿瘤的特征。胆囊壁不连续是恶性肿瘤浸润的标志,表明至少是 AJCC Ⅲ期肿瘤(不适合切除),预后较差。虽然振铃伪像是腺肌瘤病的一个特征,但振铃伪像缺失并不能排除腺肌瘤病。

4b 答案 **D**。在胆囊癌患者中,70%~90%的患者患有胆结石。胆结石较大和患病时间较长者,恶变风险升高。

4c 答案 **A**。40%~65%的胆囊癌患者,最初发现有肿块,慢慢几乎填满或占据胆囊腔。20%~30%的胆囊癌表现为局灶性或弥漫性胆囊壁增厚。在15%~25%的病例中,胆囊癌最初被诊断为息肉样病变。

参考文献:Franquet T, Montes M, Ruiz de Azua Y, et al. Primary gallbladder carcinoma; imaging findings in 50 patients with pathologic correlation. *Gastrointest Radiol* 1991;16;143 – 148.

Hsing AW, Gao YT, Han TQ, et al. Gallstones and the risk of biliary tract cancer; a population based study in China. *Br J Cancer* 2007;97(11);1577 – 1582.

Levy AD, Murakata LA, Rohrmann CA. Gallbladder carcinoma; radiologic – pathologic correlation. *RadioGraphics* 2001;21;295 – 314.

5 答案 **C**。图 A:不规则肝内胆管扩张,其内可见组织结构回声,周边可见肝内复杂型囊肿。图 B 和图 C:肝动脉频谱波形为上游有狭窄的小慢波频谱,这些声像图符合肝动脉吻合口狭窄导致胆管损伤,又称缺血性胆管病变(ITBL)。肝移植术后胆管并发症包括胆汁漏、吻合口狭窄、非吻合口狭窄和壶腹功能障碍。肝实质接受门静脉和肝动脉系统的双重血液供应,但胆管上皮依赖肝动脉灌注,易发生缺血性损伤。缺血性损伤可导致胆管坏死、铸型形成、瘢痕形成和多灶性狭窄。

参考文献:Seehofer D, Eurich D, Veltzke-Schlieker W, et al. Biliary complications after liver transplantation; old problems and new challenges. *Am J Transplant* 2013;13;253 – 265.

6 答案 **C**。质量控制(QC)是一个过程,可保证产品或服务中实现和维持所预期的质量水平。QC 的具体要求包括:明确的计划、专业的设备、连续的观察,必要时采取纠正措施。确定可接受的质量范围,以指导质量控制措施。

质量保证(QA)是一种旧的、不经常使用的术语,指的是一种反应性的、回顾性的分析,它确定了谁对医疗过失负责,有时涉及惩罚性措施。

质量改进(QI)是一个不断提高质量的过程,通常着眼于发现系统中的薄弱点,以防止错误发生而不是归咎于个人。QI 措施包括质量评价和确定如何以一种持续的方式使事情变得更好。

参考文献: *Quality and safety domain specification and resource guide, core exam study guide*. Tucson, AZ: American Board of Radiology, 2016:5.

7a **答案 C**。当胆囊息肉直径 >1cm 时,有恶变的风险,建议行胆囊切除术。当胆囊息肉直径为 6 ~ 10mm 时,可随访。MRI 或肝胆管造影对这些病变的定性没有意义。

7b **答案 C**。当胆囊息肉直径 >10mm 时,提示癌变的可能性很大。

参考文献: Corwin MT, Siewert B, Sheiman RG, et al. Incidentally detected gallbladder polyps: is follow-up necessary? —Long-term clinical and US analysis of 346 patients. *Radiology* 2011;258(1):277 – 282.

8 **答案 B**。该图像显示胆囊腔无回声区出现了来自邻近肠管气体强回声的旁瓣伪像。除了超声主波束外,超声探头还发射偏心超声束。当这些偏心脉冲遇到强反射界面时,反射回超声换能器并被误认为位于超声主波束的路径中。超声遇到像膀胱或胆囊无回声结构时,该现象就很明显。只有在无回声结构中,旁瓣伪像才能被识别。在实性脏器中,旁瓣伪像仍然存在,但很细微,不易被察觉。

下图显示的胆囊与问题中的图像的角度略有不同,通过这张图像可确认胆囊腔内的异常回声是伪像。另外还有一个线索提示胆囊内异常回声不是胆囊结石,而是伪像,伪像后方缺少干净的声影,而声影是结石特有的声学特征。在这个例子中,在胆囊后方有不干净的声影,提示是肠气干扰。利用谐波成像可以有效地减少旁瓣伪像。因此,关闭谐波会加重这个伪像。增加换能器功率将增加主波束和旁瓣的振幅,因此伪像将增加。增加成像深度不会减少该伪像。

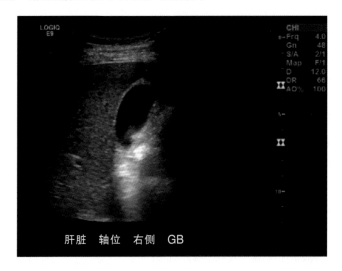

参考文献: Feldman MK, Katyal S, Blackwood MS. US artifacts. *RadioGraphics* 2009; 29 (4): 1179 – 1189.

9　**答案 C**。图 A 显示肝周少量腹水,图 B 显示胆囊壁明显增厚,图 C 显示门静脉血流反向。根据病史及声像图,最佳答案为肝窦阻塞综合征(SOS),又被称为肝静脉闭塞性疾病(VOD)。

　　SOS/VOD 是在造血干细胞移植后由于放疗或化疗破坏了肝脏微小血管而引起的细胞减少,是干细胞移植术后 20 天内肝脏病变最常见的原因,发生于 10%~60% 的患者中。临床上患者表现为体重增加、肝大、黄疸和腹水,通常在造血干细胞移植后 3 周内出现。它也可能发生在化疗和肝移植术后。影像学表现类似于移植物抗宿主病(GVHD),超声表现为肝脾大、腹水、胆囊/门静脉周围水肿、门静脉血流反向、阻力指数升高(RI > 0.75)。

　　化疗引起的脂肪变性不是最合适的选项,因为肝脏回声与相邻的肾脏回声相比没有增强,像普通脂肪变性一样。而且,汇管区与膈肌可以被正常超声穿透并显示。这些都不能解释胆囊壁增厚和腹水。急性胆囊炎不是最好的选项,因为胆囊体积未增大,不能解释腹水和肝门静脉血流反向。肝硬化不是最好的选项,因其不能解释胆囊壁明显增厚,也不符合临床表现。

参考文献: Hertzberg BS, Middleton WD. *Ultrasound*: *the requisites*, 3rd ed. Philadelphia, PA: Elsevier, 2016:68 – 69.

　　Mahgerefteh SY, Sosna J, Bogot N, et al. Radiologic imaging and intervention for gastrointestinal and hepatic complications of hematopoietic stem cell transplantation. *Radiology* 2011;258(3):660 – 671.

10　**答案**:

A. 尾状叶

B. 左外叶

C. 静脉韧带裂

D. 门静脉左支矢状部

E. 门静脉主干

F. 胆总管

G. 肝右动脉

11　**答案 C**。3 幅图像显示胆囊有多个小息肉,这就是所谓的"球在墙上"征,是胆固醇沉着症。胆固醇沉着症是一种良性的病变,不是真正的肿瘤,是目前最常见的胆囊息肉类型。胆固醇沉着于胆囊壁固有膜的巨噬细胞内,逐步增大形成乳头状凸起,与胆囊壁之间没有细长的蒂相连,通常大小为 5mm 或更小,很少超过 10mm,无声影和不移动可与结石相鉴别。不移动可以与胆囊沉积物相鉴别,当有多个小息肉发生时,大多数是胆固醇息肉,不用处理,答案为 C。

　　胆囊息肉与胆囊癌无关,故选项 A 不正确。病因不明,与血脂水平无相关性,故选项 B 是错误的。胆固醇沉着症与胆石症的危险因素相同,但这两种情况很少同时存在,因此,选项 D 是错误的。

参考文献: Hertzberg BS, Middleton WD. *Ultrasound*: *the requisites*, 3rd ed. Philadelphia, PA: Elsevier, 2016:44 – 45.

　　Rumack CM, Wilson SR, Charboneau WJ. *Diagnostic ultrasound*, 4th ed. Philadelphia, PA: Elsevier Health Sciences, 2011:209 – 210.

12 答案 **A**。增加视野的深度或宽度将增加图像尺寸并降低帧频速率,对声阻抗没有影响。

参考文献:Hertzberg BS, Middleton WD. *Ultrasound:the requisites*, 3rd ed. Philadelphia, PA:Elsevier, 2016:11.

13 答案 **B**。

参考文献:Hertzberg BS, Middleton WD. *Ultrasound:the requisites*, 3rd ed. Philadelphia, PA:Elsevier, 2016:4.

14 答案 **D**。超声图像显示肝移植前的轻度胆管扩张以及肝外胆管内无声影的异常声像,肝动脉频谱呈小慢波,是典型狭窄区远端动脉的多普勒波形。由于胆管上皮依赖于肝动脉灌注,胆管并发症在肝动脉狭窄中是常见的,胆管铸型综合征(BCS)是潜在的并发症之一,有报道4%~18%的肝移植中存在 BCS。由胆红素、胶原、胆汁酸和胆固醇组成的铸型形成于胆管腔内并导致胆管梗阻。

在这种情况下,胆总管回声增强是典型的胆管铸型综合征。平扫 CT 显示胆管系统管道内有高衰减物质,提示胆管铸型,考虑典型的 BCS 的症状,胆总管结石(选项 C)和肿块阻塞(选项 A)不可能。门脉性胆管病(选项 B)是门静脉海绵样变性,可发生胆管梗阻,肝门静脉主干静脉血栓形成后出现大量的侧支血管,导致胆管梗阻。

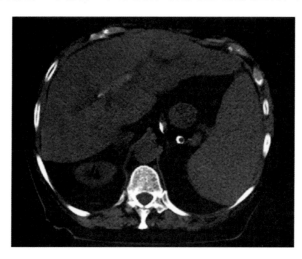

参考文献:Gor NV, Levy RM, Ahn J, et al. Biliary cast syndrome following liver transplantation:predictive factors and clinical outcomes. *Liver Transpl* 2008;14(10):1466 – 1472.

15 答案 **B**。位于超声波主声束外的强反射界面可以产生由换能器检测到的回声,这些回声被错误地显示为起源于主声束内,这种伪像被称为旁瓣伪像。当错位回声重叠于一个正常回声的结构时,更容易被识别,例如胆囊,在正常无回声的胆囊成像中,旁瓣可以产生沉积物样伪像。

参考文献:Bushberg JT, Seibert JA, Leidholdt EM. *The essential physics of medical imaging*, 3rd ed. Philadelphia, PA:Wolters Kluwer Health/Lippincott Williams & Wilkins, 2011:566 – 567.

Feldman MK, Katyal S, Blackwood MS. US artifacts. *RadioGraphics* 2009;29(4):1179 – 1189. doi:10.1148/rg.294085199.

16 答案 **B**。右上腹的超声图像显示为镜像伪像,肝实质回声同时显示在膈上及膈下。镜像伪像是由一个回声在一次反射后返回换能器的错误识别产生的。在这种情况下,主声束遇到高反射界面,反射波接着遇到组织结构的"背面",并在反射至传感器之前被反射回反射界面,显示器显示了与强反射界面等距但深度相同的解剖结构。

气体是人体内最强的反射介质,因为它反射了近 100% 的超声波束。在右上腹超声图像上,右肺基底部是超声强反射界面,它是形成肝脏及膈肌镜像伪像的原因。气管是另一种具有大的光滑气体界面的结构,因此,在颈部扫描中其为强反射镜面。

参考文献: Feldman MK, Katyal S, Blackwood MS. US artifacts. *RadioGraphics* 2009;29(4): 1179–1189.

Hertzberg BS, Middleton WD. *Ultrasound: the requisites*, 3rd ed. Philadelphia, PA: Elsevier, 2016: 20–22.

17a　**答案 C**。超声图像显示多个粗大钙化伴声影,其中至少有 2 个钙化灶显示在管状无回声结构内(胆管)。CT 表现为肝脏内多发囊性病灶,其中一些病灶中间的小血管与门静脉走行一致,一些囊肿中心也存在粗大钙化,这是卡路里病的特征性表现。

卡路里病也被称为肝内胆管海绵状扩张,是一种常染色体隐性遗传病。在胚胎时期,当肝内导管在重塑过程中中断或改变而导致不同程度的破坏性炎症和节段性扩张。当较大肝内胆管受到影响时,其结果就是卡路里病,而小叶间胆管异常发育导致先天性肝纤维化。如果累及胆管树的所有级别,就表现为先天性肝纤维化和卡路里病的特征,被称为卡路里综合征。卡路里病通常表现为肝内胆管囊泡状或梭形囊性扩张,直径可达 5cm,常含有结石或淤积物。

常染色体显性遗传和常染色体隐性多囊肾,如髓质海绵肾和髓质囊性肾,可能与卡路里病相关。肾囊肿可见于胆管板畸形,肾发育异常可由相同的遗传决定因素引起。

参考文献: Hertzberg BS, Middleton WD. *Ultrasound: the requisites*, 3rd ed. Philadelphia, PA: Elsevier, 2016:99–100.

Levy AD, Rohrmann CA, Murakata LA, et al. Caroli's disease: radiologic spectrum with pathologic correlation. *AJR Am J Roentgenol* 2002;179(4):1053–1057.

Santiago I, Loureiro R, Curvo-Semedo L, et al. Congenital cystic lesions of the Biliary tree. *AJR Am J Roentgenol* 2012;198(4):825–835.

17b　**答案 D**。门静脉周围部分或全部被扩张胆管包围是卡路里病的特性(中心点征),超声也可显示扩张胆管内结石,扩张的胆管内见隔膜回声,被称为贯穿内腔的"桥形"结构。

反靶环征(选项 A)是肝海绵状血管瘤的表现,周边为高回声,中心为低回声。

葡萄簇征(选项 B)是描述化脓性肝脓肿,肝脏内多个小脓肿合并成一个大脓肿,形成一个类似于一串葡萄的图像。

水百合征(选项 C)是棘球蚴病的特征,当内囊膜脱离时,内囊膜会形成漂浮膜,像水百合的外观一样。

参考文献: Vachha B, Sun MRM, Siewert B, et al. Cystic lesions of the liver. *AJR Am J Roentgenol* 2011; 196(4):W355–W366.

17c　**答案 B**。

参考文献: Hertzberg BS, Middleton WD. *Ultrasound: the requisites*, 3rd ed. Philadelphia, PA: Elsevier, 2016:99–100.

18   **答案 A**。超声图像显示肝右叶有一个巨大的不规则的低回声病灶，边界不规则，内有分隔，其内可见囊样无回声及液性暗区，病变周边可见血流信号，其内未见血流信号，这些图像结合病史高度提示化脓性肝脓肿。

化脓性肝脓肿通常继发于阑尾炎、憩室炎或其他腹腔感染，现在由于原发性疾病得到有效治疗而使发病率明显降低，包括控制感染源及早期应用抗生素。尽管如此，这些疾病仍占化脓性肝脓肿的20%。胆管梗阻（良性或恶性）、支架植入或器械植入是现在发病的主要原因。来源于其他感染源的血液传播，如细菌性心内膜炎和静脉药物滥用，也可导致肝脓肿的形成。

抗生素结合超声或 CT 引导的引流是化脓性肝脓肿的主要治疗方法，超声或 CT 引导下经皮穿刺脓肿引流术安全有效，引流管留在原位直到脓肿完全被抽空，通过影像学动态观察和患者的临床病程来决定。

如果这是一个实质性病灶，将在影像引导下进行活检（选项 B）。当患者的病史和影像学特征怀疑为脓肿时，可以进行抽吸引流。MRI（选项 C）检查肝脏将有助于识别不确定的肝脏内实质性病变。当经皮脓肿引流不成功或同时伴有其他腹腔感染性疾病时，应采取外科手术治疗（选项 D）。

参考文献：Hertzberg BS, Middleton WD. *Ultrasound*: *the requisites*, 3rd ed. Philadelphia, PA: Elsevier, 2016:66-68.

Ralls PW. Focal inflammatory disease of the liver. *Radiol Clin North Am* 1998;36(2):377-389.

Reid-Lombardo KM, Khan S, Sclabas G. Hepatic cysts and liver abscess. *Surg Clin North Am* 2010; 90(4):679-697.

19   **答案 D**。1999 年，美国医学研究所发表了题为《孰能无过：建立一个更安全的医疗保障系统》报告，医疗差错定义为未能如期地达到医疗目标或使用错误方案来达到目标的行为。医疗差错是多因素的，大部分被认为是系统错误而不是个人问题。错误可分为4 大类：①诊断错误；②治疗错误；③预防性错误；④其他错误。这个案例中描述的场景最适合于两个主要的医疗差错类别。因牵引器断裂导致设备失误属于"其他错误"范畴，没有理由支持外科医生偏离了标准的手术程序（选项 A 不正确），另一个主要的差错是在回顾性视频资料上错过遗漏的手术异物引起的。虽然图像不是最优化的，在图像的边缘还是可以发现异物。当图像显示的参数被优化时，可以看到异物。如有需要，可重复拍摄。但这取决于放射科医生和临床医生，手术组当时不知道异物在哪里。选项 B 和选项 C 不是最合适的答案。

参考文献：*Diagnostic Radiology*：*Core Quality and Safety Study Guide manual on patient safety*. Tucson, AZ: American Board of Radiology, 2015:5.

20a   **答案 C**。超声图像显示肝右叶有一个圆形病灶呈"靶环"状。该病灶周边呈低回声声晕，这种超声表现强烈提示恶性肿瘤。这例肝硬化患者怀疑是肝细胞癌（HCC）的病灶，进行 MRI 的肝脏特征性显像检查，发现动脉期增强及对比图像 5 分钟的延迟消退，这些影像学特征对肝细胞癌有一定的诊断价值。

肝细胞癌的特征之一是肝动脉供血占绝对优势。所以，动脉期高强化是 HCC 最重要的影像学特征，由于 HCC 门静脉血供较少，门静脉期快速减退，而低于周围肝脏组织回声。

参考文献：Bashir MR, Hussain HK. Imaging in patients with cirrhosis. *Radiol Clin North Am* 2015;53 (5):919 – 931.

20b **答案 E**。肝脏病灶直径 > 20mm,在动脉期高强化、边界清晰,根据 2017 版 CT、MRI ACR LI – RADS 分级,该病变属于 LI – RADS 5 级。

参考文献：American College of Radiology. *Liver Imaging Reporting and Data System version* 2017.

20c **答案 D**。根据 2017 版 CT、MRI ACR LI – RADS 分级,阈值增长的定义为:病变直径增长≥5mm,伴有 6 个月内直径增长≥50% 或每年直径增长≥100%;另外,2 年时间内前次 CT、MRI 检查未发现,此次新病灶直径≥10mm 也是阈值增长。

参考文献：American College of Radiology. *Liver Imaging Reporting and Data System version* 2017.

21 **答案 C**。超声和 CT 显示肝脏有个巨大肿块,部分肝包膜不光滑,内部回声不均匀,微量腹水,轻度脾大。患者有乳腺癌病史,在化疗后可以观察到这种征象,被称为“假硬化”。发病机制是化疗引起肝损伤导致结节性增生,产生肝包膜挛缩、肝体积缩小、尾状叶增大,门静脉高压(如腹水和脾大)也可观察到。

参考文献：Viswanathan C, Truong MT, Sagebiel TL, et al. Abdominal and pelvic complications of nonoperative oncologic therapy. *RadioGraphics* 2014;34(4):941 – 961.

22 **答案 D**。超声图像显示在肝左叶中部矢状面有一个大的分叶状非均质回声肿块。CT 图像证实该肿块存在,中心可疑液化坏死,内可见钙化点,肝包膜变形,肝前间隙可见少量腹水。另外,肝门淋巴结肿大,提示恶性病变可能性大,患者为年轻人且没有肝病史,最大可能诊断为纤维板层样癌。

纤维板层样癌是肝细胞癌中的一种特殊类型,常发生于没有肝病史的年轻人中,患者可能出现腹痛、肝大、可触及肿块。在一些病例中出现男性乳腺发育及静脉血栓形成。男性乳腺发育是由于纤维板层样癌中的癌细胞产生大量能将雄激素转化为雌激素的芳香化酶,与肝细胞癌不同,甲胎蛋白通常不升高。

巨大海绵状血管瘤(选项 A)有中心瘢痕或坏死,通常有中心钙化灶。血管瘤的各个时相增强模式取决于血供方式是边缘性、结节性还是不连续的,血管显影延迟,最后才完全增强。巨大海绵状血管瘤没有淋巴结肿大和腹水。

局灶性结节增生(FNH)(选项 B)多见于女性,门静脉期通常表现为等回声,很少有钙化,无淋巴结肿大。

HCC(选项 C)主要见于成人并伴有慢性肝病史,AFP 常升高,在大肝癌或浸润性肝癌中可见静脉浸润。

参考文献：Lewis RB, Lattin GE, Makhlouf HR, et al. Tumors of the liver and intrahepatic bile ducts: radiologic-pathologic correlation. *Magn Reson Imaging Clin N Am* 2010;18(3):587 – 609.

McLarney JK, Rucker PT, Bender GN, et al. Fibrolamellar carcinoma of the liver: radiologic-pathologic correlation. *RadioGraphics* 1999;19(2):453 – 471.

23 **答案 D**。超声图像显示胆囊内单个无声影息肉样病变,其内见血流信号。右肾上腺可见一个大肿块,与多器官转移的临床病史一致。在转移性疾病患者中,胆囊软组织肿块与黑色素瘤转移密切相关,通常伴有腹腔其他部位转移,例如,肝、肾上腺和淋巴结等。

恶性黑色素瘤是胆囊转移性肿瘤最常见的原因，约占所有胆囊转移性肿瘤中的50％以上，具体发病机制不明，但可能与黑色素瘤的早期血液转移有关。其他原发性肿瘤（如肾细胞癌）也可能转移到胆囊。晚期肝癌可局部扩展并侵及胆囊。胆囊息肉和腺瘤也表现为胆囊息肉样病变，但其大小通常要比恶性肿瘤小。

参考文献： Hertzberg BS, Middleton WD. *Ultrasound：the requisites*, 3rd ed. Philadelphia, PA：Elsevier, 2016；45.

Martel J-P, McLean CA, Rankin RN. Melanoma of the gallbladder. *RadioGraphics* 2009；29（1）：291 – 296.

24　**答案 C**。ACR 适宜性标准是由美国放射学会（ACR）制订的一组文件，其主要目的是"帮助医生根据患者的临床情况做出适当的成像决策"。目前，这些标准是最全面的循证指南，包括诊断图像选择、放射治疗方案和图像引导介入过程。它为各种临床病情提供了选择影像诊断及介入操作的最新依据。

参考文献： American College of Radiology. 2017 *ACR Appropriateness criteria.*

25　**答案 A**。彩色多普勒血流频谱显示肝右、中静脉无血流信号，下腔静脉（IVC）有异常微弱的单相血流，尾状叶明显增大及少量腹水。这些声像图结合这位年轻女性患者的临床表现，最可能诊断为布 – 加综合征（BCS）。

BCS 是由于肝静脉回流受阻，导致进展性的肝衰竭、腹水与门静脉高压症。梗阻可以发生在从肝小静脉到 IVC 和右心房交界处的任何部位。肝静脉回流受阻导致窦压增高，门静脉血流减少，导致中心小叶充血，最终发生坏死和萎缩。

BCS 的病因包括年轻女性服用避孕药、创伤、妊娠、肿瘤延伸到肝静脉等。超声表现为腹水及尾状叶增大。许多小静脉直接从尾状叶流入下腔静脉，通过尾状叶的血流量增加导致其肿大。肝静脉和 IVC 的血流可以是单相的、反向的或缺失，门静脉也可能受到影响，表现为缓慢或反向流动。

当右心衰竭时，典型表现为下腔静脉及肝静脉扩张，所以选项 B 不正确。急性肝炎表现为肝实质回声降低，肝门处管道回声增强、肝大和胆囊壁增厚，在这种情况下，不会出现肝静脉血栓形成，所以选项 C 不正确。原发性硬化性胆管炎（PSC），肝内外胆管有不规则分布的多处胆管狭窄，由于 PSC 的硬化特点，肝内胆管不存在明显扩张的可能性，肝内胆管通常在超声图像上无法显示，可以显示胆总管弥漫性增厚，所以选项 D 不正确。

参考文献： Rumack CM, Wilson SR, Charboneau WJ. *Diagnostic ultrasound*, 4th ed. Philadelphia, PA：Elsevier Health Sciences, 2011；104 – 107.

26　**答案 B**。超声图像显示胆囊体积增大并多发结石，胆囊壁增厚，多层弱回声带，黏膜溃疡周边有少量胆囊周边积液/脓肿形成。图 C 显示黏膜脱落，这些发现提示坏疽性胆囊炎。

坏疽性胆囊炎是急性胆囊炎的一种严重进展形式，多数由胆囊管梗阻引起，导致胆囊过度充盈，最终导致胆囊壁缺血坏死。坏疽性胆囊炎具有较高的发病率和死亡率，通常需要紧急手术。

超声表现:胆囊壁的不均匀或条纹样增厚,与胆囊壁溃疡、出血、坏死或微脓肿有关。胆囊腔内可见脱落的坏死的黏膜。由于胆囊壁神经被破坏,临床上 2/3 患者缺乏墨菲征;可见胆囊壁穿孔、囊壁积液及脓肿形成。

非复杂性急性胆囊炎(选项 A)超声表现一般没有胆囊壁黏膜溃疡及脱落的黏膜。此外,急性胆囊炎在超声检查中有明显的墨菲征。在急性胆囊炎中(选项 C),胆囊壁弥漫性增厚而无胆囊扩大。在该病例中没有软组织肿块提示胆囊癌(选项 D)。

参考文献:Bennett GL, Balthazar EJ. Ultrasound and CT evaluation of emergent gallbladder pathology. *Radiol Clin North Am* 2003;41(6):1203-1216.

Rumack CM, Wilson SR, Charboneau WJ. *Diagnostic ultrasound*, 4th ed. Philadelphia, PA: Elsevier Health Sciences, 2011:205.

27 **答案 A**。超声图像显示肝内胆管扩张,在胆总管近肝内胆管汇合处可见一肿块,影像学提示胆管癌可能性大。

胆管癌是来源于胆管系的恶性肿瘤。在美国,原发性硬化性胆管炎是胆管癌最常见的危险因素。在亚洲东部地区,肝吸虫和肝内胆管结石是常见的危险因素。根据位置,其可分为肝内型(约 10%)、肝门部(约 60%)、远端型(约 30%)。肝门部胆管癌也叫 Klatskin 瘤。根据形态学分类,将其分为肿块型、管壁浸润型和腔内型。

与肝细胞癌相比,胆管癌更易引起胆管梗阻(选项 B)。转移至胆管的恶性肿瘤(选项 C)很像胆管癌,影响肝内外胆管。恶性肿瘤的病史和多发性转移灶有助于诊断。胆总管结石患者(选项 D)有右上腹或上腹部疼痛、恶心和呕吐,超声显示胆管内伴有声影的结石回声,而该病例没有。

参考文献:Chung YE, Kim M-J, Park YN, et al. Varying appearances of cholangiocarcinoma: radiologic-pathologic correlation. *Radio Graphics* 2009;29(3):683-700.

Rumack CM, Wilson SR, Charboneau WJ. *Diagnostic ultrasound*, 4th ed. Philadelphia, PA: Elsevier Health Sciences, 2011:190-197.

28 **答案 D**。超声图像显示胆囊结石强回声伴后方声影,声影是由回声吸收引起的。回声吸收是指声能转换为热能,吸收顺序为结石或钙化,其次为软组织,最后为液体。

参考文献:Hertzberg BS, Middleton WD. *Ultrasound: the requisites*, 3rd ed. Philadelphia, PA: Elsevier, 2016:4.

29 **答案 B**。囊性包块周边出现的侧边声影是由折射产生的。折射是指当声束不垂直于界面时,在组织界面处传播的超声波束方向发生改变而引起的,常见于脂肪-肌肉和组织-液体界面。

参考文献:Hertzberg BS, Middleton WD. *Ultrasound: the requisites*, 3rd ed. Philadelphia, PA: Elsevier, 2016:22.

30 **答案 B**。肝右叶矢状位和轴位图像上均可见内部为低回声伴边缘强回声的病灶,被称为"逆向靶环征",是海绵状血管瘤的特征。虽然不是特异性表现,血管瘤后方回声通常增强。而罕见的巨大血管瘤(选项 A),其内多有钙化伴声影。组织学上,血管瘤由多个小的血窦组成,其间由纤维分隔,血窦腔内衬内皮细胞。血窦内的血流速度缓慢,一般彩色多普勒超声仪不能检测到血流信号。出血(选项 C)不是血管瘤的典型特征,肝腺瘤和肝细胞癌均可见。因为血管瘤是良性病变，所以，其与原发性恶性肿瘤无关（选项 D）。

参考文献：Hertzberg BS, Middleton WD. *Ultrasound：the requisites*, 3rd ed. Philadelphia, PA：Elsevier, 2016：54 – 57.

31　**答案 B**。超声图像显示扩张的胆总管内有一个异常回声，伴有声影，与胆总管结石和肝内胆管扩张表现一致。在这种情况下，最合适的显像方式为 MRCP，可以证实胆管内有无结石，当超声不能显示远端胆管时，MRCP 更有价值。

　　HIDA 扫描（选项 A）适用于可疑急性胆囊炎病例。如果胰管扩张，合并肝内外胆管扩张，可能是由胰头或壶腹周围肿块引起，这种病例应行 CT 检查以排除胰腺肿块（选项 C）。如果超声可以显示胰腺肿块，可行超声内镜下（选项 D）组织活检。

参考文献：William D, Middleton BSH. *Ultrasound：the requisites*, 3rd ed. Philadelphia, PA：Elsevier, 2016：94 – 96.

（石珍　译）

第 2 章　胰腺、脾脏及肠管

1 图像中箭头所示是哪种超声伪像？

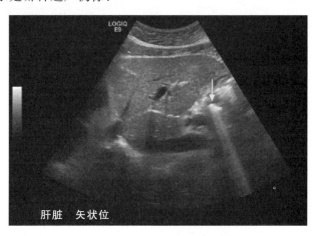

肝脏　矢状位

A. 混响伪像　　　　　　　　　　B. 振铃伪像

C. 彗星尾征　　　　　　　　　　D. 闪烁伪像

2 下列哪项声阻抗最高？

A. 空气　　　　　　　　　　　　B. 脂肪

C. 肌肉　　　　　　　　　　　　D. 骨骼

3 菲涅尔区是指：

A. 超声波束的远场　　　　　　　B. 超声波束的近场

C. 旁瓣的另一个名称　　　　　　D. 光栅瓣的另一个名称

4 当超声显示胰腺如图所示时，为了改善胰腺的显示率，首先应该如何调节？

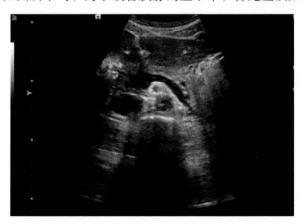

A. 调节聚焦深度   B. 降低频率

C. 提高增益   D. 降低深度

E. 减少空间复合显像

5   患者女, 29 岁, 有克罗恩病病史, 右侧腹痛。 根据以下 2 幅右侧腹部超声图像, 最可能的诊断是:

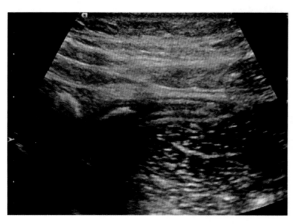 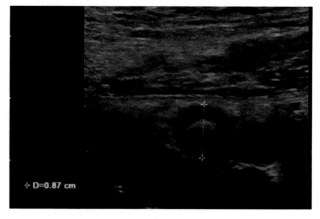

A. 急性阑尾炎   B. 末端回肠炎

C. 肠套叠   D. 嵌顿性腹股沟疝

6   下列哪项可提高超声图像的轴向分辨率?

A. 增加探头频率   B. 减小探头频率

C. 增大超声波束直径   D. 减小超声波束直径

7a   患者女, 79 岁, 无痛性黄疸来医院检查, 以下哪项结构异常?

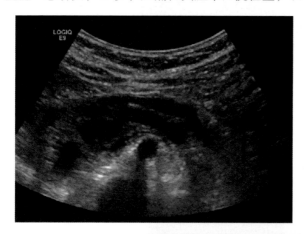 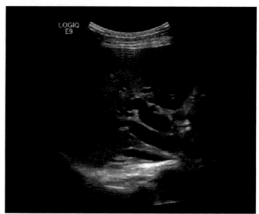

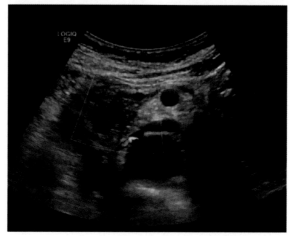

A. 胰管和胆总管　　　　　　　　　B. 胆总管和门静脉

C. 门静脉和脾静脉　　　　　　　　D. 脾静脉和胰管

7b　下列哪项是病变最常见的超声表现？

A. 高回声和高血供　　　　　　　　B. 高回声和低血供

C. 低回声和高血供　　　　　　　　D. 低回声和低血供

8　在探头与皮肤表面应用耦合剂的目的是：

A. 减少空气　　　　　　　　　　　B. 减少摩擦

C. 增加润滑　　　　　　　　　　　D. 提高患者舒适度

9　计划–执行–研究–行动是一种常用的方法，其主要目的是：

A. 质量控制　　　　　　　　　　　B. 高可靠性组织

C. 质量改进　　　　　　　　　　　D. 患者保密

10　与将探头与组织界面成斜角相比，探头垂直于界面的主要目的是：

A. 让更多的回声返回探头　　　　　B. 由于折射伪像产生病灶的定位异常

C. 减少深层组织的穿透　　　　　　D. 增加多重伪像的可能性

11　患者男，70 岁，非霍奇金淋巴瘤患者，既往被诊断为黑色素瘤。左中腹部的超声图像如下所示，描述超声结果特征表现的名称是：

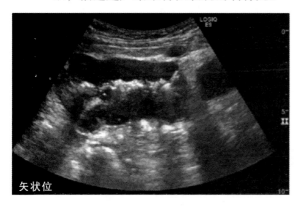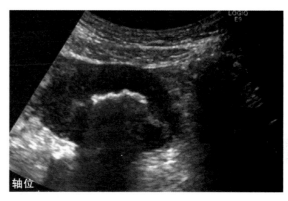

A. 胆囊–结石–声影征（WES 征）　　B. 假肾征

C. 阴阳征　　　　　　　　　　　　D. 洋葱皮征

12　患者男，70 岁，体检贫血、脾大，行左上腹超声检查。根据图像所示，最可能的诊断是：

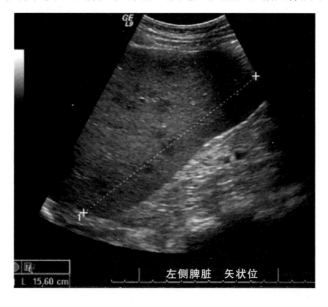

A. 脾脏梗死   B. 白血病

C. 淋巴管瘤   D. 血管瘤

13a 患者男，55 岁，难治性慢性腹痛。 根据超声图像显示，最有可能的病因是：

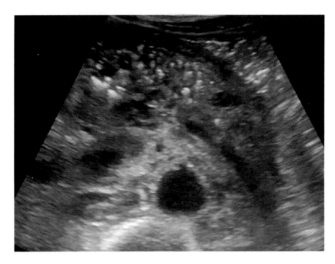

A. 酗酒   B. 胆结石

C. 特异性   D. 遗传性

13b 同一患者，对病变处行穿刺活检，以下哪项指标可能显著升高?

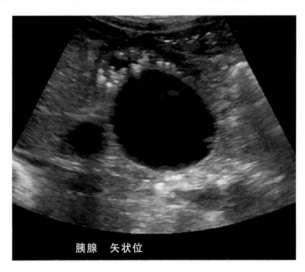

胰腺 矢状位

A. 癌胚抗原（CEA）   B. 淀粉酶

C. 脂肪酶   D. 黏蛋白

14 医疗保健中"价值"的最佳定义是：

A. 降低医疗保健费用   B. 提高医疗保健的质量

C. 低成本高质量的服务   D. 为更多的人提供保健服务

15 患者男，25 岁，左上腹痛，接下来应如何处理?

A. 手术或穿刺   B. 止血

C. 支持疗法   D. CT 或 MRI

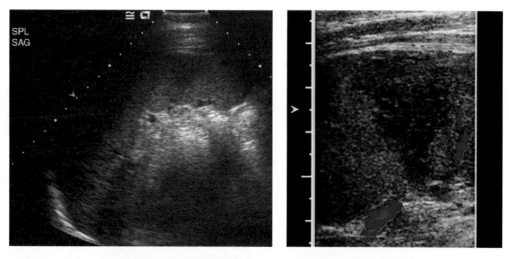

16a 患者女，20 岁，腹部钝器外伤后，左上腹痛，最可能的诊断为：

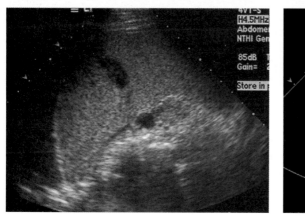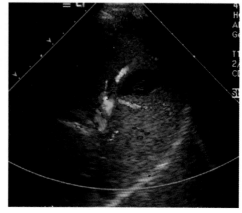

A. 脾破裂   B. 包膜下血肿

C. 脾梗死   D. 脾假性动脉瘤

16b 该患者接下来应如何处理？

A. 线圈栓塞疗法   B. 脾切除术

C. 增强 CT   D. 影像学动态观察

17 以下哪种疾病是该图像最有可能的病因？

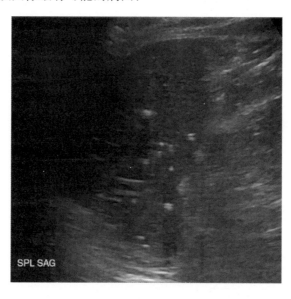

A. 镰状细胞性贫血 　　　　　　　　B. 外伤史

C. 肺结核 　　　　　　　　　　　　D. 组织胞浆菌病

18a 患者男，25 岁，腹痛，右上腹轴位及右肾矢状位图像显示如下，图中箭头所示的结构是：

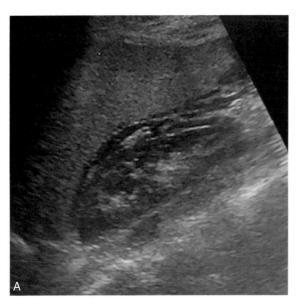

A. 十二指肠肿物 　　　　　　　　　B. 胰头部钩突

C. 右肾 　　　　　　　　　　　　　D. 胃内气体

18b 超声在急性胰腺炎检查和治疗中最重要的作用是：

A. 胰腺坏死的识别和量化 　　　　　B. 鉴别胰腺透壁性坏死与假性囊肿

C. 观察有无胰腺分裂 　　　　　　　D. 确定胆源性结石

19 患者男，35 岁，胸部 CT 平扫发现脾脏病变。该异常最有可能的病因是：

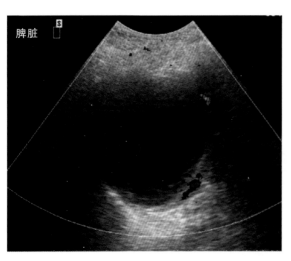
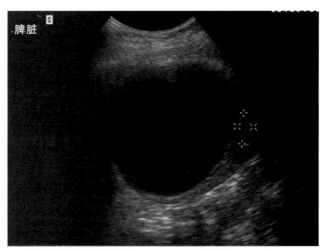

A. 慢性梗死 　　　　　　　　　　　B. 真性上皮性囊肿

C. 寄生虫囊肿 　　　　　　　　　　D. 外伤

20 患者女，52 岁，左上腹痛。 左上腹部超声图像如下所示，以下哪项超声指标异常提示门静脉高压？

A. 脾脏回声 　　　　　　　　　　　B. 脾大的程度

C. 脾静脉多普勒 　　　　　　　　　D. 腹水

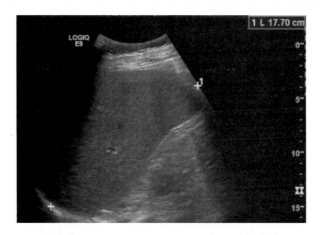

21　患者男，62 岁，腹胀和腹水，建议行超声引导下穿刺引流。如下图所示，下一步应做什么？

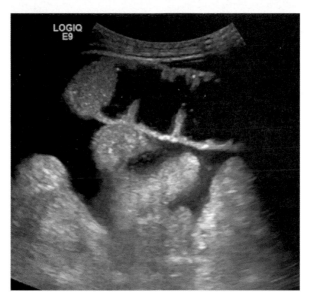

A. 腹部和盆腔 CT 检查。　　　　　　　　　B. 鼻胃管置入。

C. 施行穿刺术。　　　　　　　　　　　　　D. 让患者回家观察，如果腹水增多，再返回医院。

22　以下 2 幅图像为左上腹部超声图像，图 B 是图 A 的 2 周后复查所见。以下哪项最能解释脾脏形态的变化？

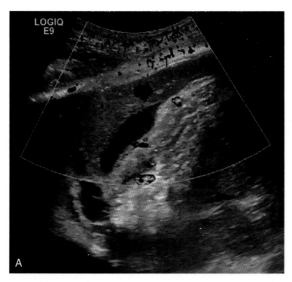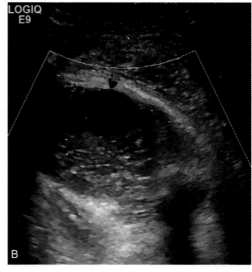

A. 中间病程过程   B. 感染

C. 恶性肿瘤   D. 破裂

23 患者男，70 岁，有非酒精性脂肪性肝炎病史，无胰腺炎病史。接受超声检查，最有可能的诊断为：

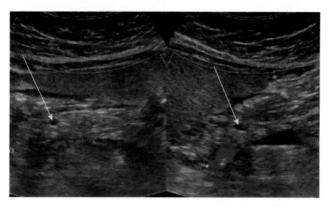

A. 黏液性囊腺瘤   B. 导管内乳头状黏液瘤

C. 实性假乳头状瘤   D. 浆液性囊腺瘤

24 超声科对 1 周内所有腹部超声检查胰腺不完整图像资料进行回顾性分析，图中显示了各种影响因素，这种类型的图形工具被称为：

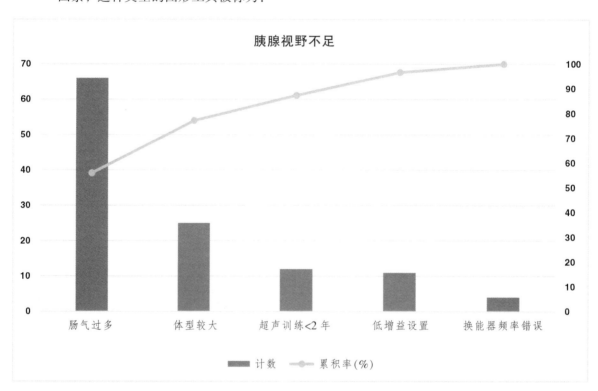

A. 流程图   B. 受试者工作特征（ROC）曲线

C. 帕累托图   D. 质量控制图

25 识别标记的解剖结构。

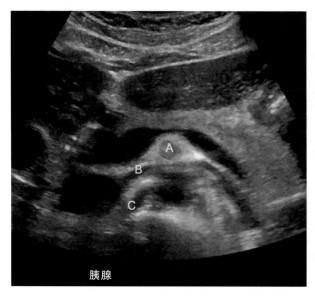

胰腺

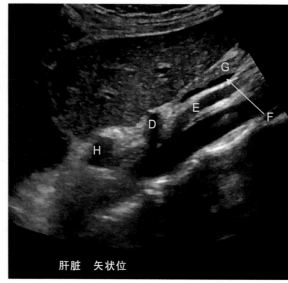

肝脏 矢状位

26 腹部轴位超声图像如下所示，请将字母标记的解剖结构与下列选项相匹配。

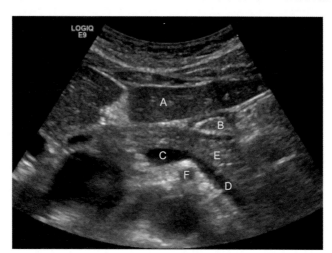

A	门静脉汇合处
B	肝脏
C	胰腺
D	肠系膜上动脉
E	脾静脉
F	胃

27   患者男，66岁，行超声检查评估肾功能不全，以下图像显示最可能的诊断为：

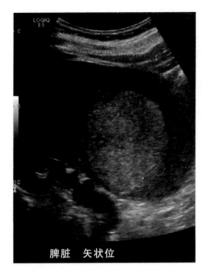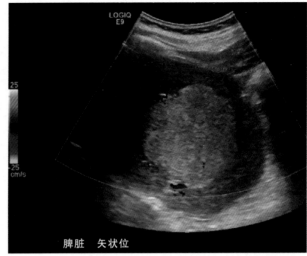

A. 淋巴瘤   B. 转移瘤

C. 血管瘤   D. 血肿

28   患者女，68岁，伴有腹部隐痛，做完体格检查，等待实验室检查结果时，行腹部 CT 扫描发现异常。 通过超声内镜和细针穿刺进一步评估病变，细针抽吸未见异常细胞或肿瘤标志物升高，结合以下病变的 CT 图像和内镜超声图像，最可能的诊断为：

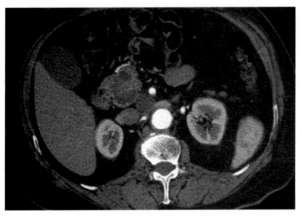

A. 胰腺癌   B. 胰腺黏液性囊腺瘤

C. 胰腺浆液性囊腺瘤   D. 胰腺假性囊肿

答案与解析

1 **答案 B**。右上腹部超声图像显示肠管内气体引起的振铃伪像。振铃伪像是由于超声在传播过程中遇到许多气泡包裹的液体，强烈来回反射而引起共振产生的。这些振动产生一个连续的回声，传递回换能器，这种现象表现为一条或一系列气体强回声线。振铃伪像多是由气体引起的，金属也可以引起。

混响伪像（选项 A）是超声波在高反射界面之间反复多次反射形成的，通常发生在近场。超声图像表现为等距离排列的多条回声。彗星尾征（选项 C）是混响的一种表现，在该伪像中，两个反射界面及连续回声之间空间位置是紧密的，后面的回声幅度减少，产生了三角形、锥形的混响伪像。彩色多普勒闪烁伪像（选项 D）是由于超声仪器的多普勒电路内的固有噪声的形式，当在某些粗糙反射面上反射，彩色多普勒成像中通常观察到固有噪声。

参考文献：Dillman JR, Kappil M, Weadock WJ, et al. Sonographic twinkling artifact for renal calculus detection：correlation with CT. *Radiology* 2011；259：911 – 916.

Feldman MK, Katyal S, Blackwood MS. US artifacts. *RadioGraphics* 2009；29：1179 – 1189.

Hertzberg BS, Middleton WD. *Ultrasound：the requisites*, 3rd ed. Philadelphia, PA：Elsevier, 2016；23.

2 **答案 D**。介质的声阻抗是指介质密度与介质中声速的乘积，是一种组织硬度的指标。在提供的选项中，声阻抗最小的是空气，其后依次是脂肪、空气、肌肉、骨骼。骨骼和金属有很高的声阻抗。

参考文献：RSNA. *RSNA/AAPM radiology physics educational modules*.

3 **答案 B**。菲涅尔区是超声波束的近场，它靠近换能器表面并使波束轮廓会聚。超声波束的远场或发散场被称为夫琅和费区，超声成像通常采用菲涅尔区。

菲涅尔区长度为 $d2/4\lambda$，其中 d 是探头的直径，λ 是波长，因此，菲涅尔区随着探头大小和频率增加而增加（即低波长）。

参考文献：Bushberg JT, Seibert JA, Leidholdt EM. *The essential physics of medical imaging*, 3rd ed. Philadelphia, PA：Wolters Kluwer Health/Lippincott Williams & Wilkins, 2011；520 – 521.

4 **答案 D**。图像的上半部分是我们需要观察的组织结构，而图像的下半部分显示的内容是没用的或者没有诊断意义。降低深度可以消除这些没有诊断意义的信息，并且可以增加帧速率来显示胰腺。

焦点区域（选项 A）应设置在被观察的结构处或稍低的位置。在这个病例中，这个焦点区域（由图像左边的三角形表示）是合适的，略低于胰腺。降低频率（选项 B）是以降低分辨率为代价来增加穿透性。该病例中，胰腺在近场，因此，我们无须增加穿透性来显示它。提高增益（选项 C）将放大超声信号，使图像具有更明亮或更饱和的外观。在这幅图像中增益设置是合适的。空间复合（选项 E）减少散斑和噪声，减少空间复合的行数会使图像显得更杂乱，增加空间复合可能减少对诊断有用的伪像，例如，声影。

参考文献：Hangiandreou NJ. AAPM/RSNA physics tutorial for residents：topics in US. *RadioGraphics* 2003；23（4）：1019 – 1033.

5 **答案 A**。这个盲端的结构是阑尾，其内可见阑尾结石声影。阑尾厚约 9mm，该病例的其他图像（未显示）提示阑尾由于其内积液无法排出而体积增大，无法压缩，诊断为急性阑尾炎。当怀疑急性阑尾炎时,应采用高分辨、线性探头来逐渐加压,使阑尾显示更清晰,主要诊断标准是阑尾增大直径 >6mm。急性阑尾炎的其他体征包括无压缩性、阑尾周围炎性脂肪、充血、阑尾结石及阑尾周围液体。末端回肠炎可以表现出相似的特征,因此,仔细观察盲端形态是避免这种诊断误区的重要方法。

参考文献：Birnbaum BA, Wilson SR. Appendicitis at the millennium. *Radiology* 2000;215(2):337 – 348.

Hertzberg BS, Middleton WD. *Ultrasound：the requisites*, 3rd ed. Philadelphia, PA：Elsevier, 2016: 208 – 209.

6 **答案 A**。轴向分辨率是在声束方向上分辨前后两点最小间距的能力。为了避免回声的重叠,两点之间的距离至少是空间脉冲长度的一半。空间脉冲长度(SPL)是由换能器的脉冲循环数乘以波长,减小空间脉冲长度将提高轴向分辨率,可以通过使用更高的频率来实现,这将减少波长,从而减小空间脉冲长度,缺点是会降低组织穿透性。

减小超声波束的直径提高侧向分辨率,是指与声束相垂直的直线上两点间的距离。当有效声束直径等于换能器直径的 1/2 时,侧向分辨率在近场到远场中显示最好。

参考文献：Bushberg JT, Seibert JA, Leidholdt EM. *The essential physics of medical imaging*, 3rd ed. Philadelphia, PA：Wolters Kluwer Health/Lippincott Williams & Wilkins, 2011;561 – 562.

7a **答案 A**。图像显示胰管和胆总管扩张,胰头有实质性肿块,这种声像图被称为"双导管"征,是胰头癌的特征,扩张的胰管不应被误认为是位于胰腺后方的脾静脉。另外,扩张的共同管道(CD)可能被误认为血管结构。然而,在轴位图像上,CD 位于门静脉左侧,其位置可以提示哪个无回声结构是门静脉,哪个是 CD。彩色血流成像有助于确认 CD。

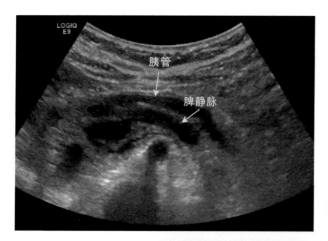
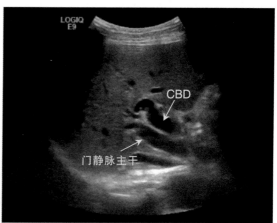
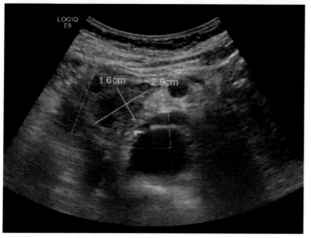

参考文献：Hertzberg BS，Middleton WD. *Ultrasound：the requisites*，3rd ed. Philadelphia，PA：Elsevier，2016：185 – 186.

7b　　**答案 D**。与周围胰腺实质相比，大多数胰腺癌超声图像表现为低回声。胰腺癌是乏血供肿瘤。它可以引起大量的结缔组织增生，导致胰管和胆总管阻塞和扩张，胰腺头部肿瘤通常在其很小时被检测到，因为很早就出现胆道梗阻和黄疸，而体部和尾部肿瘤，往往表现为更大的肿块且症状不明显。胰腺癌60%~70%发生于头部，10%~20%发生于体部，5%~10%发生于尾部。

参考文献：Hertzberg BS，Middleton WD. *Ultrasound：the requisites*，3rd ed. Philadelphia，PA：Elsevier，2016：185 – 186.

8　　**答案 A**。由于两种介质的声阻抗不同，超声能量在两种介质交界处发生反射。空气 – 组织界面几乎反射了所有入射超声波束，因为这两种介质之间的声阻抗差异很大，因此，在探头和皮肤表面之间涂抹耦合剂以消除空气，从而最小化声阻抗的差异。

参考文献：RSNA. *RSNA/AAPM radiology physics educational modules*.

9　　**答案 C**。计划 – 执行 – 研究 – 行动（PDSA）是一个用于质量改进的 4 步迭代过程。在计划阶段中，确定临床实践中具体的不足，并制订合适的策略，以评估选定的问题，制订预测结果和理想的性能指标。下一步是执行阶段，收集基础数据，一旦收集到适当数量的样本，则对数据进行研究分析，并与预期的结果和目标进行比较。如果检测的性能没有达到目标，应对潜在的根本原因和其他因素进行检查分析。如果所检测的性能满足目标，则该计划维持不变。在行动阶段，基于研究阶段所确定的根本原因和因素，设计并实施改进计划。连续地重复 PDSA 周期，直到达到目标为止，或间歇性应用 PDSA 确认绩效目标是否得到维持。

参考文献：The American Board of Radiology. *Quality and safety domain specification and resource guide*. Tucson，AZ：The American Board of Radiology，2016.

10　　**答案 A**。因为声束的入射角和反射角是相同的，但方向相反，当换能器垂直于组织边界时，大部分反射波将反射回探头。增加探头的角度最终会导致所有反射能量完全远离探头，导致接收不到回声。

　　当声束斜着入射组织交界处时，就会发生折射。通过这些交界处时，声速会发生变化，这将导致解剖结构的错误定位和伪像出现，折射也导致超声波束的散焦和减弱，从而减弱对深部组织的穿透性及显示。

参考文献：Hertzberg BS，Middleton WD. *Ultrasound：the requisites*，3rd ed. Philadelphia，PA：Elsevier，2016：22.

11　　**答案 B**。该患者由于淋巴瘤浸润结肠，导致了典型的声像图：低回声、同心圆、阶段性肠壁增厚伴肠壁结构破坏。与充满气体的残余肠管相比，中间回声区可见后方伴衰减，外面是增厚肠壁，显示为低回声，类似肾皮质回声，中央回声区像肾窦脂肪回声，因此，命名为假肾征。

　　胆囊-结石-声影（WES）征是描述胆囊结石，阴阳征是描述假性动脉瘤血流信号的特征。洋葱皮征是睾丸表皮样囊肿及阑尾黏液囊肿。

参考文献：Hertzberg BS，Middleton WD. *Ultrasound：the requisites*，3rd ed. Philadelphia，PA：Elsevier，2016：204，206.

Ledermann HP, Börner N, Strunk H, et al. Bowel wall thickening on transabdominal sonography. *AJR Am J Roentgenol* 2000;174(1):107 – 115.

Rumack CM, Wilson SR, Charboneau WJ. *Diagnostic ultrasound*, 4th ed. Philadelphia, PA: Elsevier Health Sciences, 2011;270 – 280.

12 **答案 B**。与肝、肾相比,正常的脾回声稍高,分布均匀,长度 <13cm,呈新月形。该患者脾大,并见多发实质性低回声,淋巴管瘤由多个大小不等的囊性结构构成,依据囊肿大小显示为无回声或高回声。血管瘤通常显示为高回声。脾梗死是低回声,一般位于脾脏外周并呈楔形。患者为老年人,出现脾大且其内可见多个实质性低回声,应考虑淋巴增殖的可能。该患者被诊断为慢性淋巴细胞白血病并伴有白血病脾浸润。脾脏内实质性低回声病变的鉴别诊断较多,包括淋巴瘤、转移瘤、梗死、脓肿和结节病。

参考文献:Hertzberg BS, Middleton WD. *Ultrasound: the requisites*, 3rd ed. Philadelphia, PA: Elsevier, 2016;192 – 203.

13a **答案 A**。声像图显示胰腺实质回声不均,其内可见伴有钙化强回声的多发病灶。钙化灶有无声影取决于其大小,其为慢性胰腺炎的典型表现。

慢性胰腺炎是一种炎性病变过程,引起胰腺出现渐进性和不可逆的结构性损伤,导致胰腺内分泌和外分泌功能的永久性功能障碍。组织学改变包括腺泡细胞丢失、胰岛细胞丢失、炎性细胞浸润和最终不同程度的纤维化,患者表现为腹痛、吸收不良和糖尿病。

在西方国家,酗酒是最常见的慢性胰腺炎的原因,占 70%～90%(选项 A 正确),其他病因包括遗传(囊性纤维化基因突变、遗传性胰腺炎)、导管梗阻(外伤、假性囊肿、结石、肿瘤、胰腺分裂)、热带性胰腺炎、系统性疾病(例如,系统性红斑狼疮、高甘油三酯血症、自身免疫性胰腺炎)及特发性胰腺炎。

慢性胰腺炎的超声特征是胰腺钙化,导管内的钙化在超声上可能显示不明显,在该病例中,其可能分散在胰腺实质中。其他超声检查表现包括导管扩张、胰腺萎缩、轮廓不规则,以及脂肪沉积和纤维化所致的高回声。

参考文献:Perez-Johnston R, Sainani NI, Sahani DV. Imaging of chronic pancreatitis (including groove and autoimmune pancreatitis). *Radiol Clin North Am* 2012;50(3):447 – 466.

Zamboni GA, Ambrosetti MC, D'Onofrio M, et al. Ultrasonography of the pancreas. *Radiol Clin North Am* 2012;50(3):395 – 406.

13b **答案 B**。声像图显示在胰腺头部有 1 个大的无回声囊肿,在胰腺内亦可见多发的钙化灶强回声,提示可能为胰腺假性囊肿。

在假性囊肿内,囊内液体淀粉酶水平升高以及 CEA 和 CA 19-9 水平降低。胰腺导管内乳头状黏液瘤(IPMN)也可以表现为淀粉酶含量升高,CEA 和 CA 19-9 在胰腺浆液性肿瘤中也较低,黏液性囊性肿瘤中 CEA 升高。

参考文献:Al-Hawary MM, Francis IR, Anderson MA. Pancreatic solid and cystic neoplasms. *Radiol Clin North Am* 2015;53(5):1037 – 1048.

14 **答案 C**。医疗保健价值的两个重要组成部分是质量和成本。价值是资源的有效利用(低成本),从而产生预期的质量水平。

参考文献:The American Board of Radiology. *Quality and safety domain specification and resource guide*. Tucson, AZ: The American Board of Radiology, 2016.

15 **答案 C**。急性脾梗死超声表现为尖端朝向脾门的楔形回声区,周边为低回声,其内回声增粗不均。根据脾梗死的典型形状、部位、回声不均特点,即可诊断脾梗死。在影像学中脾梗死是常见的脾脏病变,最常见的病因包括脾动脉、脾静脉或其分支的栓子或血栓形成,其他病因包括淋巴细胞增生性疾病和镰状细胞性贫血。随着病程的延长,梗死区变得更小,回声增强,梗死区逐渐被纤维组织所取代,伴随纤维组织瘢痕收缩。然而,脾梗死的超声表现亦可以变化,表现为肿块样或结节样病灶,这还需要进行 CT 或 MRI 的影像学检查。虽然确定脾梗死的原因是很重要的,但是急性无并发症的脾梗死通常仅需要对症治疗,潜在的并发症包括脓肿、假性囊肿形成、破裂和出血。

参考文献:Goerg C, Schwerk WB. Splenic infarction:sonographic patterns, diagnosis, follow-up, and complications. *Radiology* 1990;174(3):803 – 807.

Hertzberg BS, Middleton WD. *Ultrasound:the requisites*, 3rd ed. Philadelphia, PA:Elsevier, 2016:198 – 201.

Rumack CM, Wilson SR, Charboneau WJ. *Diagnostic ultrasound*, 4th ed., 2 volume set. Philadelphia, PA:Elsevier Health Sciences, 2011:163.

16a **答案 A**。脾脏实质内有一个细长的低回声灶,无血流信号,提示为脾破裂。被膜下及脾周未见病变。腹部钝伤后,最常见的内脏损伤是脾脏损伤。脾脏损伤程度从挫伤到粉碎性脾破裂,治疗方式取决于临床和血流动力学变化,包括保守治疗、栓塞和外科手术。虽然被膜下血肿在脾脏的被膜下,但其位于脾脏周围,沿着脾的轮廓走行,呈新月形。脾脏梗死和破裂有时很难通过影像学区分,但根据临床病史可以加以鉴别。超声对假性动脉瘤的敏感性低于 CT,但超声诊断需要显示内部血流信号。

16b **答案 C**。超声可以诊断脾脏损伤,但是 CT 对脾脏损伤、脾周围血肿及其他腹腔脏器和血管的评估更全面。

参考文献:Rumack CM, Wilson SR, Charboneau WJ. *Diagnostic ultrasound*, 4th ed. Philadelphia, PA:Elsevier Health Sciences, 2011:165 – 167.

17 **答案 D**。脾脏钙化的鉴别诊断很复杂,包括多种病因,而钙化的大小、形态和数量可以为其病因提供线索。多个点状钙化通常是由组织胞浆菌病、结核病或布鲁菌病引起的。当有 6 个以上钙化性肉芽肿时,最有可能的原因是组织胞浆菌病。其是由荚膜组织胞浆菌引起的,该病菌来源于美国俄亥俄河流域,真菌孢子被吸入并发育成酵母菌,然后被沉积到支气管淋巴结中。这些病菌通过血液传播,其中一些可以被脾脏过滤,在脾脏内会引起炎性反应,最终形成肉芽肿和钙化。结核病常常形成较少(<6 个)钙化灶,通常比组织胞浆菌病的钙化灶小。布鲁菌病在脾脏的边缘形成一些大钙化灶。创伤性损伤可导致单个钙化或少量钙化。镰状细胞性贫血导致多灶性脾梗死,最终导致小密度的钙化。

参考文献:Hertzberg BS, Middleton WD. *Ultrasound:the requisites*, 3rd ed. Philadelphia, PA:Elsevier, 2016:197.

Rumack CM, Wilson SR, Charboneau WJ. *Diagnostic ultrasound*, 4th ed. Philadelphia, PA:Elsevier Health Sciences, 2011:160.

18a **答案 B**。图 A 显示与右肾相邻的腹膜后积液,在上腹部疼痛加重的前提下出现肾周积液应怀疑急性胰腺炎。图 B 显示充血、肿大变形的胰头部和钩突(P),注意与胆囊(G)

的关系,十二指肠第二段(D)、胰头部在超声图像和增强CT图像上均处于同一水平,急性胰腺炎时胰腺周围积液在超声和CT图像上均可见。

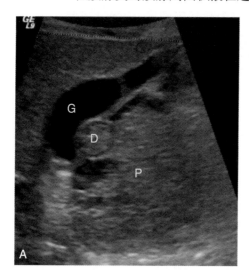
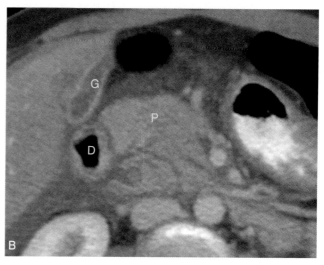

18b **答案 D**。急性胰腺炎超声检查的重点是仔细检查胆囊和胆管有无结石。急性胰腺炎的病因有很多,但80%的病例是由胆结石和过度饮酒引起的。所有急性胰腺炎患者,包括已知酗酒者,均需要评估有无胆囊结石或胆管扩张。因为,胆囊切除术伴胆总管结石取出,可预防胆源性胰腺炎的复发。

超声在诊断或确诊急性胰腺炎中起着重要作用,最常见和最客观的超声指标是胰周积液和炎性改变。胰腺前腹膜后间隙、左右肾前方间隙、肾周间隙及横结肠系膜间隙均可能发现炎性改变或积液,超声显示为无回声,最常见为胰腺肿大、缩小或胰腺回声不均。

对比增强CT扫描已成为评估胰腺坏死、鉴别出血坏死型胰腺炎和轻型胰腺炎的可靠方法,而超声可以用来引导穿刺引流胰周积液。

参考文献: Hertzberg BS, Middleton WD. *Ultrasound: the requisites*, 3rd ed. Philadelphia, PA: Elsevier, 2016:192 – 198.

Rumack CM, Wilson SR, Charboneau WJ. *Diagnostic ultrasound*, 4th ed. Philadelphia, PA: Elsevier Health Sciences, 2011:227 – 236.

19 **答案 D**。脾脏内有2个囊性病灶,较大病灶内部可见较低回声,但其内没有血流信号,脾囊肿最常见的原因是外伤。脾血肿中的血液被吸收,变成了液体,形成假性囊肿,囊壁通常钙化。真正的脾囊肿比较罕见,一般都是先天性的。陈旧性脾脏梗死液化后,被隔离形成囊腔的情况非常罕见。

棘球绦虫囊肿通常是由细粒棘球绦虫引起的。虽然最常见于肝脏,但包括脾脏在内的其他器官也会受到感染。棘球绦虫囊肿有一个外膜和一个内部生发层。宿主在囊肿周围形成纤维包膜。包虫囊肿可有多种超声形态。其可表现为单个囊肿、囊肿内包括多个子囊或孙囊,或囊肿内含有漂浮的膜或碎片。其也可能有内部或周边钙化。

血管病变也可类似脾囊性病变。其包括动脉瘤、假性动脉瘤、静脉曲张和血管畸形。这些可以通过彩色多普勒鉴别。

参考文献: Hertzberg BS, Middleton WD. *Ultrasound: the requisites*, 3rd ed. Philadelphia, PA: Elsevier, 2016:192 – 193.

20　答案 C。脾大的病因很多,包括血液病、风湿病、感染性、充血性和浸润性病变。最常见的是感染、淋巴增生性疾病和肝硬化。

门静脉或肝外门静脉分支(如脾静脉)反向流动是门脉高压的一个特殊征象,作为门静脉高压的结果,可以形成自发脾肾分流。门静脉血流逆行转移到脾静脉的胰后段,通过分流进入左肾静脉,与全身静脉血混合,脾静脉曲张也可以应用多普勒成像来显示。

脾脏回声不是鉴别脾大病因的可靠方法,肿大的程度通常对判断脾大的病因没有作用,但是明显肿大的脾脏(>18cm)常是由血液疾病(如重型地中海贫血)、感染性疾病(如利什曼病)、疟疾及胞内鸟型结核分枝杆菌复合体、浸润性疾病(如淋巴瘤)、骨髓增生性肿瘤和戈谢病引起的。

腹水的出现是非特异性的标志,可与许多导致脾大的过程相关。

参考文献：Rumack CM, Wilson SR, Charboneau WJ. *Diagnostic ultrasound*, 4th ed. Philadelphia, PA：Elsevier Health Sciences, 2011：152 – 154.

Wachsberg RH, Bahramipour P, Sofocleous CT, et al. Hepatofugal flow in the portal venous system：pathophysiology, imaging findings, and diagnostic pitfalls. *RadioGraphics* 2002；22(1)：123 – 140.

21　答案 A。该图像仅显示少量腹水和扩张的充满液体的肠管。患者腹胀除了腹水外,还与扩张的肠管有关。超声检查时,发现肠管扩张,应引起注意并查找病因。随后应进行 CT 检查以确定是否存在肠梗阻并评估病因。由于少量腹水和扩张的肠襻紧贴腹壁,此时不应进行治疗性穿刺。

参考文献：Rumack CM, Wilson SR, Charboneau WJ. *Diagnostic ultrasound*, 4th ed. Philadelphia, PA：Elsevier Health Sciences, 2011：296 – 299.

22　答案 A。图 A 显示脾脏的大小、形状和内部回声结构正常,脾脏实质内可显示彩色血流信号。图 B 显示 2 周后脾脏的回声已经明显改变,实质回声增粗,形成囊腔,囊壁形态不规则和皱缩,符合脾脏广泛性梗死。彩色多普勒显示脾脏实质内未显示血流信号。脾梗死是由假性动脉瘤引起的间歇性脾动脉栓塞所致。

参考文献：Goerg C, Schwerk WB. Splenic infarction：sonographic patterns, diagnosis, follow-up, and complications. *Radiology* 1990；174(3)：803 – 807.

Hertzberg BS, Middleton WD. *Ultrasound：the requisites*, 3rd ed. Philadelphia, PA：Elsevier, 2016：198.

Rumack CM, Wilson SR, Charboneau WJ. *Diagnostic ultrasound*, 4th ed. Philadelphia, PA：Elsevier Health Sciences, 2011：163.

23　答案 B。超声显示胰腺颈部的一个小囊样病变,无血流信号。在胰腺内单房囊肿包括：假性囊肿、侧支 IPMN、单房浆液囊腺瘤。胰腺囊肿可能与希佩尔·林道综合征有关,其为常染色体显性遗传性多囊肾病,与囊性纤维化具有相关性。胰腺假性囊肿一般具有胰腺炎病史或胰腺炎的影像学表现。IPMN 在老年患者中最常见,与主胰管相通是进行诊断的重要依据。浆液性囊腺瘤通常是多房微囊性病变,单房囊肿少见。与IPMN 的鉴别点是不与胰管相通。

参考文献：Sahani DV, Kambadakone A, Macari M, et al. Diagnosis and management of cystic pancreatic lesions. *AJR Am J Roentgenol* 2013；200(2)：343 – 354.

24　答案 C。帕累托图是将出现的质量问题、安全性或高危因素按照重要程度依次排列而采用的一种图表。在帕累托图中,最高值位于顶部,最低值位于底部,以便在视觉上凸显对特定效果有作用的主要因素。其由柱状图与线图组成,圆柱表示个体价值,线表示累计总数。确保正确的顺序是关键的一步,因其将指导团队的精力集中在影响最大的因素上。帕累托图原则(PP)指出当多个变量影响情况时,部分变量实际上起着更重要的作用。

流程图是说明构成工作过程的步骤和决策点的图表或示意图,代表了对过程的共同理解,并使团队能够检查各个步骤,以确定问题和改进机会。

ROC 曲线用于分析诊断系统的性能。ROC 曲线是测试敏感性(绘制在 Y 轴上)与其假阳性率(FPR)(或 1−特异性)(绘制在 X 轴上)的曲线图。测试诊断试验准确性最常用的方法之一是 ROC 曲线下面积。ROC 曲线下面积取值范围为 0~1。当 ROC 曲线下面积为 1 时,测试是完全准确的,因为当 FPR 为 0 时,敏感性为 1.0;相反,当 ROC 曲线下面积为 0 时,测试是完全不准确的,ROC 曲线不受疾病患病率的影响。

质量控制图的目的是通过一个共同的语言和时间的函数来分析一个过程的质量。在一段时间内,质量控制图通过识别过程中的变化及其原因,用来控制、监视和加强整个过程质量。控制图用成功的样本作为分子、总体数作为分母,这些数据被绘制成图表来评估一段时间内的变化过程。一条线可以用来说明数据与平均值的偏差,控制上限和下限可以用来表示可接受的范围。这些线有助于确定过程随时间的变化是稳定的(一致的)还是不稳定的(不可预测的),有助于确定过程变化是否在控制中。

参考文献: The American Board of Radiology. *Quality & safety domain specification & resource guide.*

25 答案:

A. 肠系膜上动脉	B. 左肾静脉
C. 右肾动脉	D. 腹腔动脉
E. 肠系膜上动脉	F. 脾静脉
G. 胰腺	H. 食管远端

参考文献: Hertzberg BS, Middleton WD. *Ultrasound: the requisites*, 3rd ed. Philadelphia, PA: Elsevier, 2016:180.

26 答案:

A. 肝脏	B. 胃
C. 门静脉汇合处	D. 脾静脉
E. 胰腺	F. 肠系膜上静脉

参考文献: Hertzberg BS, Middleton WD. *Ultrasound: the requisites*, 3rd ed. Philadelphia, PA: Elsevier, 2016:179–180.

27 答案 C。患者在接受肾脏超声检查时,意外发现脾脏肿块。该肿块内部为高回声,分布均匀,内部没有血流显示,高度怀疑脾血管瘤。虽然肝内的血管瘤表现多样,但脾的血管瘤大多数是高回声、分布均匀,是脾脏最常见的良性肿瘤。错构瘤和淋巴管瘤比血管瘤少见。

脾脏淋巴瘤可以单发也可以多发,大多数为低回声,罕见为高回声。脾脏转移肿瘤在超声上有不同的表现。在很多病例中,当肿瘤具有弥漫性转移性时,脾脏也可受累。在这个病例中,这是偶然发现。脾脏血肿的声像图在不同检查时间点具有不同表现,与该病例中的血管瘤相比,脾脏血肿表现更复杂。在血肿急性期,其通常表现为复杂的低回声。当血液凝块形成时,其与脾实质一样呈等回声。在慢性期,随着血块的溶解和液化,其表现为低至无回声。

参考文献：Hertzberg BS, Middleton WD. *Ultrasound：the requisites*, 3rd ed. Philadelphia, PA：Elsevier, 2016：194 – 195.

28 **答案 C**。CT 显示胰腺头部可见一混合囊性病变,内镜超声显示一个无回声的病灶,边缘呈分叶状,其内见分隔呈向心性,中心星状瘢痕的外观,这种声像图提示胰腺浆液性囊腺瘤。

　　胰腺浆液性囊腺瘤是一种常见于中老年女性患者的良性囊性肿瘤,常发生在胰腺头部。其含有多个(通常 >6 个)微小囊肿,每个直径 <2cm。如果囊肿很小,其声像图可能显示为实质性的。中央瘢痕可能存在,表现为中央实质性高回声结构,有时伴有钙化,通常不伴有胰管扩张及胰腺萎缩。在大多数囊性胰腺病变中,病变形态学和细针抽吸相结合可明确诊断。穿刺浆液性囊腺瘤的液体提示淀粉酶水平、癌胚抗原(CEA)和糖抗原 19 – 9(CA 19 – 9)水平均较低。

　　胰腺癌是实质性低回声的浸润性病变,通常导致胰腺导管扩张和腺体萎缩。黏液性囊腺瘤在女性中的发生率为 99.7%,是癌前病变或恶性病变。与浆液性囊腺瘤相比,患者患病年龄较小,约为 50 岁,常发生在胰腺体部和尾部。黏液性囊腺瘤由多个囊肿组成,其内见分隔。这些病变中有的囊肿较大,有的较小。穿刺液中具有低淀粉酶和高 CEA,当为恶性时,CA 19 – 9 也升高。胰腺假性囊肿是胰腺最常见的囊性病变,主要是急慢性胰腺炎或腹部外伤所致。假性囊肿被定义为在症状出现后 4 周内观察到包裹积液,通常位于胰腺附近,是无回声的,或是含有碎片或出血导致的低回声。

参考文献：Hertzberg BS, Middleton WD. *Ultrasound：the requisites*, 3rd ed. Philadelphia, PA：Elsevier, 2016：188 – 190.

Rumack CM, Wilson SR, Charboneau WJ. *Diagnostic ultrasound*, 4th ed. Philadelphia, PA：Elsevier Health Sciences, 2011：249.

Zamboni GA, Ambrosetti MC, D'Onofrio M, et al. Ultrasonography of the pancreas. *Radiol Clin North Am* 2012；50(3)：395 – 406.

（赵策瑶 译）

第3章 泌尿道及肾上腺

1 患者女，26岁，肾衰竭。导致以下声像图表现的最常见原因是：

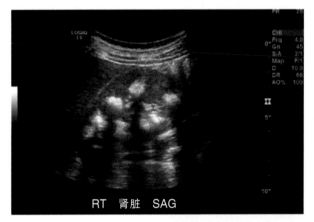

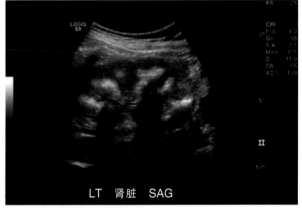

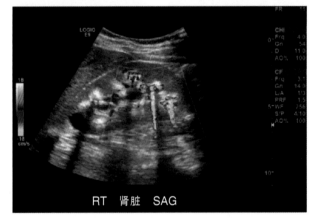

A. 髓质海绵肾

B. Ⅰ型肾小管酸中毒

C. 原发性甲状旁腺功能亢进症

D. 慢性肾小球肾炎

E. 维生素 D 过多症

2a 患者男，66岁，血尿。下图显示为盆腔声像图，最可能的诊断是：

A. 膀胱癌

B. 真菌球

C. 血凝块

D. 膀胱结石

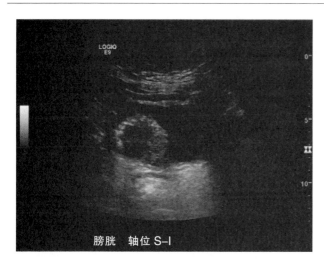
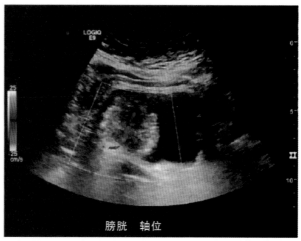

膀胱　轴位 S-I

膀胱　轴位

2b　膀胱癌最常见的类型是：

A. 腺癌　　　　　　　　　　　B. 移行细胞癌

C. 鳞状细胞癌　　　　　　　　D. 神经内分泌癌

2c　在美国，导致膀胱癌的最高危因素是：

A. 吸烟　　　　　　　　　　　B. 结石

C. 泌尿系统逆行性感染　　　　D. 化学致癌物质

3　患者女，32 岁，常规产科超声检查时发现邻近左肾的异常回声。最可能的诊断是：

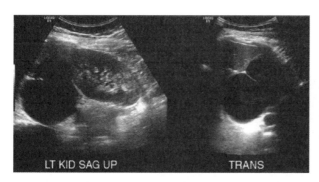
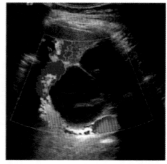

LT KID SAG UP　　　TRANS

A. 肾上腺皮质癌　　　　　　　B. 肾上腺腺瘤

C. 肾上腺假性囊肿　　　　　　D. 肾上腺嗜铬细胞瘤

4a　患者男，55 岁，右侧腹痛。对该肾上腺区的声像图表现最有可能的解释是：

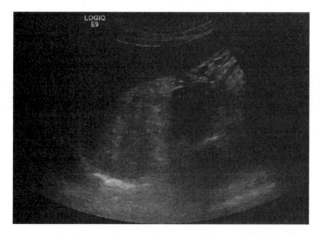
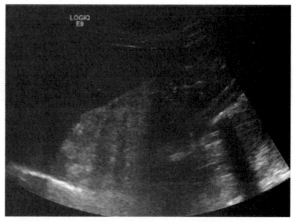

A. 出血 　　　　　　　　　　　　B. 肠气

C. 钙化 　　　　　　　　　　　　D. 脂肪

4b 造成对此团块测量误差的因素为:

A. 团块内声速高于肝脏内的声速 　　B. 团块内声速低于肝脏内的声速

C. 团块内声速等于肝脏内的声速

4c 该病变最可能的诊断是:

A. 肾上腺髓样脂肪瘤 　　　　　　B. 肾细胞癌

C. 肾上腺皮质癌 　　　　　　　　D. 肾上腺出血

4d 肾上腺髓样脂肪瘤恶变的概率是:

A. 0 　　　　　　　　　　　　　B. 10%

C. 30% 　　　　　　　　　　　　D. 50%

5 根本原因分析(RCA)的最终目标是:

A. 确定对严重不良事件负有责任的个人　B. 消除主动误差

C. 消除潜在误差 　　　　　　　　D. 确定不良事件的单一根源

6 根据联合委员会:"警戒事件是指不可预期的事件,包括死亡、严重的生理或心理损伤,或由其导致的相关风险。"对这些事件需要立即调查并处理。以下 2004—2014 年报道的警戒事件中发生率最高的是:

A. 辐射过量 　　　　　　　　　　B. 麻醉相关事件

C. 药物治疗过失 　　　　　　　　D. 错误的患者、地点、流程

7a 患者女,53 岁,尿量减少。如图所示为膀胱的横切面及矢状位声像图。最可能的诊断是:

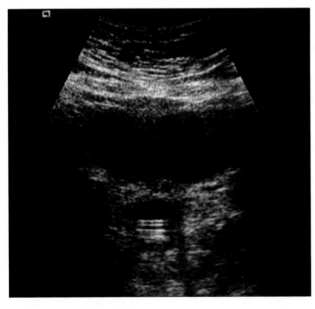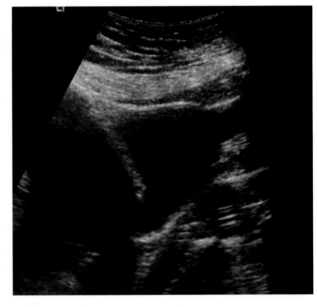

A. 膀胱憩室 　　　　　　　　　　B. 输尿管疝

C. 脐尿管囊肿 　　　　　　　　　D. 异位的导尿管

E. 加特纳囊肿

7b 起源于脐尿管囊肿的肿瘤最常见的组织学类型是:

A. 腺癌 　　　　　　　　　　　　B. 透明细胞

     C. 鳞状上皮细胞   D. 移行上皮细胞

7c 加特纳囊肿区别于其他女性盆腔囊性病变的主要声像学特征是：

   A. 位于耻骨联合上方，阴道前外侧   B. 与尿道直接相通

   C. 位于宫颈壁   D. 位于阴道下 1/3 的后外侧

8 通过在同一部位采用不同扫描角度的图像组合，以减少图像的斑点并改善组织界面成像的技术被称为：

   A. 空间复合成像   B. 组织谐波成像

   C. 三维超声成像

9 旁瓣伪像的临床意义是：

   A. 在充满液体的结构中可产生片状或薄纱状伪像

   B. 可产生重复结构的假象（如腹主动脉）

   C. 在不断增加的深度上产生一系列等距回声

   D. 可导致深部结构难以穿透

10a 患者男，有癫痫病史及一次无人目击的发作。主诉为左上腹痛，于急诊室行腹部超声检查，未观察到腹腔游离积液、血肿及其他提示创伤的表现，但偶然扫查到肾区的病变。根据病史及声像图表现，患者可能存在的肾外表现有：

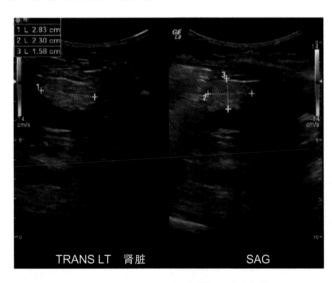

   A. 黑棘皮病   B. 樱桃状血管瘤

   C. 面部皮脂腺腺瘤   D. 杵状指

10b 以下处置最恰当的是：

   A. 一疗程的抗生素及泌尿系随访   B. CT 扫描证明脂肪的存在

   C. 腹部及盆腔 CT 扫描评估淋巴结病变 D. 考虑行介入栓塞治疗

11a 以下 2 幅声像图均来自 1 例无症状者。以下最合适的诊断是：

   A. 右侧盆腔肾   B. 马蹄肾

   C. 右侧肾脏切除后左侧肾脏代偿性肥大 D. 交叉融合异位肾

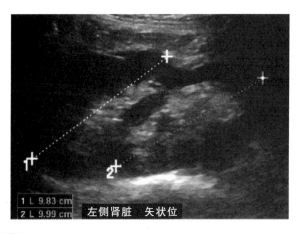
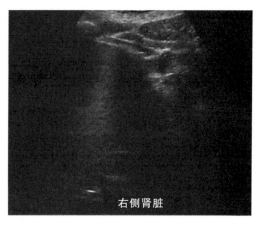

11b   在交叉融合异位肾中，异位肾的膀胱输尿管结合的位置：

A. 与输尿管疝有关   B. 在膀胱的对侧壁插入

C. 位置正常   D. 容易反流

12   影像科医生分析 1 例右上腹痛患者的声像图后，诊断为急性胆囊炎。1 年后，发现右侧肾脏肿物。回顾分析，该肿物在超声图像上已有表现，且在此期间增大。该病例中医生犯了哪类错误？

A. 知觉错误   B. 认知错误

C. 粗心大意   D. 选择偏倚

13   1 例肾移植患者因突发肌酐水平升高正在接受评估。图像显示为经肾门的 2 幅矢状位图像及 1 幅水平切面的彩色血流图。图像中显示的最典型的异常表现为：

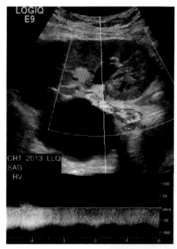
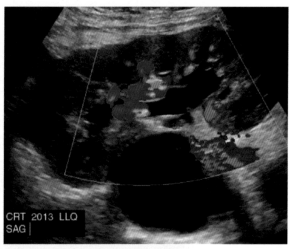

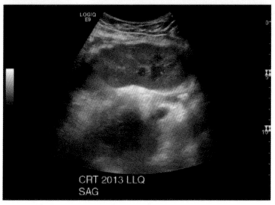

A. 肾周液体聚集导致的严重的肾静脉狭窄

B. 输尿管结石梗阻导致轻度肾积水

C. 肾包膜下血肿

D. 移植后淋巴增生性疾病

14　患者男，20 岁，蛋白尿，氮质血症，行肾脏超声检查以排除肾积水。图像为右侧肾脏矢状位及轴位声像图。双肾表现相似。患者肾功能异常的最可能原因为：

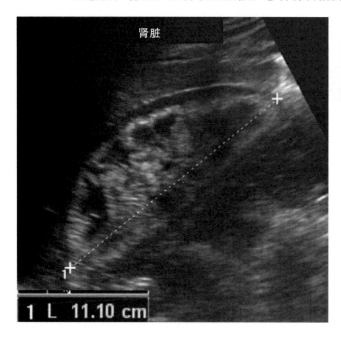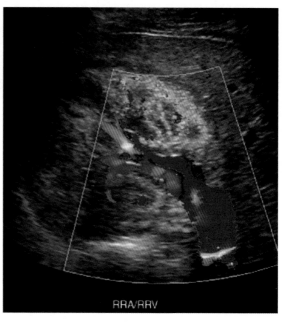

A. 膜性肾小球肾炎　　　　　　　　　B. 肾静脉血栓

C. 肾积水　　　　　　　　　　　　　D. 黄色肉芽肿性肾盂肾炎

15　患者男，36 岁，肾移植术后左下腹疼痛 3 周。如图所示为左下腹移植肾的矢状位超声图。最可能的诊断为：

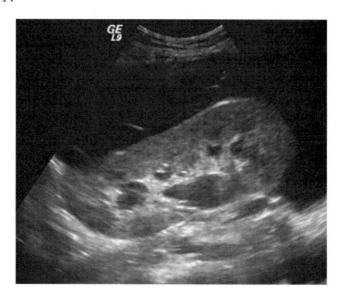

A. 尿性囊肿　　　　　　　　　　　　B. 淋巴管囊肿

C. 血肿　　　　　　　　　　　　　　D. 脓肿

16a 患者女，42 岁，有肺癌病史，盆腔疼痛。最可能的诊断为：

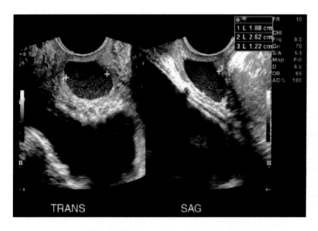 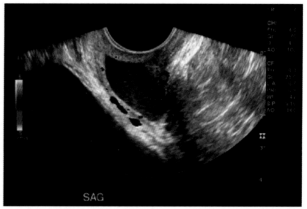

    A. 纳氏囊肿　　　　　　　　　　B. 加特纳囊肿

    C. 尿道憩室　　　　　　　　　　D. 转移癌

    E. 前庭大腺囊肿

16b 以下疾病常需要手术的是：

    A. 纳氏囊肿　　　　　　　　　　B. 加特纳囊肿

    C. 输尿管囊肿　　　　　　　　　D. 苗勒管囊肿

    E. 前庭大腺囊肿

17a 以下声像图为偶然的超声发现，下一步处理最合适的是：

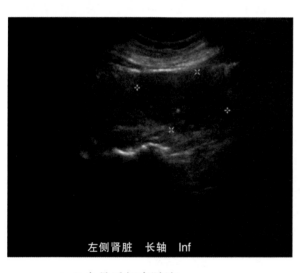 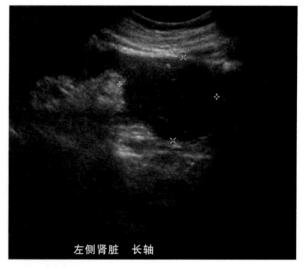

    A. 6 个月后超声随访　　　　　　B. 手术切除

    C. CT 或 MRI　　　　　　　　　D. 活检

17b 多普勒无法检测到血流时，对此团块最合适的处理方式为：

    A. 6 个月后超声随访　　　　　　B. 手术切除

    C. CT 或 MRI　　　　　　　　　D. 活检

18a 反复尿路感染患者，根据以下经腹正中线的膀胱上方的声像图，最可能的诊断为：

    A. 粘连　　　　　　　　　　　　B. 阑尾炎

    C. 脐尿管憩室　　　　　　　　　D. 异位输尿管

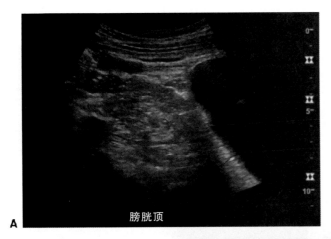

膀胱顶

A

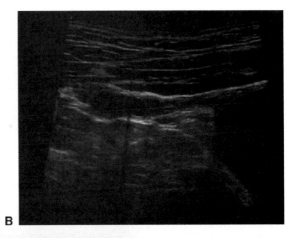

B

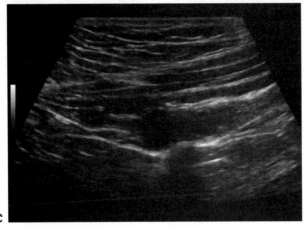

C

18b 中线处腹直肌鞘后方，脐部和膀胱顶之间的软组织肿块，部分钙化，最可能的原因为：

A. 脐疝　　　　　　　　　　　　　　B. 腺癌

C. 移行细胞癌　　　　　　　　　　　D. 淋巴瘤

19 患者男，65 岁，增强 CT 显示均质性的肾病变，测值为 50HU，行超声检查以进一步评估。根据声像图，对该病变最准确的描述为：

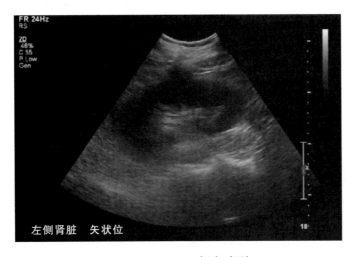

左侧肾脏　矢状位

A. 单纯囊肿　　　　　　　　　　　　B. 复杂囊肿

C. 囊性肾细胞癌　　　　　　　　　　D. 不确定

20   患者65岁，肌酐慢性升高，目前出现尿少。最可能的诊断是：

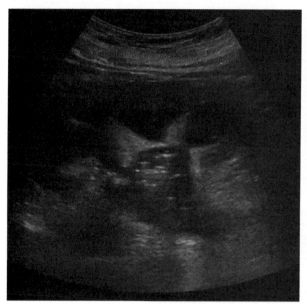

A. 黄色肉芽肿性肾盂肾炎   B. 气性肾盂炎

C. 肾脓肿   D. 气性肾盂肾炎

21   患者平素体健，根据图像所见，以下哪项为导致这些声像图表现的高危因素？

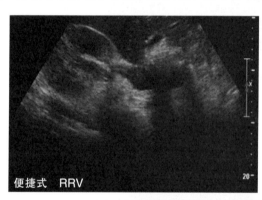
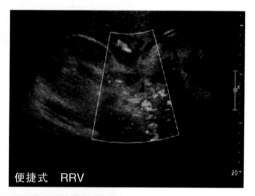
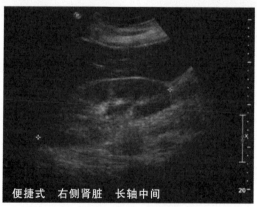

A. 肾病综合征   B. 肾细胞癌

C. 吸烟史   D. 交叉融合异位肾

22   患者男，52岁，有非小细胞肺癌病史。根据右上腹声像图，下一步最合适的处理为：

A. 病灶的高回声区域为髓样脂肪瘤，不需要进一步评估。

B.病灶为实性，几乎可以确定为肾周转移灶，需行经皮穿刺活检确诊。

C.病灶的异质性小，倾向于肾上腺腺瘤。建议 1 年后超声随访评估其稳定性。

D.病灶的体积大且不均，倾向于转移灶，在行经皮穿刺活检前应先进行 CT 或 MRI 检查，以排除腺瘤。

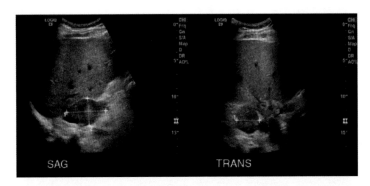

23a　患者男，38 岁，目前出现血尿。行肾脏超声检查。右侧肾脏矢状位图像中扫查到胰腺。患者的兄弟 2 年前也被确诊为相同的疾病。最可能的诊断是：

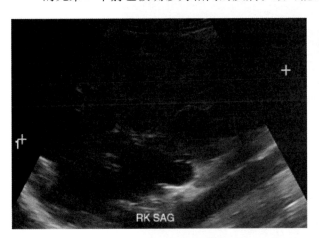
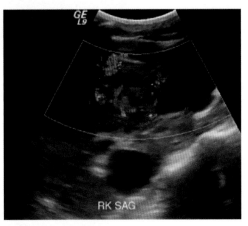
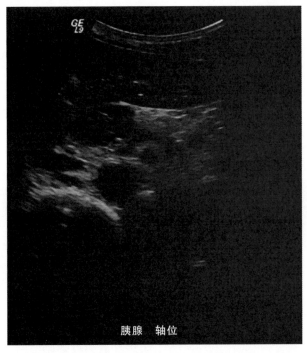

A. 结节性硬化症

B. 希佩尔·林道综合征（脑视网膜血管瘤病）

C. 多发性内分泌瘤病 I 型

D. 遗传性毛细血管扩张症（Osler-Weber-Rendu 综合征）

23b 需要增加哪一项影像学检查，为什么？

A. 脑 MR 成像评估室管膜下结节　　　　B. 心脏 CT 评估横纹肌瘤

C. 脑 MR 成像评估颅内动静脉畸形　　　D. 脑及脊柱 MR 成像评估血管网状细胞瘤

24a 患者女，50 岁，长期存在情感障碍，有肾衰竭病史。左肾矢状位声像图提示为以下哪种疾病？

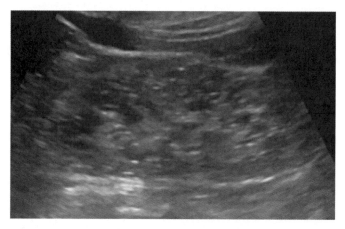

A. 肾微囊性病变　　　　　　　　　　　B. 肾皮质坏死

C. 肾髓质钙质沉着症　　　　　　　　　D. 正常肾脏

24b 可进行以下哪项影像学诊断以确诊？

A. CT　　　　　　　　　　　　　　　　B. MRI

C. 肾核素显像　　　　　　　　　　　　D. X 线平片

25 患者男，47 岁，右侧腹痛。根据膀胱声像图，最合适的诊断为：

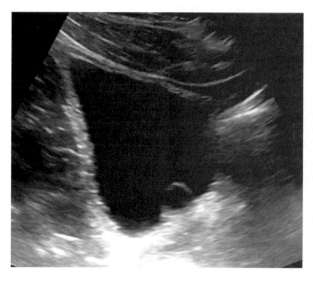 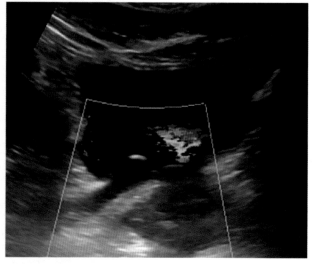

A. 输尿管囊肿　　　　　　　　　　　　B. 膀胱憩室

C. 血肿或真菌团　　　　　　　　　　　D. 输尿管假性囊肿

26　患者男，47 岁，目前出现血尿。根据腹部声像图所示，在以下选项中，患者最可能罹患的疾
　　病是：

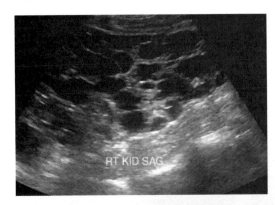 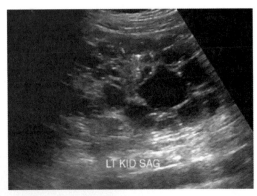

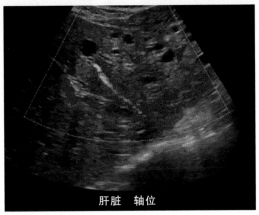

肝脏　轴位

　　A. 肾细胞癌　　　　　　　　　　　B. 高血压
　　C. 门静脉高压　　　　　　　　　　D. 肾萎缩

27　患者男，52 岁，门诊患者。以下超声伪像是：

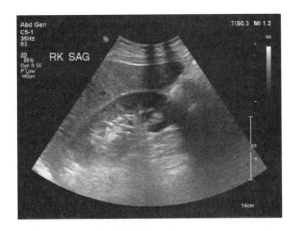

Image courtesy of Biren Shah, MD, FACR, Associate Professor of Radiology and Director of Breast
Imaging, Virginia Commonwealth University Health System, Richmond, VA.

　　A. 侧方声影　　　　　　　　　　　B. 回声失落伪像
　　C. 振铃伪像　　　　　　　　　　　D. 旁瓣伪像

28　如图所示为慢性肾衰竭患者的右侧肾脏轴位声像图及腹部轴位非增强 CT 图像，最合适的处

理为:

A. 右侧肾脏回声的边缘及弥漫的声影符合气性肾盂肾炎。患者需要积极的抗生素治疗,可能需要行右侧肾脏切除术。

B. 超声显示的弥漫性肾皮质及髓质的钙质沉着伴弥漫性后方声影提示草酸盐沉着症。如果确诊为此病,患者需要立刻行肝肾移植。

C. 不论是何病因,患者广泛肾实质钙化及慢性肾衰竭均提示需要进行肾脏移植。

D. 肾细胞癌是最常发生钙化的肾脏肿瘤。需行经皮穿刺活检以确诊。

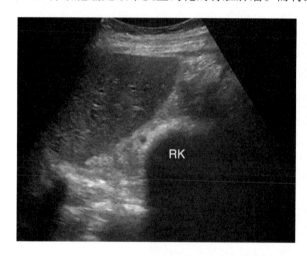 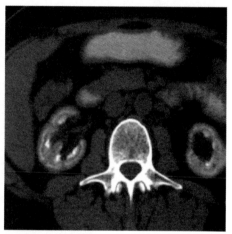

29   ICU 患者男,68 岁,置入导尿管后出现血尿。 盆腔矢状切面图提示血尿最可能的病因是:

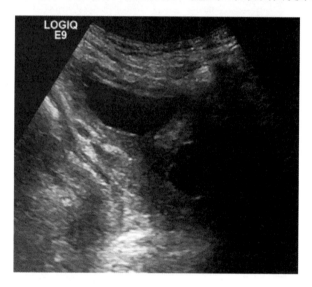

A. 膀胱癌   B. 导尿管异位

C. 医源性穿孔   D. 脓肿

30   根据移植肾的彩色和多普勒声像图,导致多普勒异常的原因为:

A. 肾动脉假性动脉瘤   B. 肾静脉血栓

C. 肾动静脉瘘   D. 肾动脉狭窄

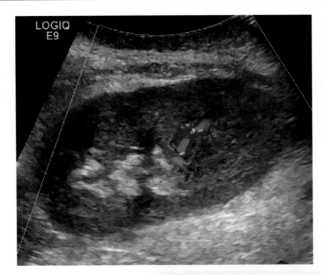
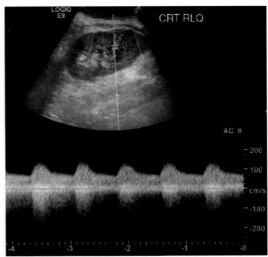
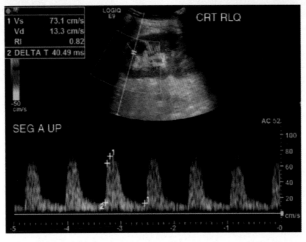

31 应用彩色和频谱多普勒评估可疑肾脏实质性肿瘤时，为什么选择具有较高频率的探头可提高病灶内血流检测的敏感性？

A. 更高的频率增加了红细胞的反射强度　　B. 更高的频率减少了旁瓣伪像

C. 更高的频率改善了组织穿透力　　D. 更高的频率减少了多普勒频移

32 在执行肾脏超声检查之前，需要对患者进行标识，以确定对正确的患者进行正确的侵入或非侵入性操作。可接受的标志符包括：

A. 患者地址　　　　　　　　　　　B. 患者床号

C. 患者诊断　　　　　　　　　　　D. 家庭电话号码

33 移植肾进行肾活检后的彩色和多普勒超声图像中，箭头所示的病变最可能为：

A. 动脉假性动脉瘤　　　　　　　　B. 脓肿

C. 出血　　　　　　　　　　　　　D. 动静脉瘘

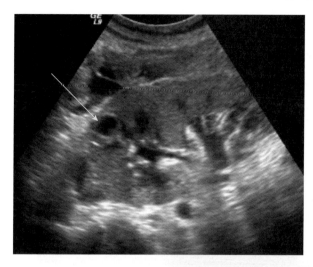 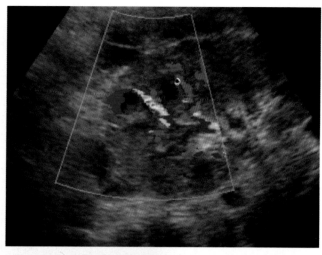

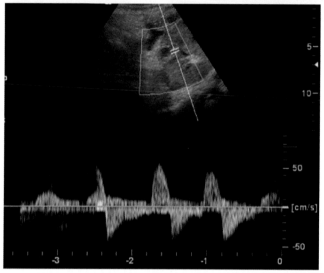

34   评估表浅组织时,改变探头频率,从 9MHz 提高至 15MHz,可对图像分辨率造成什么样的影响?

　　A. 提高位于相同深度的两个相邻结构的识别能力

　　B. 提高位于不同深度的两个相邻结构的识别能力

　　C. 降低位于相同深度的两个相邻结构的识别能力

　　D. 降低位于不同深度的两个相邻结构的识别能力

35   患者女,46 岁,左上腹饱胀感。根据声像图,最适合进行下一步评估的影像学检查为:

　　A. 肾多普勒超声检查评估渗入肾包膜下的活动性出血

　　B. 肾动态显像评估有无尿路梗阻

　　C. CT 成像评估其他部位的疾病

　　D. 静脉尿路造影评估尿路梗阻水平

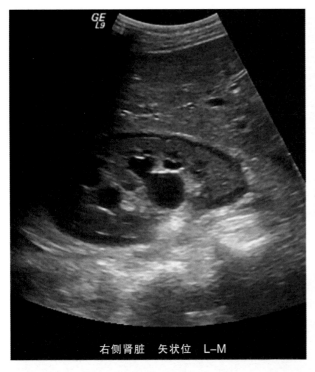

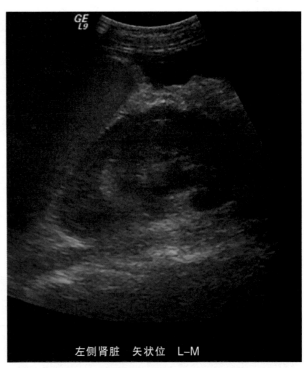

右侧肾脏　矢状位　L-M　　　　左侧肾脏　矢状位　L-M

36 以下声像图中显示的超声多普勒伪像为：

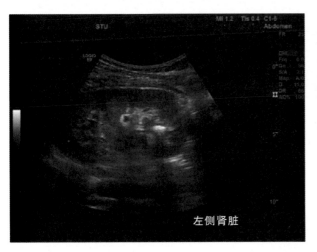

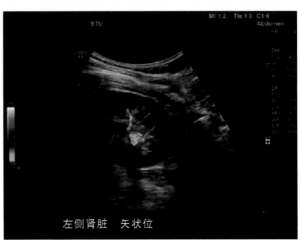

左侧肾脏　　　　　　　　　　左侧肾脏　矢状位

A. 组织振动伪像　　　　　　　　B. 混叠伪像

C. 混响伪像　　　　　　　　　　D. 闪烁伪像

37 同行评审为持续性流程质量改进的重要组成部分。同行评审的案例：

A. 选择与最终的病理或手术结果不一致的病例

B. 形成对初始放射科医生采取法律行动的基础

C. 可自动触发一个错误更正事件

D. 不同放射科医生结果不一致的案例

38 减少图像中箭头所示的参数，会如何影响该图像？

A. 可降低深度　　　　　　　　　B. 可减少彩色信号

C. 可降低帧频　　　　　　　　　D. 可降低采样率

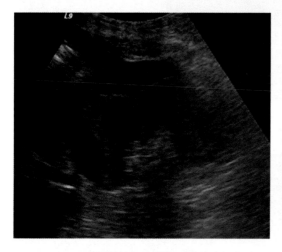

左侧肾脏　矢状位

39 患者女，45岁，肾移植术后血肌酐升高12天。如图所示为移植肾的声像图，最佳诊断为：

A. 肾周血肿或尿性囊肿   B. 肾包膜下血肿

C. 囊状淋巴管瘤   D. 急性排斥反应

40 患者男，38岁，因左侧腹痛及发热来急诊科就诊。对患者的下一步处理，以下选项中最合适的为：

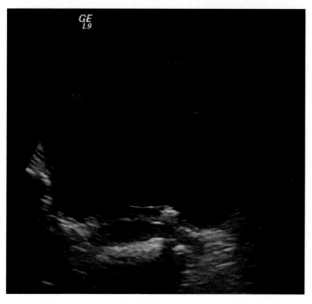

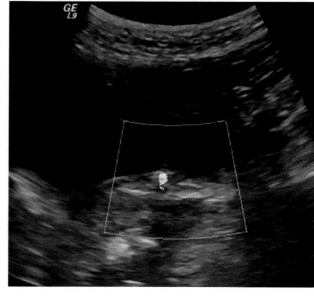

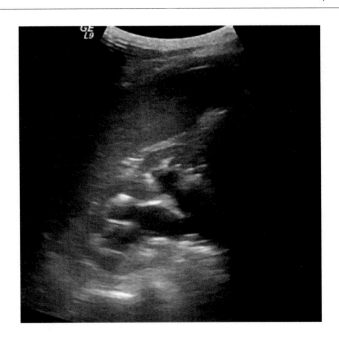

A. 冲击波碎石术或输尿管镜检查　　　　B. 输尿管支架置入术或肾造瘘置管

C. 观察，给予或不给予药物排石疗法

41　组织中声波速度由慢到快，排序正确的是：

A. 气体，液体，软组织，骨　　　　　　B. 骨，软组织，液体，气体

C. 软组织，气体，液体，骨　　　　　　D. 气体，骨，软组织，液体

42　患者腰部压痛、发热，根据声像图，下一步处理为：

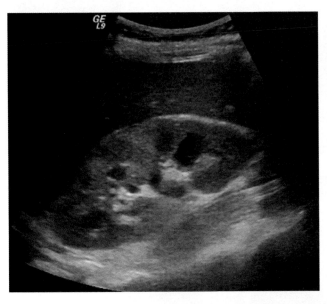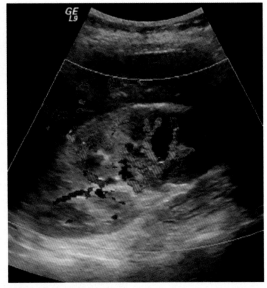

A. 如果临床感染症状在 72 小时内消失，则无须再进行复查。

B. 后续需进行增强 CT 扫描以排除潜在的肾脏肿瘤。

C. 须进行超声心动图评估栓子的来源。

43　在图 A 及图 B 箭头处的多普勒参数的改变，可导致的频谱波形变化为：

A. 可导致混叠伪像　　　　　　　　　　B. 可导致频谱增宽

C. 可导致收缩期峰值速度增快　　　　　D. 可改善正常血流的检测

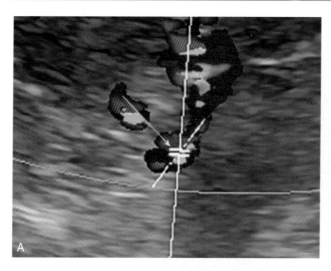
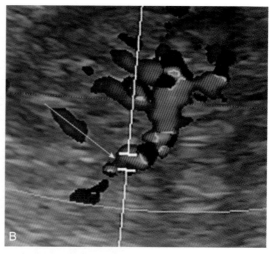

44 患者男，91 岁，曾行经尿道前列腺切除术，出现腹部疼痛及嗜睡症状。如图所示为盆腔轴位灰阶图像、彩色多普勒图像以及 2 年前的盆腔 CT 图像。最可能的诊断为：

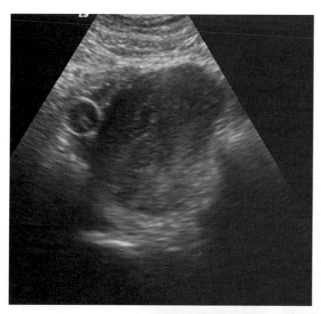
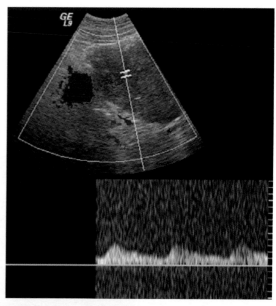

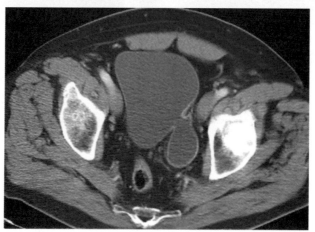

A. 脓尿   B. 真菌团

C. 前列腺肥大   D. 恶性肿瘤

45 与传统超声相比较，谐波成像的缺点是：

A. 旁瓣伪像更明显

B. 谐波波束较宽，导致侧向分辨率降低

C. 穿透力降低

D. 图像对比度降低

46a 患者男，35 岁，反复泌尿系感染病史。根据肾脏声像图，最可能的诊断是：

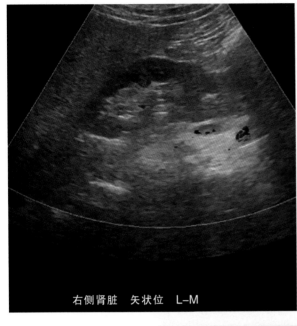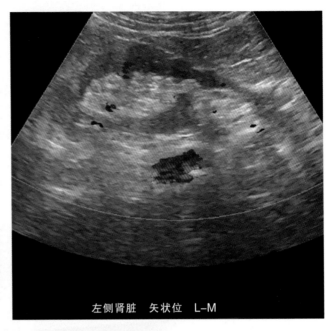

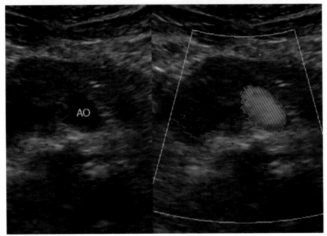

A. 肾细胞癌，侵犯左肾静脉

B. 马蹄肾

C. 主动脉旁血肿

D. 腹膜后淋巴结肿大

46b 马蹄肾较正常肾脏位置低的原因是：

A. 肾峡部不能跨过肠系膜下动脉起始部，导致肾脏上升受阻

B. 与马蹄肾常伴发的腹膜后纤维化有关

C. 仅由肠系膜上动脉供血，导致其血供减少

D. 肾盂异常旋转，阻碍了肾脏正常的上升过程

47 患者女，61 岁，发热、恶心、呕吐伴右侧腹痛 4 天。导致声像图异常的最重要的危险因素为：

A. 泌尿系梗阻

B. 性别

C. 反复泌尿系感染

D. 糖尿病

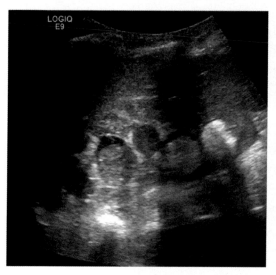

48 患者女，73岁，营养不良，既往患有子宫体癌，已行子宫切除术及盆腔放疗。体内放置有右输尿管支架，每3个月进行一次支架置换，以预防放射诱导的输尿管狭窄。2个月前肾脏超声正常。患者下一步最适合的治疗是：

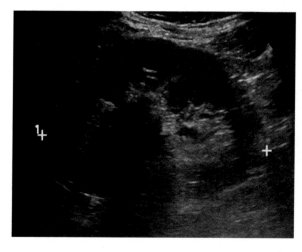
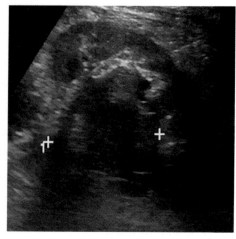

A. 肾切除术　　　　　　　　　　　　　　B. 转入肾脏专科治疗肾脏结石

C. 短期内进行影像学随访　　　　　　　　D. 经皮肾造瘘术或置换输尿管支架

49a 患者男，51岁，肉眼可见血尿。左肾声像图如图所示。以下选项中，最可能导致这种声像图表现的是：

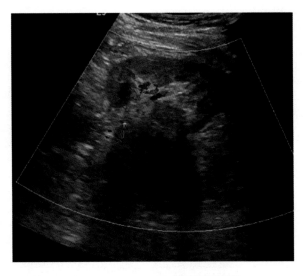

A. 腺癌

B. 鳞状细胞癌

C. 血管平滑肌脂肪瘤

D. 移行细胞癌

49b　对此项异常，下一步最合适的处理方式为：

A. 肾切除术

B. 输尿管支架置入术

C. CT

D. 逆行肾盂造影术

49c　在该例患者中，下列哪项特征最易于鉴别肾细胞癌与移行细胞癌？

A. 肾静脉或下腔静脉血栓

B. 肾积水

C. 腹膜后淋巴结肿大

D. 病灶内显示血流信号

50a　患者男，66 岁，急性肾功能不全。如图所示为腹部正中线矢状位声像图。异常结构中包含低阻力动脉波形（未提供图片）。除了肝细胞癌和肾细胞癌，下列哪种肿瘤最可能导致这种异常？

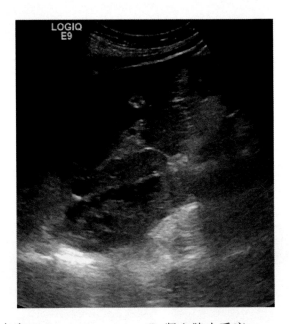

A. 原发性平滑肌肉瘤

B. 肾上腺皮质癌

C. 肾周淋巴瘤

D. 腹膜后脂肪肉瘤

50b　在对此病灶进行活检前，必须进行的术前实验室检查为：

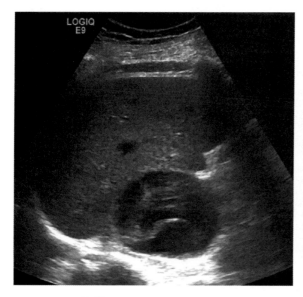
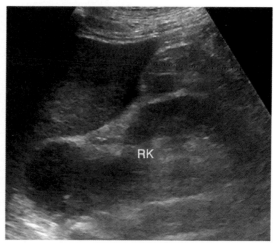

A. 血培养

B. 血清皮质醇

C. 促肾上腺皮质激素

D. 血浆游离肾上腺素及去甲肾上腺素

51 针对图像中右侧肾上极的回声结构，采用以下哪项操作可使其产生后方声影?

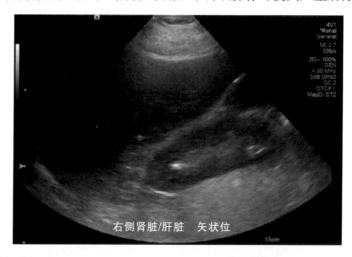

A. 关闭空间复合成像

B. 关闭组织谐波成像

C. 增加整体增益

D. 获得超声弹性成像图

52 肥胖男性患者的肾动脉多普勒声像图如下图所示，以下哪项为图中所示的多普勒技术特征?

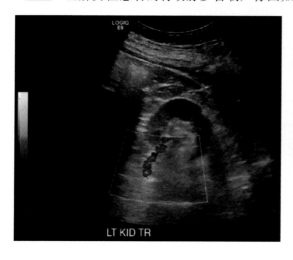
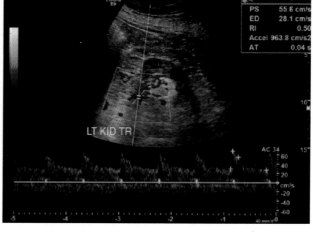

A. 混叠　　　　　　　　　　　　　　　B. 角度依赖

C. 对血流的敏感性增加　　　　　　　　D. 显示频移

53a 患者男，61 岁，偶然发现 10cm 的肾脏外生性肿块。如图所示为其能量多普勒血流图。对此异常发现的进一步处理最合适的是：

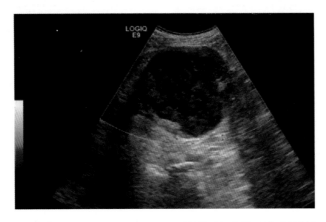

A. 进一步的影像学检查　　　　　　　　B. 影像学引导下穿刺活检

C. 转入泌尿科行手术切除　　　　　　　D. 推荐 6 个月后随访

53b 患者由于肾功能不全且装有心脏起搏器，无法进行增强 CT 或 MRI 检查。超声造影提示最可能的诊断为：

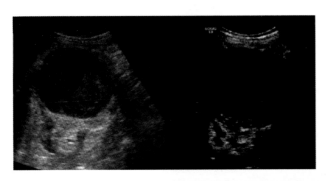
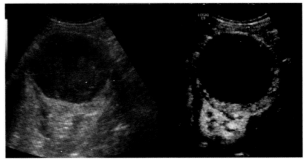
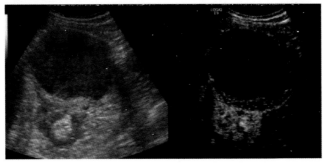

A. 出血性囊肿　　　　　　　　　　　　B. 囊性肾癌

C. 肾盏憩室　　　　　　　　　　　　　D. 嗜酸细胞瘤

54 患者女，70 岁，肉眼可见血尿。左侧肾脏轴位图像，对此异常最合适的描述包括：

A. 肾柱　　　　　　　　　　　　　　　B. 有包膜

C. 外周性　　　　　　　　　　　　　　D. 浸润性

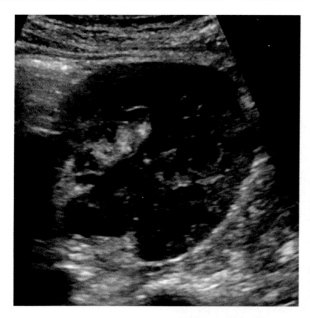
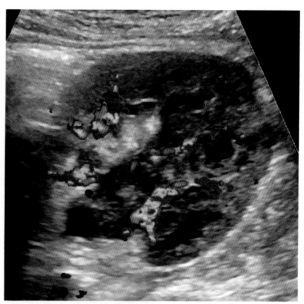
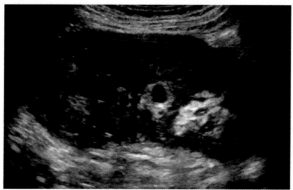

答案与解析

1　**答案 C**。双肾矢状切面图像显示肾锥体回声广泛增强伴后方声影,符合钙质沉着症的特征。右侧肾脏彩色多普勒超声显示肾钙化灶处的闪烁伪像。声像图表现符合肾髓质钙化症。肾髓质钙化症的常见原因如下:40%继发于原发性甲状旁腺功能亢进症,20%继发于肾小管酸性中毒Ⅰ型,20%继发于髓质海绵肾。其他少见原因包括维生素 D 过多症和乳-碱综合征。慢性肾小球肾炎导致肾皮质钙化(而不是肾髓质钙化)。

参考文献:Hertzberg BS, Middleton WD. *Ultrasound: the requisites*, 3rd ed. Philadelphia, PA: Elsevier, 2016:130 – 131.

Rumack CM, Wilson SR, Charboneau WJ. *Diagnostic ultrasound*, 4th ed. Philadelphia, PA: Elsevier Health Sciences, 2011:346 – 348.

2a　**答案 A**。膀胱癌通常表现为固定或带蒂的突入膀胱腔的肿块。位置固定及内部存在血流为其特征。真菌球和凝血块可移动,且无血流。膀胱结石可移动,为强回声伴后方声影。

2b　**答案 B**。膀胱移行细胞癌(TCC)约占膀胱肿瘤的 90%。TCC 多发生在侧后壁的膀胱三角区。膀胱肿瘤中,鳞状细胞癌占 5%~8%。膀胱腺癌罕见(约 2%),且倾向伴发于脐尿管残留或膀胱外翻。神经内分泌性(小细胞)膀胱肿瘤更少见,占所有膀胱肿瘤的比例 <0.5%。

2c　**答案 A**。尿路上皮肿瘤的发病机制为致癌物质经尿液排出时,与膀胱尿路上皮直接长时间接触。吸烟是导致膀胱癌最危险的因素。1/3~1/2 膀胱癌病例与吸烟有关。尿路上皮肿瘤也与各种职业和环境相关的化学物质有关,例如,苯胺、联苯胺、芳香胺及偶氮染料。因此,职业性接触化学致癌物是仅次于吸烟的第二大危险因素,约占所有膀胱癌的 20%。膀胱结石和复发性尿路感染的慢性刺激与鳞状细胞癌密切相关。

参考文献:Hertzberg BS, Middleton WD. *Ultrasound: the requisites*, 3rd ed. Philadelphia, PA: Elsevier, 2016:167 – 168.

Rumack CM, Wilson SR, Charboneau WJ. *Diagnostic ultrasound*, 4th ed. Philadelphia, PA: Elsevier Health Sciences, 2011:359 – 360.

Wong-You-Cheong JJ, Woodward PJ, Manning MA, et al. Neoplasms of the urinary bladder: radiologic-pathologic correlation. *Radiographics* 2006;26:553 – 580.

3　**答案 C**。肾上腺区显示一处壁薄、内含纤细分隔的无回声区,内部未显示血流信号。囊性肿物、壁薄、其内无实性成分,倾向于肾上腺囊肿、假性囊肿或寄生虫囊肿。肾上腺囊肿内衬内皮细胞。假性囊肿由纤维囊包绕,常为肾上腺出血或感染的后遗症。此外,包括肾上腺皮质瘤、嗜铬细胞瘤和腺瘤在内的肿瘤均可能发生坏死或变性,形成囊性成分,尤其在较大肿瘤中更容易发生。应行增强 CT 或 MRI 仔细检查以排除实体肿瘤成分。只有少数病例报告完全囊性化的嗜铬细胞瘤。

参考文献:Newhouse JH, Heffess CS, Wagner BJ, et al. Large degenerated adrenal adenomas: radiologic-pathologic correlation. *Radiology* 1999;210 (2):385 – 391.

Lee TH, Slywotzky CM, Lavelle MT, et al. Best cases from the AFIP. *Radiographics*, 2002;22(4):935 – 940.

4a 答案 **D**。肾上腺区存在较大团块,声波穿透力降低,提示为脂肪。虽然气体可以导致"气性"声影,但线性高振幅反射可在界面与探头间来回反射。出血可有各种表现,但不会出现声影。大的钙化灶会产生清晰的声影。

4b 答案 **B**。脂肪和软组织的平均声速分别为 1450m/s 和 1540m/s。当一个组织内的实际传播速度与系统使用的校准速度(1540m/s)不同时,会产生声速失真伪像。这导致组织边界间的测量不准确。由于声波在脂肪中传播较慢,髓质脂肪瘤深部的部分横膈(黄线所示)发生了错位,与邻近的肝脏后方的横膈(白线所示)不连续。尽管事实上横膈为平滑连续的,但声速失真伪像导致了这样的阶梯状的声像图表现。

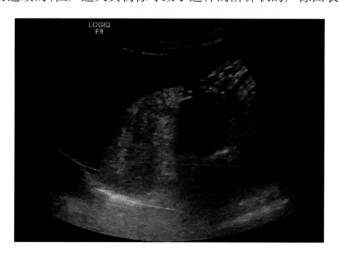

4c 答案 **A**。虽然肾细胞癌可能含有脂肪(脂质产生坏死、瘤内黄骨髓骨性化生,以及肾周或肾窦脂肪包绕),但其主要成分并非脂肪。肾血管平滑肌脂肪瘤、肾上腺髓质脂肪瘤和腹膜后脂肪肉瘤大部分或全部由脂肪组成。肾上腺皮质癌包含肉眼可见大量脂肪的病例偶有报告,但肾上腺肿块内表现为肉眼可见的脂肪的病例几乎均为良性。

4d 答案 **A**。肾上腺髓质脂肪瘤的恶性倾向尚未见报道。

参考文献:Kenney PJ, Wagner BJ, Rao P, et al. Myelolipoma:CT and pathologic features. *Radiology*,1998;208(1):87 – 95.

Rumack CM, Wilson SR, Charboneau WJ. *Diagnostic ultrasound*, 4th ed. Philadelphia, PA:Elsevier Health Sciences, 2011:3 – 4.

5 答案 **C**。根本原因分析(RCA)是借鉴工业事故分析的一种方法,用于评估严重不良事件。涉及内容广泛,包括收集数据、重建事件、记录审查和访谈。对直接导致事件的错误、潜在的错误、医疗保健系统中的隐藏错误进行研究。这些信息由多学科小组分析,以确定事件发生的过程和原因。RCA 的最终目标是消除各种潜在错误,降低未来发生类似错误的风险。不良事件往往是由多个错误和系统缺陷引起的,而不是单一的根本原因。

参考文献:American Board of Radiology. *Quality and Safety Domain Specification and Resource Guide*, *Core Exam Study Guide*. Tucson, AZ:ABR, 2016:28.

6 答案 **D**。2004—2014 年,报道了 1072 例医疗事件,错误的患者、地点、流程,发生率最高。辐射过量、麻醉相关事件和错误用药分别为 36 例、104 例和 428 例。

参考文献:American Board of Radiology. *Quality and Safety Domain Specification and Resource Guide*, *Core Exam Study Guide*. Tucson, AZ:ABR, 2016:26.

7a　答案 **D**。图像显示导尿管气囊位于膀胱后方,导管尾侧延伸至阴道内。膀胱憩室常发生在膀胱出口梗阻时,超声可显示其与膀胱相连。尿道憩室起源于尿道,与尿道密切相关,经阴道或会阴检查时比较容易观察到。输尿管囊肿由于输尿管的膀胱壁内段向膀胱内囊性扩张而形成,在超声上表现为膀胱后外侧的囊状结构(输尿管插入处)。脐尿管囊肿的发生是因为脐尿管闭合不完全,因此位于膀胱的前上方。加特纳囊肿也位于这个位置(阴道耻骨联合上方),但图中结构显然是位于中线结构的阴道内的导尿管球囊。

7b　答案 **A**。起源于脐尿管畸形的肿瘤,90% 为腺癌。

7c　答案 **A**。加特纳囊肿通常发生于耻骨联合上方阴道前侧壁。它们可能会合并其他中肾管畸形,例如,肾发育不全和输尿管异位。因为位置和表现类似,尿道憩室可与加特纳囊肿混淆。尿道憩室可显示与尿道直接相通。前庭大腺囊肿位于耻骨联合水平下方阴道后下外侧。宫颈纳氏囊肿位于子宫颈部。

参考文献: Berrocal T, López – Pereira P, Arjonilla A, et al. Anomalies of the distal ureter, bladder, and urethra in children: embryologic, radiologic, and pathologic features. *Radiographics*, 2002;22(5):1139 – 1164.

Chaudhari VV, Patel MK, Douek M, et al. MR imaging and US of female urethral and periurethral disease. *Radiographics* 2010;30(7):1857 – 1874.

Yu J – S, Kim KW, Lee H – J, et al. Urachal remnant diseases: spectrum of CT and US findings. *Radiographics* 2001;21(2):451 – 461.

8　答案 **A**。空间复合成像将从不同扫描角度获得的图像组合起来得到一幅图像。通过使用多个扫描角度可更好地界定病灶边缘,因为更多的病变边缘与超声波束夹角接近 90°。镜面反射镜将声束方向定位为 90°,使反射的声束能最大限度地重新回到探头上,使囊肿和其他肿块的边界更加清晰。此外,虽然通过对图像的求和加强了理想中的回声反射,如肾囊肿,但随机的斑点噪声并不改善,导致信噪比显著提高。

参考文献: Rumack CM, Wilson SR, Charboneau WJ. *Diagnostic ultrasound*, 4th ed. Philadelphia, PA: Elsevier Health Sciences, 2011:14 – 16.

9　答案 **A**。旁瓣位于主瓣之外。但可能与组织互相影响,产生的回声可返回至探头,产生较微弱的伪像,这种情况最常发生在无回声的囊性结构或充满液体的组织中。例如,旁瓣伪像可导致胆囊内出现伪影。

参考文献: Rumack CM, Wilson SR, Charboneau WJ. *Diagnostic ultrasound*, 4th ed. Philadelphia, PA: Elsevier Health Sciences, 2011:17.

10a　答案 **C**。声像图中显示左肾上极回声均匀的病变,最大径 <3cm。图像为典型的血管平滑肌脂肪瘤(AML)。AML 是一种良性肿瘤,由畸形的血管、平滑肌和成熟脂肪组成。80% 是散发性的,最常见于中年女性,另外 20% 与结节性硬化症(TS)有关。TS 患者常有智力低下、癫痫发作和面部皮脂腺腺瘤的表现。因此,选项 C 是正确的答案,其他的选项都与 TS 无关。

10b　答案 **B**。虽然均质高回声肿块提示 AML 的可能性高,但约 10% 的肾细胞癌(RCC)也有类似表现。30% 的 AML 患者中出现特征性的声影,这在 RCC 中极为罕见。不伴声影的高回声团块需要进行 CT 或 MRI 来显示脂肪。选项 B 正确。选项 A 不正确,因为病变是肿瘤性的,不是炎症性的。选项 C 并不是最合适的操作,因为在统计学上只需要 AML,确认脂肪的存在是必须的。虽然出血是与 AML 相关的严重并发症,但很罕见,且病灶直径 <4cm。因此,选项 D 不正确。

参考文献: Hertzberg BS, Middleton WD. *Ultrasound: the requisites*, 3rd ed. Philadelphia, PA: Elsevier, 2016:122 – 123.

11a **答案 D。**声像图中右侧肾窝内未显示肾脏。左侧肾窝内显示 2 个正常大小的肾脏融合。实时观察,患者的肾脏向下延伸至左下盆腔内。右侧盆腔肾(选项 A)不正确,因为盆腔肾不会与对侧肾脏融合。它们仍然位于身体的两侧,只是位置偏下。马蹄肾通常为双肾下极融合,位置偏下,但两侧肾仍在身体的两侧(选项 B)。弥漫性代偿性肥大为一侧的肾脏增大,主要发生在对侧肾脏缺如或功能不全时(选项 C),尤其是当肾损伤发生在宫内或幼年时期时,肾脏的增大更明显。这例患者中右侧肾脏是存在的,形态也是正常的,但是位置不正确。

11b **答案 C。**交叉异位肾发生于宫内后肾原基融合过程中,肾脏的旋转上升受阻。输尿管膀胱连接不受影响,都是在正常的解剖位置。当此类患者出现肾绞痛时,记住这点很重要。

参考文献: Hertzberg BS, Middleton WD. *Ultrasound: the requisites*, 3rd ed. Philadelphia, PA: Elsevier, 2016:103 – 106.

Rumack CM, Wilson SR, Charboneau WJ. *Diagnostic ultrasound*, 4th ed. Philadelphia, PA: Elsevier Health Sciences, 2011:324.

12 **答案 A。**放射科医生的两大类错误是知觉和认知(解析)错误。当放射科医生在回顾图像时可识别出异常,但最初诊断时并未发现,这种情况称为知觉错误。"满意阅片"中,识别到一个异常后,容易忽略第二个异常,是知觉错误的许多潜在原因之一。知觉错误占放射科医生错误中的 60% ~80%。当医生发现了阳性异常,但做出了错误解释时称为认知错误。

参考文献: American Board of Radiology. *Quality and Safety Domain Specification and Resource Guide*, *Core Exam Study Guide*. Tucson, AZ: ABR, 2016:26.

13 **答案 B。**在移植输尿管近段的矢状位和轴位图像上,可显示输尿管轻度积水,其内可见结石伴声影。这很可能是导致肌酐水平升高的原因。声像图还显示了接近肾静脉处的肾周积液。尽管图像中肾静脉的彩色多普勒混叠,可能存在管腔压迫,但没有应用角度校正,也没有测量速度梯度,因此,所提供的图像不足以诊断严重的肾静脉狭窄(选项 A)。肾周积液 1 年后仍无明显变化,提示可能为囊状淋巴管瘤。移植后淋巴组织增生性疾病常出现包膜下血肿和实性团块,图像中并未显示(选项 C 和选项 D)。

肾移植的尿路梗阻临床难以确诊,因为移植物没有神经支配,患者是无症状的。直到偶然发现肾积水或肾功能下降前都难以确诊。肾移植术后轻度的非梗阻性的肾盂肾盏扩张很常见。

参考文献: Rhee BD, Bretan PN Jr, Stoller ML. Urolithiasis in renal and combined pancreas/renal transplant recipients. *J Urol* 2005;161(5):1458 – 1462.

Rumack CM, Wilson SR, Charboneau WJ. *Diagnostic ultrasound*, 4th ed. Philadelphia, PA: Elsevier Health Sciences, 2011:679 – 681.

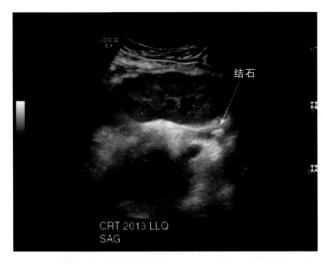
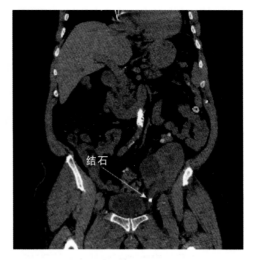

14 **答案 A**。肌酐升高的患者,需要排除机械性梗阻时,超声常作为筛查工具。非梗阻者通常提示肾实质疾病。各种肾实质疾病,如急性肾小管坏死、肾小球肾炎和急性间质性肾炎在超声图像上难以鉴别。声像图常表现为肾脏回声弥漫性改变,确诊需要进行肾穿刺活检。图像中显示肾脏轻度增大,相对于脾脏(脾脏回声常用于外部对照)及低回声的肾锥体(内部对照),皮质回声显著增强。

彩色多普勒证实肾静脉通畅,肾盂无扩张(选项 B 和选项 C 不正确)。肾脏周围的低回声代表肾周脂肪,与肾皮质回声对比呈低回声。弥漫性黄色肉芽肿性肾盂肾炎没有特征性的声像图表现,但当肾肿大、皮质变薄、肾盏扩张、充满絮状物、大结石和肾周积液存在时需要考虑到此病(选项 D)。这位特殊的患者有特发性膜性肾小球肾炎的病史,这是一种自身免疫性疾病。

参考文献: Hertzberg BS, Middleton WD. *Ultrasound: the requisites*, 3rd ed. Philadelphia, PA: Elsevier, 2016:131 – 132.

Makker SP, Tramontano A. Idiopathic membranous nephropathy: an autoimmune disease. *Semin Nephrol*, 2011;31(4):333 – 340.

Rumack CM, Wilson SR, Charboneau WJ. *Diagnostic ultrasound*, 4th ed. Philadelphia, PA: Elsevier Health Sciences, 2011:380 – 382.

15 **答案 B**。左下腹移植肾的矢状切面图,显示移植物周边大量的积液暗区,内部分隔少。最可能为移植物周边的淋巴管囊肿。淋巴管囊肿是肾移植受者肾周积液的最常见原因,常发生于手术后 1~3 周。可无症状或引起局部的疼痛和压痛。淋巴管囊肿中可见到分隔。其形成于受体淋巴管的淋巴液漏。淋巴管囊肿较大时可能导致移植肾功能受损。

尿性囊肿较少见,它是输尿管植入膀胱时漏液所致。因此,尿性囊肿通常接近膀胱,对膀胱影响较大。术后早期血肿多见,影像上偶尔可看到小血肿,大血肿可能导致疼痛。声像图中,血肿通常为不均质回声。脓肿常表现为液性暗区,内部回声较杂乱。

参考文献: Hertzberg BS, Middleton WD. *Ultrasound: the requisites*, 3rd ed. Philadelphia, PA: Elsevier, 2016:140 – 141.

Moreno CC, Mittal PK, Ghonge NP, et al. Imaging complications of renal transplantation. *Radiol Clin North Am*, 2016;54(2):235 – 249.

16a　答案 **B**。声像图显示阴道上部的 1 个卵圆形的局限性囊性病变。后方回声增强,内部无血流信号。

中肾管(Wolffian 管)为输精管和精囊的胚胎期前体细胞,缺乏睾酮及抗米勒管激素时,中肾管退化。中肾管残存时形成加特纳囊肿(GDC),较为罕见。它们通常很小(直径<2cm),位于阴道上部的前外侧。

CT 重建显示加特纳囊肿(箭头)。

宫颈纳氏囊肿位于宫颈内,不在阴道壁内。尿道憩室位于尿道周围,不在阴道壁内,通常为马蹄形。转移癌内部常有血管,液化的转移灶内部回声常较复杂,囊壁回声不规则。仔细扫查可观察到囊壁的血流信号。Bartholin 囊肿常位于或低于耻骨联合水平,通常起源于阴道后壁。

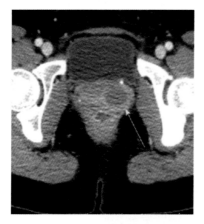
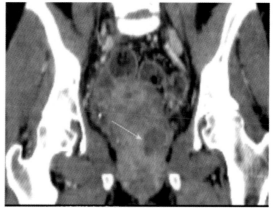
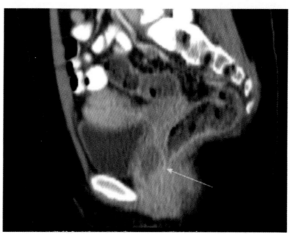

16b　答案 **C**。宫颈纳氏囊肿、加特纳囊肿、米勒管囊肿和前庭大腺囊肿通常是偶然发现的。

输尿管囊肿可能需要手术修复。无症状的原位输尿管囊肿常是偶然发现的。有症状的原位输尿管囊肿可能需要修复,通常可经内镜修复。大多数异位输尿管囊肿需要手术干预。异位于膀胱者可行内镜修复;异位于膀胱外时通常需要开放性手术。先天性重复输尿管以及异位的输尿管囊肿导致上肾部梗阻时也常需要进行开放性手术。

参考文献: Lui M－W, Ngu S－F, Cheung VYT. Mullerian cyst of the uterus misdiagnosed as ovarian cyst on pelvic sonography. *J Clin Ultrasound*, 2013;42(3):183－184.

Siegelman ES. *Body MRI*. Philadelphia, PA: Elsevier Health Sciences, 2005;291－292, 329－

330，418.

17a　答案 **C**。声像图显示部分突出于左肾下极的边界清楚的实性肿块,内含点状钙化。肾实性肿瘤的鉴别诊断包括肾细胞癌(RCC)、血管平滑肌脂肪瘤、嗜酸性细胞瘤、移行细胞癌、淋巴瘤及转移癌。

　　移行细胞癌和淋巴瘤多呈浸润性生长,一般不表现为散在外生型肿块特性。此外,肿块的皮质呈偏心性,亦不支持泌尿上皮来源。血管平滑肌脂肪瘤通常为高回声,很少含有钙化回声。肾嗜酸细胞瘤在术前通常无法与肾细胞癌区分,但也很少发生钙化。如果有已知的恶性肿瘤,可以考虑转移癌。

　　根据声像图表现,肾癌可能性大,但在术前进行 CT 或 MRI 检查进行分析是必要的。肾肿瘤活检通常适用于疑诊淋巴瘤或转移癌的病例,或不适合手术的患者。

17b　答案 **C**。病灶内显示血流提示为实质性肿瘤,肾细胞癌的可能性大,但病灶内无法检测到血流,也不能排除肿瘤的可能性。因为部分肾细胞癌为乏血供,血供丰富的肿瘤的血流多普勒信号也不高于周边肾实质。对位置较深的病变,血流检测的灵敏度也降低。在不确定肾肿块的情况下,CT 或 MRI 对于病变的特征和检测是必要的。对比增强超声用于检测肿瘤内的血流,也具有高度敏感性。

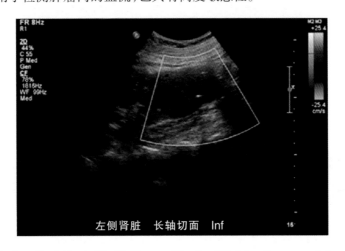

左侧肾脏　长轴切面　Inf

参考文献：Dyer R，DiSantis DJ，McClennan BL. Simplified imaging approach for evaluation of the solid renal mass in adults. *Radiology* 2008；247(2)：331 – 343.

　　Hertzberg BS，Middleton WD. *Ultrasound*：*the requisites*, 3rd ed. Philadelphia, PA：Elsevier, 2016：114 – 120.

　　Siegel CL，Middleton WD，Teefey SA，et al. Angiomyolipoma and renal cell carcinoma：US differentiation. *Radiology* 1996；198（3）：789 – 793.

18a　答案 **C**。腹前壁深部、膀胱顶部延伸出一个盲端样管状结构,内含有少量的液体。仔细检查发现内部有黏膜线。这些表现支持脐尿管憩室。根据下面补充的多平面 CT 图像,箭头所示为憩室。

　　脐尿管是胎儿尿囊的纤维状残留,妊娠早期,尿液通过此管状结构从膀胱顶部排出至脐部。通常情况下,这个管状结构在妊娠早期后即发生闭锁,残留为脐正中韧带,位于腹膜外间隙内。

　　脐尿管不完全闭塞会导致一系列脐尿管疾病。脐尿管未闭时尿液由膀胱渗漏至脐部。脐尿管囊肿为脐尿管残存囊状结构,不与脐部或膀胱相通。脐尿管窦为一个盲端结构,与脐部相通。脐尿管憩室为与膀胱相通的盲端结构。

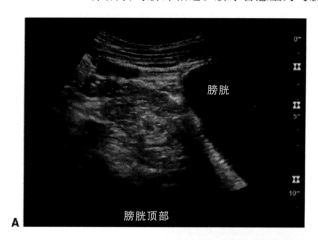

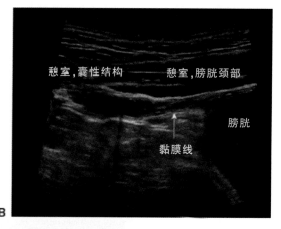

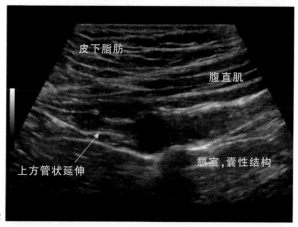

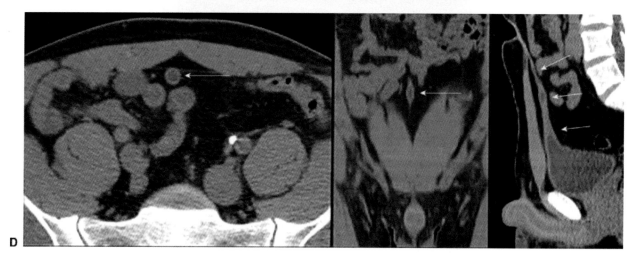

18b **答案 B**。脐尿管腺癌为脐尿管残存的罕见并发症,可发生于脐尿管走行中的任何部位,包括膀胱顶部,常表现为膀胱外的巨大肿物。肿瘤往往体积较大,常表现为实质性肿物,伴部分钙化及囊性结构。

参考文献: Aguirre DA, Santosa AC, Casola G, et al. Abdominal wall hernias: imaging features, complications, and diagnostic pitfalls at multi-detector row CT. *Radiographics*, 2005;25(6):1501 – 1520.

Gleason JM, Bowlin PR, Bagli DJ, et al. A comprehensive review of pediatric urachal anomalies and predictive analysis for adult urachal adenocarcinoma. *J Urol* 2015;193(2):632 – 636.

Yu J - S, Kim KW, Lee H - J, et al. Urachal remnant diseases：spectrum of CT and US findings. *Radiographics*, 2001;21(2):451 - 461.

19　**答案 D**。肾病变通常比水的衰减高,在声像图上表现为均质回声且易于识别。良性囊肿在声像图上也是容易诊断的,常表现为无回声的囊性团块。在该病例中,病灶的边缘模糊,但偶然的 CT 检查发现病灶边缘是清晰的。尽管病灶位置相当表浅,声像图中肾包膜也不清晰。这些结果表明,病变并没有得到最好的显示,需要调整技术及扫描参数对图像进行优化。图像的深度及聚焦区均太深。深度调节过深降低了图像的轴向分辨率。聚焦区过深,侧向分辨率也会降低。调节这些参数后,可以提高探头频率,进一步改善图像质量。

　　如图所示为优化后的左肾图像,病损显示为单纯性肾囊肿。

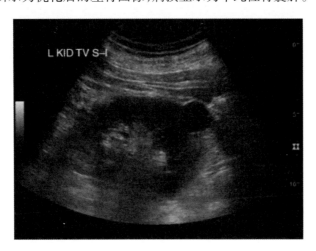

参考文献：Hertzberg BS, Middleton WD. *Ultrasound*：*the requisites*, 3rd ed. Philadelphia, PA：Elsevier, 2016;109 - 111.

20　**答案 B**。声像图显示轻度肾积水,肾盂内显示线性多重反射高回声伴后方声影,提示为气体。以肾集合系统积气为特征的泌尿系感染,提示与气性肾盂炎相符。排除其他引起肾盂积气的原因,包括外伤、肠管间瘘管形成等,即可做出此诊断。气性肾盂炎通常对抗生素疗法有效,一般无须进行侵入性操作。进行 CT 检查很重要,可以确定肾实质内有无气体。

　　气性肾盂肾炎(EPN)是一种严重的、危及生命的肾实质坏死性感染性疾病,通常发生在无法控制的糖尿病患者中。其特征为肾实质内存在气体。黄色肉芽肿性肾盂肾炎(XGP)是一种罕见的慢性肉芽肿性肾盂肾炎,可导致无功能肾。引起 XGP 的病菌包括大肠杆菌和变形杆菌。在 90% 的情况下表现为肾鹿角形结石伴肾盂积水。肾脏最终被炎性组织所取代,主要由含脂质的巨噬细胞组成。炎症过程可能涉及肾周围组织,甚至邻近器官。由于缺乏特异性的影像学表现,超声诊断具有挑战性。但存在肾实质变薄、肾盂积水伴结石或沉积物及肾周积液时,需要考虑到 XGP 的可能性。在这个病例中,肾集合系统扩张与积气为仅有的异常。

　　肾脓肿通常表现为液性暗区或囊性肿块,内部回声杂乱。在这个病例中,代表气体的线性多重反射回声明显位于肾盂内,而不是在一个单独的液性暗区或囊性团块内。

参考文献：Craig WD, Wagner BJ, Travis MD. Pyelonephritis：radiologic-pathologic review. *Radiographics* 2008;28(1):255 - 276.

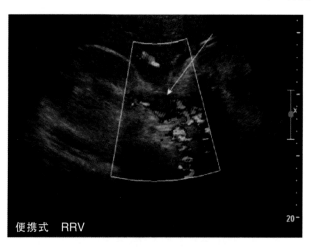

患者 CT 扫描冠状面重建显示在肾集合系统中存在气体

Hertzberg BS, Middleton WD. *Ultrasound:the requisites*, 3rd ed. Philadelphia, PA: Elsevier, 2016: 124 – 125.

Rumack CM, Wilson SR, Charboneau WJ. *Diagnostic ultrasound*, 4th ed. Philadelphia, PA: Elsevier Health Sciences, 2011:336.

21　**答案 A**。右侧肾脏静脉内的低回声,结合彩色多普勒图像,提示右侧肾脏静脉不完全性栓塞。自发性肾静脉血栓最常见于恶性肿瘤,尤其是肾细胞癌及肾病综合征。其他原因包括外伤、活检、口服避孕药、低血容量和遗传性高凝状态。肾细胞癌患者的肾静脉血栓多为癌栓形成,但肾病综合征患者的肾静脉血栓形成机制仍不明确。

便携式　RRV

箭头所示为右侧肾脏静脉不完全性栓塞

参考文献: Hertzberg BS, Middleton WD. *Ultrasound:the requisites*, 3rd ed. Philadelphia, PA: Elsevier, 2016:138.

22　**答案 D**。肿瘤体积大,回声不均,倾向于转移癌,但在进行经皮穿刺活检前,应先进行肾上腺 CT 或 MRI 评估,以排除腺瘤。

肾上腺是第四常见的转移部位,肺、乳腺、黑色素瘤和淋巴瘤是最常见的原发性肿瘤。肿块在声像图上是实质性的,内部为异质性。尽管它们通常体积较大、回声不均,但常难以与腺瘤区分。

这个团块主要为低回声,不符合髓质脂肪瘤的特征性表现。

尽管此病损为实性,可能为转移癌,但通过超声表现无法排除腺瘤,在进行侵入性操作前,如经皮穿刺活检前,必须进行肾上腺 CT 或 MRI 以排除腺瘤。

病变体积大,回声不均,转移癌的可能性大于腺瘤,但不能排除不典型腺瘤。因此,在进行经皮穿刺活检之前,必须进行肾上腺 CT 或 MRI 检查以进一步评估。

参考文献: Hertzberg BS, Middleton WD. *Ultrasound: the requisites*, 3rd ed. Philadelphia, PA: Elsevier, 2016:221 - 226.

Rumack CM, Wilson SR, Charboneau WJ. *Diagnostic ultrasound*, 4th ed. Philadelphia, PA: Elsevier Health Sciences, 2011:430 - 441.

23a **答案 B**。右侧肾脏的二维及彩色多普勒声像图显示肾内多发囊肿及内部有血流的实质性团块。通过胰头的横切图显示胰头囊性团块,内部伴有分隔。这些影像学表现以及患者有家族史,支持脑视网膜血管瘤病(VHL)。VHL 为一种常染色体显性遗传性疾病。VHL 患者腹部表现为单纯性胰腺囊肿、浆液性囊腺瘤、胰腺神经内分泌肿瘤、良性肾囊肿、肾透明细胞癌及嗜铬细胞瘤。中枢神经系统表现包括血管网状细胞瘤和视网膜血管瘤。

结节性硬化症(TS)是一种常染色体显性遗传性的神经皮肤障碍。其常见的临床表现包括皮层、室管膜下结节和白质异常、血管平滑肌脂肪瘤、心脏横纹肌瘤、淋巴管平滑肌瘤病。皮肤表现很常见,包括面部血管纤维瘤(也叫皮脂腺腺瘤)、色素减退斑(灰斑病)和甲周纤维瘤。

多发性内分泌瘤病 1 型(MEN1)是一种常染色体显性遗传病,表现为甲状旁腺、胰腺和垂体肿瘤。Osler - Weber - Rendu 综合征又称遗传性毛细血管扩张症(HHT),是一种常染色体显性遗传病,它导致皮肤、黏膜以及肺、肝和脑等器官的血管发育不良。

23b **答案 D**。如上所述,中枢神经系统表现,如血管网状细胞瘤可见于 VHL 患者。因此,选项 D 为正确答案。

室管膜下结节和心脏横纹肌瘤见于结节性硬化症。颅内动静脉畸形与 VHL 没有关联。其可见于其他罕见的瘢痣病,例如 Wyburn - Mason 综合征和 Osler - Weber - Rendu 综合征。

参考文献: Hertzberg BS, Middleton WD. *Ultrasound: the requisites*, 3rd ed. Philadelphia, PA: Elsevier, 2016:113 - 114.

24a **答案 A**。肾脏声像图显示肾脏髓质和皮质内的多发点状回声。这种声像图的出现是由于微囊(1~2mm)形成,可伴有边缘纤维化,内部可能出现钙化。常见于长期使用锂制剂治疗的情感障碍患者。该病例为锂肾病患者。

肾皮质坏死时,可以观察到皮髓质坏死,肾实质内出现回声增强区。在肾髓质钙化症中,由于钙质沉积,肾锥体回声增强。

24b **答案 B**。对于微小肾囊肿的识别,MRI 优于超声及 CT 检查。MRI 图像上可见 T2 高信号圆形小结节,随机分布在肾皮质和髓质内。

放射性核素技术可在弥漫性肾病中观察到放射性药物排泄不良,但缺乏特异性。X线平片不能显示锂肾病患者肾脏的形态学改变。

参考文献: Di Salvo DN, Park J, Laing FC. Lithium nephropathy. *J Ultrasound Med* 2012;31(4):637-644.

Farres MT, Ronco P, Saadoun D, et al. Chronic lithium nephropathy: MR imaging for diagnosis. *Radiology* 2003;229(2):570-574.

25　**答案 A**。起源于右侧输尿管膀胱连接处,膨出至膀胱腔内的薄壁囊性结构,提示为单纯性输尿管囊肿。声像图中输尿管囊肿、输尿管扩张及右侧喷尿束缺失并不一定意味着梗阻。随着尿液的充盈和排出,实时观察输尿管囊肿,其大小可发生变化。尿液排出时也可观察到喷尿束。输尿管囊肿为输尿管远段壁内段的局限性扩张。输尿管囊肿可分为单纯性和异位性。单纯性输尿管囊肿位于正常的输尿管开口处,异位性输尿管囊肿可位于其他部位,如膀胱颈、尿道或阴道。成人输尿管囊肿多为单纯性。小的输尿管囊肿常为偶然发现,一般不引起临床症状。较大的输尿管囊肿,直径>2cm 时常引起梗阻或结石。儿童异位输尿管囊肿多见,常伴有重复输尿管及输尿管梗阻。

假性输尿管疝为输尿管开口梗阻导致输尿管膀胱连接处的扩张。可由结石、肿瘤或近期的手术操作引起,常伴有梗阻性病变或膀胱壁增厚,可用于鉴别。

参考文献: Hertzberg BS, Middleton WD. *Ultrasound: the requisites*, 3rd ed. Philadelphia, PA: Elsevier, 2016:170.

Zagoria RJ, Dyer R, Brady C. *Genitourinary imaging: the requisites*, 3rd ed. Philadelphia, PA: Elsevier, 2016:153-156.

26　**答案 B**。前两幅声像图显示双肾增大,内部多个大小不等的肾囊肿。第三幅图像显示多发肝囊肿。该影像学表现符合常染色体显性遗传多囊肾(ADPKD)。

ADPKD 为最常见的遗传性肾囊性疾病。囊肿弥漫性分布于双肾,累及肾脏各个部分。肾外表现最常见的为肝多发囊肿,较少见的有胰腺囊肿、卵巢囊肿、脾囊肿、蛛网膜囊肿、颅内囊状动脉瘤合并颅内出血、腹主动脉瘤、心脏瓣膜异常、腹壁疝及结肠憩室。

ADPKD 的肾脏并发症包括囊肿出血、囊肿感染、囊肿破裂和肾结石。约 50% 的 ADPKD 患者发展为终末期肾病。肾囊肿持续扩张继发肾内缺血时,激活肾素-血管紧张素-醛固酮系统,导致高血压。因此,选项 B 为正确答案。患者可能出现身体侧面和背部疼痛,高血压或肾结石,最终进展为肾衰竭。

肾细胞癌的风险没有增加,除非患者正在长期进行透析(选项 A)。

门静脉高压不是 ADPKD 的特征性病变(选项 C)。其见于常染色体隐性多囊肾(ARPKD)。ARPKD 是一种遗传性疾病,以肾集合系统非梗阻性扩张、肝胆管扩张畸形、肝肾纤维化为特征。肾脏中,扩张的集合管和间质纤维化可能损害肾功能并导致高血压和肾衰竭。肝脏方面,门静脉周围纤维化伴随的胆管扩张、畸形,可导致门静脉高压。

如前所述,ADPKD 表现为双肾增大,内部多个囊肿。因此,肾萎缩(选项 D)不正确。

参考文献：Hertzberg BS, Middleton WD. *Ultrasound: the requisites*, 3rd ed. Philadelphia, PA: Elsevier, 2016:111 – 112.

Lonergan GJ, Rice RR, Suarez ES. Autosomal recessive polycystic kidney disease: radiologicpathologic correlation. *Radiographics* 2000;20(3):837 – 855.

Weber TM. Sonography of benign renal cystic disease. *Radiol Clin North Am* 2006;44(6):777 – 786.

27　**答案 B**。回声失落伪像发生在超声探头石英晶体受损时。这通常是由于超声探头意外掉落。故在超声图像上产生暗带,对应于超声探头元件受损处,出现相应的暗带。这种伪像随着探头一起移动,并且相对于探头位置固定。

其他选项均为常见的超声伪像,在文中其他部分已经进行过讨论。

参考文献：Hertzberg BS, Middleton WD. *Ultrasound: the requisites*, 3rd ed. Philadelphia, PA: Elsevier, 2016:25 – 26.

Jenderka KV, Kopp A, Liebscher E, et al. Simple test of transducer arrays by imaging of ultrasound emission into air. *Biomed Tech* (*Berl*) 2013;58.

28　**答案 B**。声像图显示肾脏弥漫性钙化,后方伴声影。CT 上显示双肾大小正常伴弥漫性髓质和皮质钙化,符合肾髓质和皮质钙质沉着症特征。肾脏大小正常伴肾实质整体钙化为草酸盐沉着症的特征。原发性高草酸尿症和草酸盐沉着症为涉及乙醛酸代谢的肝酶的常染色体隐性缺陷,导致乙醛酸过度氧化为草酸盐。因为主要缺陷在肝脏,这些患者在肾移植术后经常出现草酸盐沉着复发肾衰竭。因此,推荐对合并原发性高草酸尿症和草酸盐沉着症的患者进行肝-肾联合移植。

环状钙化和后方清晰声影,不符合气性肾盂肾炎声像图表现,而气性肾盂肾炎的特点是钙化灶伴后方不清晰声影(选项 A)。尽管慢性肾衰竭时,肾移植是最好的治疗方法,但对于原发性高草酸尿症和草酸盐沉着症患者来说,推荐进行肝-肾联合移植,因为进行单纯肾移植后,肾衰竭复发的风险非常高(选项 C)。肾肿块伴钙化时需考虑肾细胞癌的可能性。但在所提供的图像中,没有可识别的肿物,肾脏内部结构和轮廓存在,故不支持肾细胞癌的诊断(选项 D)。

参考文献：Kuo LW, Horton K, Fishman EK. CT evaluation of multisystem involvement by oxalosis. *AJR Am J Roentgenol* 2001;177(3):661 – 663.

Rumack CM, Wilson SR, Charboneau WJ. *Diagnostic ultrasound*, 4th ed. Philadelphia, PA: Elsevier Health Sciences, 2011:333 – 339, 350.

29　**答案 B**。置入导尿管后,球囊应位于膀胱腔内。声像图显示球囊位于膀胱后方的前列腺内。导尿管异位于前列腺内可能导致急性梗阻,需要重新放置导尿管。

参考文献：Patel A, Friedman EA. Obstructed or malpositioned urethral catheter induced acute kidney injury. *Case Rep Nephrol* 2012;2012:1 – 3.

30　**答案 C**。移植肾的彩色血流图显示舒张期异常增强的湍流。血流速度曲线显示此处的舒张期流速升高,呈低阻的动脉性波形,与邻近的肾段间动脉比较,阻力指数明显降低。动静脉瘘和假性动脉瘤是肾活检后的常见血管并发症,最常见于移植肾。彩色多普勒和频谱分析对此类疾病诊断的准确性高。动静脉瘘周边的组织振动引起血管周围组织中呈现斑点样的血流信号。通过瘘管的分流导致舒张期动脉内的血流增加,以及静脉波形的动脉化,二维声像图显示正常。动静脉瘘常常可自发消退,仅需要行超声随访，只有少部分需要栓塞或手术治疗。

参考文献：Hertzberg BS, Middleton WD. *Ultrasound*：*the requisites*，3rd ed. Philadelphia, PA：Elsevier，2016：141 - 142.

31 **答案 A**。较高的发射频率可以通过两种机制改善低速血流的检测：①小界面，如红细胞的回声振幅会随着发射频率的四次方而增加；②多普勒频移与发射频率成正比。因此更高频率的探头可增加多普勒频移，但高频率的声波穿透力明显降低。因此需要根据情况，在穿透力与血流敏感性间权衡选择合适的频率。旁瓣为中心波束辐射以外的声能。旁瓣可以产生较弱的回声伪像，在囊性结构中最常见。较高的发射频率并不能通过减少旁瓣伪影来改善血流的检测。

参考文献：Hertzberg BS, Middleton WD. *Ultrasound*：*the requisites*，3rd ed. Philadelphia, PA：Elsevier，2016：18，24.

32 **答案 D**。标志符必须是个人特异性的，可以是患者的姓名、身份证号码、电话号码、出生日期、政府的识别照片或社会保障号码的后 4 位数字。标志符的来源可以包括患者本人、亲属、监护人、国内合作伙伴或先前已确定患者的医疗保健提供者。其他列出的选项不是个人特异性的。

参考文献：American Board of Radiology. *Quality and Safety Domain Specification and Resource Guide*，*Core Exam Study Guide*. Tucson, AZ：ABR，2016：31.

33 **答案 A**。肾实质内的小囊肿样结构包含漩涡，管腔内呈"阴阳"血流。将采样框置于病变颈部，频谱显示双向"来回"样的波形，舒张期血流呈反向流动。这些表现是假性动脉瘤的特征。肾假性动脉瘤几乎均继发于穿透性创伤，脓肿和血肿内均无血流显示。动静脉瘘频谱表现为舒张期血流增加，阻力降低。

参考文献：Hertzberg BS, Middleton WD. *Ultrasound*：*the requisites*，3rd ed. Philadelphia, PA：Elsevier，2016：141 - 142.

34 **答案 B**。因为声速在特定组织内保持恒定，频率和波长成反比。较高的发射频率将产生较短的波长。波长较短时，形成的声脉冲短，轴向分辨率提高，同一方向不同深度结构的识别能力提高。

横向分辨率，为同一深度不同结构的识别能力，通过在目标区域水平上缩窄波束可得到改善。操作者可通过改变聚焦区来调整最窄波束的深度。

参考文献：Hertzberg BS, Middleton WD. *Ultrasound*：*the requisites*，3rd ed. Philadelphia, PA：Elsevier，2016：4 - 5.

35 **答案 C**。这是 1 例肾周淋巴瘤的病例。根据病史，患者脾大。肾脏超声显示双侧肾周环绕的低回声带。低回声带位于肾包膜外，因此选项 A 不正确。肾包膜下血肿也可以是低回声，但是同时应有相邻皮质的移位存在，所以不支持肾包膜下血肿。包膜下积液与相邻的肾脏组织边缘一般会形成锐角。

肾周壳样实质性回声的鉴别诊断包括淋巴瘤、腹膜后纤维化及多发性硬化性组织细胞增多症（Erdheim-Chester 病）。肾周淋巴瘤很少是孤立的，通常由肾淋巴瘤或腹膜后肿瘤蔓延扩散引起，腹膜后纤维化通常累及肾下主动脉和髂总动脉，但腹膜后纤维化的可能伴发或不伴发肾周纤维化。腹膜后纤维化也可作为多灶性纤维硬化综合征的组成部分,包括自身免疫性胰腺炎、硬化性胆管炎、硬皮病、Riedel 甲状腺炎和纤维化眼眶假瘤。多发性硬化性组织细胞增多症(Erdheim - Chester 病)是一种罕见的系统性非朗格汉斯细胞组织细胞增生症。这些患者通常表现为下肢骨痛,且长骨具有特征性表现。肾周受累可导致肾实质及输尿管受压迫,发展为进行性肾衰竭。选项 C 是最合适的,因为对比增强 CT 可以评估肾或腹膜后淋巴瘤、腹膜后纤维化、多灶性纤维硬化症的迹象。在影像学、临床和实验室检查不能确诊的情况下,可考虑行肾周组织活检。

参考文献: Surabhi VR, Menias C, Prasad SR, et al. Neoplastic and non-neoplastic proliferative disorders of the perirenal space: cross-sectional imaging findings. *Radiographics* 2008;28 (4):1005 - 1017.

36 **答案 D**。在某些特定回声结构的彩色血流成像中,快速交替的红色和蓝色信号称为"闪烁"。这不是由血管流动产生的,而是某些组织成像时形成的伪影,产生机制仍不明确。频谱分析将不能显示波形,仅显示宽频带信号。这通常发生在不规则的反射界面,最常见于尿路结石。然而,闪烁伪像并非特异性地出现于尿路结石,也可能出现于胆道结石、腺肌瘤病、肠道气体、钙化的肾肿块和血管钙化。在检测这些结构时识别闪烁伪像是很重要的。

　　虽然动静脉瘘形成的组织振动会产生斑点样混色血流信号,但这不是真的闪烁伪像,通常可以在频谱中出现低阻力动脉波形。当脉冲重复频率或采样率过低,不足以反映血管内的真正速度时,会出现混叠伪像。当声束遇到两个较强的平行的反射界面时引起多次反射,可形成混响伪像。

参考文献: Kim HC, Yang DM, Jin W, et al. Color Doppler twinkling artifacts in various conditions during abdominal and pelvic sonography. *J Ultrasound Med* 2010;29(4):621 - 632.

37 **答案 D**。同行评审过程旨在成为放射科医生之间的一种"安全"的自我调节方式。反馈将会提供给首诊的放射科医生。同行评审数据在医疗事故法律中具有特殊地位,不接受法医鉴定。同行评审的"标准"是专家共识,而不是病理或手术的最终诊断证明。因此,选择的病例的诊断意见不一致,却不一定是错误的。同行评审委员会正式审查前,不应对不一致的诊断意见进行错误纠正。

参考文献: American Board of Radiology. *Quality and Safety Domain Specification and Resource Guide*, *Core Exam Study Guide*. Tucson, AZ: ABR, 2016;57 - 58.

38 **答案 B**。箭头所示为彩色优先设置。如果是灰阶强度阈值状态,其彩色信息将被抑制。降低彩色阈值将减少彩色信号的显示量。这有助于抑制不必要的管腔外彩色血流伪像,尤其在显示较大的血管,如颈动脉和腹主动脉时,可清晰显示无回声的管腔结构。然而,降低彩色优先设置去评价二维灰阶上无法分辨的细小血管时,可能会将细小血管的血流信号完全抑制。

参考文献: Hertzberg BS, Middleton WD. *Ultrasound: the requisites*, 3rd ed. Philadelphia, PA: Elsevier, 2016;19.

39 **答案 B**。灰阶图像显示低回声围绕并压迫移植肾,符合包膜下血肿。血肿被包裹在纤维囊内,它将邻近的肾皮质推挤远离肾包囊。血肿和肾实质交界处的边缘与肾包囊延续,也证实了其位于肾包囊内。肾组织直接受压可导致灌注受损及缺血,也称为 Page 肾。该患者舒张期血流逆转提示移植肾内的阻力明显增加,阻力指数超过 1.0。血肿可以自发形成或是继发于活检或外伤。术后即刻出现血肿是很常见的，但通常很小，并且可自发地消退。较大的血肿压迫邻近结构可引起相应的临床症状，有时需行穿刺抽吸以保护肾功能。

肾周血肿或尿性囊肿不是最佳选择，因为低回声位于肾包囊内。虽然淋巴管囊肿是移植物周边液体聚集最常见的原因，但在不合并感染的情况下，一般表现为无回声。急性排斥也可导致肾内阻力指数升高、舒张期无血流或血流反向，但由于肾包膜下积液的存在，急性排斥反应也不是最佳选择。

参考文献：Park SB, Kim JK, Cho K-S. Complications of renal transplantation. J Ultrasound Med 2007;26 (5):615 – 633.

40 答案 **B**。左输尿管膀胱交界处水平显示声影明显的结石。在泌尿系结石中，闪烁伪影已被证明较声影更敏感。在该病例中同时有声影及闪烁伪像。发热患者，轻度左肾积水伴有低回声需考虑肾盂积脓。尿液分析（UA）也有助于诊断脓尿，但完全性尿路梗阻有时也可引起 UA 假阴性。在可疑结石梗阻合并感染的患者，肾集合系统需紧急引流以排出感染的尿液，允许抗生素渗透至感染的肾脏。合并活动性感染时对结石梗阻的操作可能引起致死性的败血症，因此常推迟至治疗梗阻和感染之后。延误集合系统减压已被证明是与死亡率增加相关的独立事件。

参考文献：Assimos D, Krambeck A, et al. Surgical management of stones: American Urological Association/Endourological Society Guideline. *J Urol* 2016;196 (4):1153 – 1160.

41 答案 **A**。虽然在特定组织内声速是恒定的，不随波长或频率而变化，但在不同组织之间声速是不同的。声音在致密的组织中传播得较快，在疏松的组织中传播较慢。超声诊断中，假定软组织内的声速为 1540m/s。

参考文献：Hertzberg BS, Middleton WD. *Ultrasound: the requisites*, 3rd ed. Philadelphia, PA: Elsevier, 2016:3 – 4.

42 答案 **A**。声像图显示右侧肾脏轻度增大，上段肾皮质回声不均质增强，皮髓质分界欠清。上段肾实质的血流灌注减少，无脓肿或肾积水，符合急性单纯性肾盂肾炎的特征。

单纯性急性肾盂肾炎的声像图表现通常是正常的。感染区域偶尔可呈片状回声增强或降低。急性炎症过程可导致局部血管收缩，造成缺血。尿路上皮增厚也可以是肾盂肾炎的表现之一。超声在肾盂肾炎患者评估中的主要作用是识别脓肿、梗阻及导致持续感染的结石等并发症。单纯性肾盂肾炎的患者 72 小时内治疗有效时，不需要进行影像学检查。

参考文献：Hertzberg BS, Middleton WD. *Ultrasound: the requisites*, 3rd ed. Philadelphia, PA: Elsevier, 2016:124 – 125.

43 答案 **B**。频谱增宽是指在脉冲周期中在取样点处存在大范围的流速。通过选择过大的取样框，或将取样框置于血流速度较低的血管壁附近，可以人为地造成频谱增宽。在血管重度狭窄的湍流中或系统增益过高时也能看到频谱增宽。

参考文献：Rumack CM, Wilson SR, Charboneau WJ. *Diagnostic ultrasound*, 4th ed. Philadelphia, PA: Elsevier Health Sciences, 2011:29.

44 答案 **D**。第一张灰阶图像显示未充盈的膀胱及其内部的球囊和左侧的低回声团块。膀胱壁介于团块与膀胱腔之间。增补的第二张灰阶图像距膀胱顶部更近,显示了团块和塌陷的膀胱腔通过膀胱壁的一处缺损相通。之前的 CT 图像证实膀胱左侧憩室的存在。彩色及频谱多普勒显示病灶内的动脉血流,证实了其为实质性占位性病变,而不是脓肿或真菌团。这些发现提示为源自膀胱憩室的肿瘤。

膀胱憩室中原发肿瘤最常见的是移行细胞癌(TCC)。膀胱憩室黏膜通过逼尿肌外翻,外部没有肌肉层。憩室内液体的瘀滞增加了感染和结石的可能性,并且与膀胱的其余部分相比,发生恶性肿瘤的风险更高。通过狭窄的颈部对憩室 TCC 进行经尿道诊断和治疗性切除是具有挑战性的。外部肌层缺乏也增加了穿孔的风险,导致经膀胱镜肿瘤切除非常困难。此外,理论上而言,肌层的缺乏将导致肿瘤更容易扩散到邻近组织内。

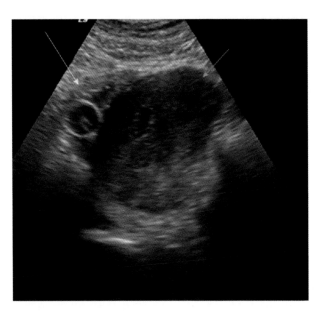

黄箭头示塌陷的膀胱壁,其内可见 Foley 导管。橙箭头示膀胱憩室内的软组织肿瘤。

参考文献:Raheem OA, Besharatian B, Hickey DP. Surgical management of bladder transitional cell carcinoma in a vesicular diverticulum: case report. *Can Urol Assoc J* 2011;5(4):e60 - e64.

45 **答案 C**。组织谐波成像是二次谐波成像,其频率是探头的两倍。谐波不是由探头产生的,而是在组织中由超声束与组织相互作用而产生。返回的基波被过滤。谐波成像具有很多优点。谐波波束较窄,与基本波束相比,其旁瓣较小。因此,横向分辨率和组织对比度(信噪比)均明显改善。由于谐波是在组织内产生的,与常规超声波束相比,谐波波束穿过的脂肪较少,声衰减也降低。因此,谐波成像可以提高肥胖患者的图像质量。然而,因为只有声能足够高时,才足以产生谐波信号,与传统成像相比,其穿透深层组织的能力更小。

参考文献:Hertzberg BS, Middleton WD. *Ultrasound: the requisites*, 3rd ed. Philadelphia, PA: Elsevier, 2016:7.

Ultrasound technology update: *harmonic imaging*. GE Medical Systems, 1997:1 - 6.

46a **答案 B**。双肾的声像图显示肾下极的界限不清。正中横切声像图显示腹主动脉和下腔静脉前方的均匀低回声。这些表现符合马蹄肾的诊断。马蹄肾是最常见的先天性肾脏融合畸形。后肾基质在上升之前发生融合,即形成马蹄肾。

大多数马蹄肾为双肾下极融合。大多数情况下,峡部由功能性肾组织组成,少数情况则由纤维组织构成。马蹄肾位于腹部大血管的前方,由主动脉和其他区域血管滋养,如肠系膜上动脉、髂总动脉、髂内动脉和髂外动脉。患者易患尿路结石梗阻,且肾损伤的风险增加,肾母细胞瘤的患病风险也增加。

46b   **答案 A**。马蹄肾通常位置较低,下极位于正中。峡部受肠系膜下动脉阻碍,其正常旋转和上升受阻。

腹膜后纤维化与其无关(选项 B)。马蹄肾通常有多支肾动脉供血,可能起源于主动脉、髂总动脉、髂内动脉或肠系膜下动脉(选项 C)。虽然肾盂旋转异常,但这不是阻止肾盏正常上升的因素(选项 D)。

参考文献: Hertzberg BS, Middleton WD. *Ultrasound*: *the requisites*, 3rd ed. Philadelphia, PA: Elsevier, 2016:105 – 106.

Rumack CM, Wilson SR, Charboneau JW, et al. *Diagnostic ultrasound*, 4th ed. Philadelphia, PA: Elsevier Mosby, 2005:324.

47   **答案 D**。声像图显示右侧肾脏扩大,肾实质内显示散在的高回声。后方伴有"脏声影",提示气体存在。符合气性肾盂肾炎特征。

气性肾盂肾炎是一种危及生命的肾坏死性感染,其特征是肾内或肾周气体形成。大多数患者(90%)患有糖尿病且控制不佳。非糖尿病患者通常为免疫功能低下或继发于泌尿系结石、肿瘤的尿路梗阻。大多数患者主诉发热、寒战、腹痛、恶心和呕吐。最常见的致病菌为大肠杆菌、肺炎克雷伯菌和奇异变形杆菌。念珠菌致病者罕见。实验室检查通常显示高血糖、白细胞增多、血清肌酐升高和脓尿。气性肾盂肾炎在女性中较男性更常见。

由于该病发病率和死亡率高,因此,需要及时诊断和治疗。过去,气性肾盂肾炎的治疗通常包括肾切除术或开放引流以及全身性应用抗生素。然而,最近治疗方式发生了变化,尽量保留肾单位,而选择经皮引流和抗生素治疗,再根据情况考虑是否进行肾切除术。

参考文献: Craig WD, Wagner BJ, Travis MD. Pyelonephritis: radiologic-pathologic review. *Radiographics* 2008;28 (1):255 – 276.

Hammond NA, Nikolaidis P, Miller FH. Infectious and inflammatory diseases of the kidney. *Radiol Clin North* Am 2012;50 (2):259 – 270.

Weintrob AC, Sexton DJ. Emphysematous urinary tract infections.

48   **答案 D**。患者右侧肾盂积水,内显示低回声和多个圆形高回声。肾盏内的圆形高回声可高度怀疑为细菌球。低回声考虑为尿液内的碎屑,表现为脓尿。其他需要鉴别的为血凝块。虽然上尿路上皮肿瘤也可有相似的表现,考虑到之前的超声提示正常,这种可能性不大。声像图中没有声影,提示没有明显钙化。

考虑到尿路梗阻引起的肾盂积脓及真菌团的可能性,首先需要用肾造口引流或置换输尿管支架对集合系统减压。一旦进入肾盂即可以获得标本。应给予全身抗真菌治疗及局部抗真菌治疗。肾造瘘管也可作为提取标本的途径。

泌尿系的真菌感染可继发于血行传播或上行感染。泌尿系感染最常见的真菌为白色念珠菌。危险因素包括糖尿病、长期留置导管、恶性肿瘤、长期抗生素或类固醇治疗、免疫抑制治疗和静脉药物滥用。

参考文献： Praz V, Burruni R, Meid F, et al. Fungal ball in urinary tract, a rare entity, which needs a specific approach. *Can UrolAssoc J* 2014;8 (1 –2)：e118 – e120.

Rumack CM, Wilson SR, Charboneau WJ. *Diagnostic ultrasound*, 4th ed. Philadelphia, PA：Elsevier Health Sciences, 2011；338.

49a **答案 D**。位于肾上极肾窦内的巨大实性团块考虑为集合系统内的恶性肿瘤。集合系统内病变的鉴别诊断包括血凝块、真菌团、纤维上皮息肉、软斑病和结石。外生性肾细胞癌突出至肾窦也可以有这种表现。最常见的尿路上皮肿瘤是移行细胞癌(90%)，其次是鳞状细胞癌和腺癌。移行细胞癌(TCCS)分为乳头状和非乳头状。乳头状病变是带蒂的外生息肉状肿瘤,此类肿瘤生长及转移较慢。非乳头状病变无蒂,常为高分化且呈浸润性生长,通常不易检测到。

49b **答案 C**。虽然超声可探及肿物,但仍需要进一步影像学诊断确定是否为实性组织。造影无增强提示为血凝块或真菌团。另外,CT 尿路造影可描绘肿物与集合系统的关系,帮助鉴别肾细胞癌和尿道上皮肿瘤。然而,肾细胞癌的发病率为移行细胞癌的 5 ~ 10 倍。许多位于中心的肾肿物为肾细胞癌。而且,移行细胞癌的存在意味着整个尿路上皮发生恶性肿瘤的风险增加。因此,有必要行进一步的影像学检查排除同时存在的肿瘤,以利于治疗。CT 对肿瘤的分期也优于超声。

49c **答案 A**。移行细胞癌浸润肾静脉罕见,因此瘤栓的存在提示肾细胞癌的可能性大。中心性的肾细胞癌和移行细胞癌均可以形成梗阻性肾盂积水。两种肿瘤都有淋巴结转移的倾向。病灶内多普勒血流的存在有助于确诊实性肿块,但不能区分肾细胞癌与移行细胞癌。此外,多普勒血流的缺失并不排除实体瘤内血流缓慢的可能性。

参考文献： Hertzberg BS, Middleton WD. *Ultrasound：the requisites*, 3rd ed. Philadelphia, PA：Elsevier, 2016；120.

Rumack CM, Wilson SR, Charboneau WJ. *Diagnostic ultrasound*, 4th ed. Philadelphia, PA：Elsevier Health Sciences, 2011；354 – 360.

50a **答案 B**。声像图显示下腔静脉内栓子。下腔静脉内栓子常考虑为癌栓。内部存在血流信号可确定为癌栓。下腔静脉内癌栓的最常见原因为肾细胞癌、肝细胞癌和原发性肾上腺癌。虽然平滑肌肉瘤是最常见的原发于下腔静脉的肿瘤,但与其他原因瘤栓相比非常罕见。

50b **答案 D**。图像显示右侧肾脏上腺区的囊实性混合性回声团块。肿瘤体积巨大,内部呈囊实性混合回声,下腔静脉内瘤栓,结合这些表现考虑为肾上腺皮质癌。血浆游离肾上腺素及去甲肾上腺素为检测嗜铬细胞瘤的首选筛查手段,具有很高的敏感性和特异性(分别为 97% ~ 100% 和 85% ~ 89%)。对肾上腺穿刺活检前,必须先进行血液生化检测排除嗜铬细胞瘤,因为在细针抽吸期间有致命性高血压危险的风险。

参考文献： Rumack CM, Wilson SR, Charboneau WJ. *Diagnostic ultrasound*, 4th ed. Philadelphia, PA：Elsevier Health Sciences, 2011；439.

Zeiger M, Thompson G, Duh Q-Y, et al. American association of clinical endocrinologists and American association of endocrine surgeons medical guidelines for the management of adrenal incidentalomas. *Endocr Pract* 2009;15(Suppl 1):1 – 20.

51　答案 **A**。空间复合成像时,不同方向的多个平行超声波束被平均后形成单个图像。虽然这种技术导致图像斑点和噪声降低,但也可以减弱后方声影和后方回声增强。

组织谐波成像,通过接收两倍于基波频率的回波,减少伪影提高声像图的信噪比。增加总增益为后处理功能,可增加图像的亮度。超声弹性成像可反映组织的相对硬度。

参考文献: Hangiandreou NJ. AAPM/RSNA physics tutorial for residents: topics in US. Radiographics 2003;23(4):1019 – 1033.

52　答案 **C**。图中所示为肾动脉的能量多普勒图。能量多普勒成像评估多普勒信号的功率,而不是平均频移。因为没有显示频移数据,所以不会发生混叠。信号的能量不受多普勒角度影响。能量多普勒中,噪声被分布为均质的背景,不会对图像造成大的干扰。这允许使用更高的增益设置和提高血流检测敏感性。

参考文献: Hertzberg BS, Middleton WD. *Ultrasound: the requisites*, 3rd ed. Philadelphia, PA: Elsevier, 2016:16.

Rumack CM, Wilson SR, Charboneau WJ. *Diagnostic ultrasound*, 4th ed. Philadelphia, PA: Elsevier Health Sciences, 2011:25.

53a　答案 **A**。该团块内部回声混杂,后方回声增强提示为囊性病变。未检测到血流信号,不能证实实质成分的存在,因此考虑可能为囊性肾细胞癌。鉴别诊断包括复杂性囊肿,如出血性囊肿或脓肿,以及囊性肾细胞癌。进行造影增强检查是必要的,可确定是否存在实性成分,指导治疗。尽管一些复杂囊性病变可进行随访,也必须先经 CT 或 MRI 确诊为 Bosniak Ⅱ 期。

53b　答案 **B**。灰阶声像图(左)显示肾脏巨大囊性肿块,内部回声混杂。微泡造影增强序列(右)显示沿囊肿内壁的实性组织增强,证实为囊性肾癌。超声造影已被证实对诊断肾肿块具有非常高的敏感性和特异性。超声造影有助于检测 MRI 或 CT 无法检测到的微小灌注,因为周围环绕着正常组织。超声微泡造影对背景组织有抑制作用,对乏血供肿瘤的血流检测有较高的敏感性。

参考文献: Barr RG, Peterson C, Hindi A. Evaluation of indeterminate renal masses with contrast-enhanced US: a diagnostic performance study. *Radiology* 2014;271(1):133 – 142.

Rumack CM, Wilson SR, Charboneau WJ. *Diagnostic ultrasound*, 4th ed. Philadelphia, PA: Elsevier Health Sciences, 2011:53 – 75.

Tamai HT, Takiguchi Y, Oka M, et al. Contrast-enhanced ultrasonography in the diagnosis of solid renal tumors. *J Ultrasound Med* 2005;24(12):1635 – 1640.

54　答案 **D**。位于肾中央的非均质实性团块浸润取代了肾窦脂肪,并延伸到肾实质,边缘不清。星形标识的结构不具有肾柱的形态,为异质性,也不同于肾皮质。另外,肾柱在矢状位声像图上不可能具有肿块样的结构。肿块有细长的管状结构,内含血流信号,提示为集合系统或肾静脉内的肿瘤。矢状位声像图也提示肾上盏扩张。增强 CT 显示肿瘤浸润扩展至肾静脉内。根据声像图考虑可能为尿路上皮癌,但病理结果提示为浸润性肾细胞癌伴肉瘤样特征。

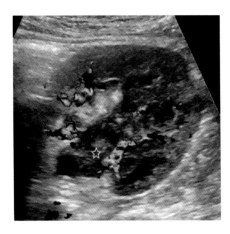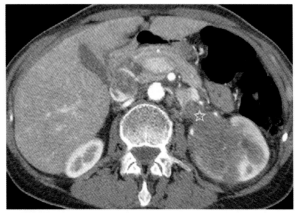

参考文献：Rumack CM，Wilson SR，Charboneau WJ. *Diagnostic ultrasound*，4th ed. Philadelphia，PA：Elsevier Health Sciences，2011：348－356.

（刘晓　译）

第4章 颈部

1a 患者女，21岁，颈前区可触及无痛性肿物。如图所示为颈部舌骨水平下方的声像图。最可能的诊断为：

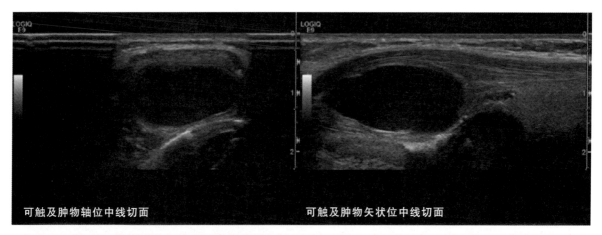

可触及肿物轴位中线切面　　　　　　　　　　可触及肿物矢状位中线切面

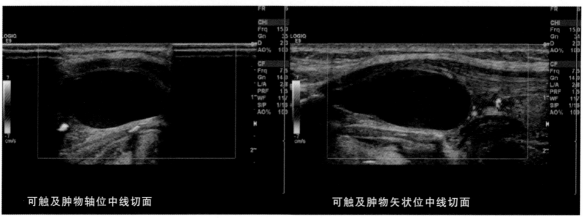

可触及肿物轴位中线切面　　　　　　　　　　可触及肿物矢状位中线切面

A. 第2鳃裂囊肿　　　　　　　　　　B. 甲状舌管囊肿

C. 化脓性淋巴结　　　　　　　　　　D. 转移性囊性结节

1b 以下哪种情况下，术前甲状腺核素显像适用于甲状舌管囊肿患者？

A. 超声显示正常甲状腺时　　　　　　B. 超声未显示正常甲状腺时

C. 囊肿内显示实质血管成分时　　　　D. 囊肿内未显示实质血管成分时

2 甲状腺结节内发现斑点状回声病灶。以下哪项补充的影像学特征可提示为胶质,而不是微钙化?

A.后方声影 B.彗星尾征

C.后方回声增强 D.折射伪像

3 以下哪项影像学特征提示颈部淋巴结为恶性?

A.圆形 B.短轴径为 6mm

C.淋巴门高回声 D.淋巴门样血流

4 根据 2005 年美国超声放射医师协会(SRU)的共识声明及 2015 年美国甲状腺协会(ATA)指南,针对如图所示甲状腺实质内直径 1.6cm 的病变,下一步处理方式最合适的为:

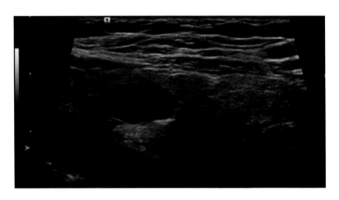

A.细针抽吸 B.MRI 进一步确诊

C.PET/CT D.无须进一步处理

5a 2013 年,美国放射学会成立了甲状腺结节委员会,其目的在于处理影像学偶然发现的甲状腺结节。 根据 2015 年 2 月公布的指南,在一般人群中,对 CT、MRI 和甲状腺周边超声(如颈动脉多普勒)扫查时偶然发现的没有可疑特征的甲状腺结节进行分级,分级主要基于以下哪两项标准?

A.临床症状及患者性别 B.年龄及甲状腺结节大小

C.结节的形状及数目 D.危险分级及结节外观

5b 患者男,41 岁,呼吸短促,行胸部 CT 肺血管造影时,偶然发现甲状腺右叶内一直径 1.2cm 的低衰减结节。 颈部显示淋巴结短轴<8mm。 根据上面提到的偶发甲状腺结节的分级,最合适的下一步处置方法为:

A.建议甲状腺超声进一步评估 B.建议甲状腺超声进一步评估及超声引导下活检

C.推荐转诊至内分泌科 D.不推荐进一步评估

6a 患者女,35 岁,平素体健,体检发现甲状腺弥漫性肿大,但甲状腺功能正常。经过超声检查及进一步询问,患者回顾病史有体重增加及便秘。最可能的诊断为:

A.结节性甲状腺肿 B.Graves 病

C.辐射/放射碘诱导的甲状腺功能减退 D.桥本甲状腺炎

E.亚急性(亚急性肉芽肿性)甲状腺炎

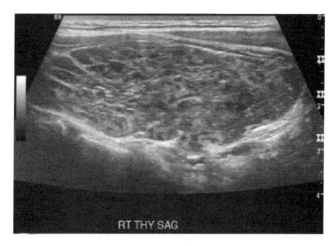

6b　桥本甲状腺炎与以下哪种类型的恶性肿瘤发病率增加相关？

　　A. 甲状腺未分化癌　　　　　　　　　B. 甲状腺髓样癌

　　C. 甲状腺非霍奇金淋巴瘤　　　　　　D. 甲状腺转移性癌

7　患者女，46 岁，双侧腮腺无痛性肿胀伴口干。 根据颈部超声图像，最可能的诊断是：

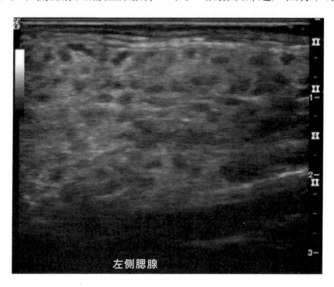

　　A. HIV 相关淋巴上皮囊肿　　　　　　B. 干燥综合征

　　C. 腺淋巴瘤（Warthin 瘤）　　　　　D. 多形性腺瘤

8a　患者女，18 岁，颈部肿胀。如图所示为甲状腺及颈部外侧的淋巴结声像图。最可能的诊断及合适的处理方式为：

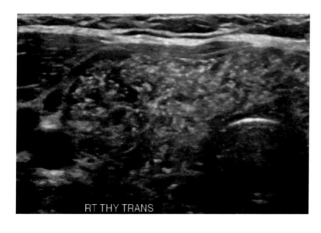 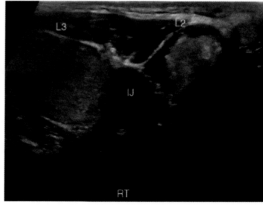

A.结节性甲状腺肿；1 年内超声随访。

B.甲状腺内多发胶质囊肿；无须进一步随访。

C.弥漫性硬化型甲状腺乳头状癌；活检后行甲状腺全切及颈部淋巴结清扫术。

D.甲状腺弥漫性转移性疾病；进一步胸部、腹部及盆腔 CT 检查，以识别原发灶。

E.慢性淋巴细胞性甲状腺炎；甲状腺功能检测，必要时补充甲状腺素。

8b　以下哪项声像图特征提示甲状腺良性结节的可能性最大？

A.结节边缘分叶状　　　　　　　　B.微钙化

C.纵横比 >1　　　　　　　　　　 D.向甲状腺包膜外延伸

E.海绵样变

9a　中年男性患者，甲状旁腺功能亢进，根据以下声像图及 ^{99m} 锝扫描图。声像图异常的最可能原因是：

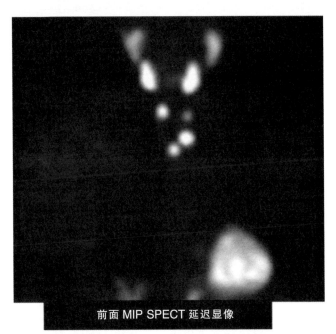

前面 MIP SPECT 延迟显像

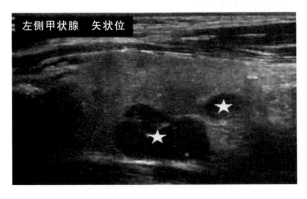

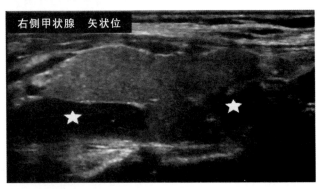

A.肾衰竭　　　　　　　　　　　　B.甲状旁腺癌

C.甲状旁腺增生病　　　　　　　　D.甲状腺癌

9b　甲状旁腺切除术后，导致持续或复发性甲状旁腺功能亢进的最常见病因为：

A.术前正常位置未见甲状旁腺组织　　B.肿瘤切除后再生

C.甲状旁腺癌复发　　　　　　　　　D.异位甲状旁腺功能亢进

10a 中年女性患者，近期有上呼吸道感染病史，出现颈前区痛、体重减轻、眼睑退缩及窦性心动过速。甲状腺声像图如下图所示（图 A 和图 B）。3 周后，颈部疼痛蔓延，复查超声（图 C）。最可能的诊断是:

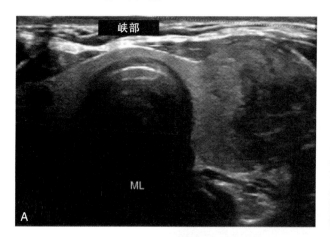
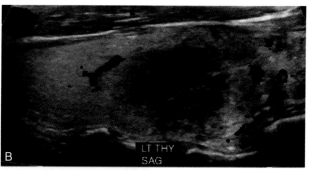

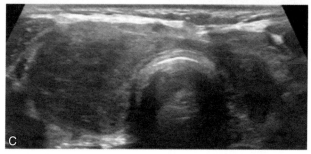

    A. 亚急性肉芽肿性甲状腺炎　　　　　B. Graves 病

    C. 甲状腺癌　　　　　　　　　　　　D. 甲状腺淋巴瘤

10b ^{123}I 甲状腺扫描在亚急性甲状腺炎早期可能的表现为:

    A. 甲状腺摄取放射性碘减少　　　　　B. 甲状腺摄取放射性碘增多

    C. 甲状腺摄取放射性碘正常

11 一位甲状腺肿大伴甲状旁腺功能亢进患者，最初用 15MHz 高频超声探头获得的声像图仅显示右叶中段深部的低回声结节，表面模糊，血流信号稀疏，疑诊甲状旁腺腺瘤。 超声技师需要如何改善深部穿透力及彩色多普勒的血流敏感性?

    A. 切换到低频率探头　　　　　　　　B. 增加壁滤波

    C. 打开空间复合成像　　　　　　　　D. 增加彩色增益

12 年轻女性患者，触诊发现甲状腺结节。 声像图中箭头所示的异常及其临床意义为:

    A. 颈动脉重度狭窄患者，其邻近颈动脉内的高速湍流导致硬结节中的组织震颤。

    B. 不同声速的组织的交界处发生的边缘折射声影，提示恶性结节可能性大。

    C. 高能量超声引起组织热效应，形成结节边缘的回声波动。

    D. 微泡造影后甲状腺结节内的微泡廓清，提示恶性肿瘤风险增加。

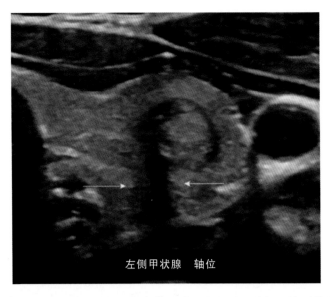

左侧甲状腺　轴位

13 颈部钝性外伤后的年轻患者的甲状腺声像图中，以下选项中，最可能导致该声像图异常的原因及处理方法为：

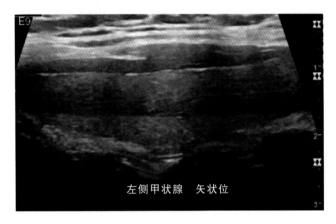

左侧甲状腺　矢状位

A. 探头晶体故障，超声技师需要更换探头后再次采集图像。

B. 可疑为甲状腺血肿，建议颈部 CT 进一步检查。

C. 出现了聚焦区条带样伪像，减少聚焦区域后再次采集图像。

D. 由于探头与皮肤接触不良，需要涂更多耦合剂后再次采集图像。

14 患者男，65 岁，颈部肿块伴左侧锁骨疼痛，声像图如下所示。 以下哪项声像图表现最重要？

A. 甲状腺结节边缘不规则

B. 锁骨病变

C. 甲状腺结节大小

D. 均匀的实质性低回声结节

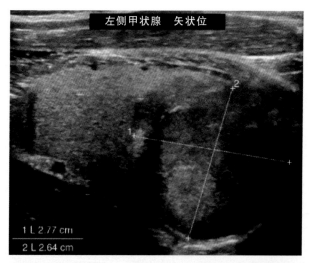

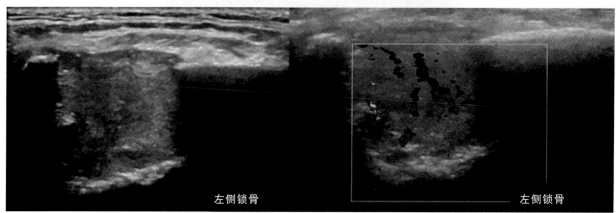

15 在大卫·马克思提出的公正文化模型中，对错误或未遂事件的处理取决于错误的原因，而不是事件的严重性。在这种情况下，应通过以下哪项处理风险行为：

A. 补救措施　　　　　　　　　　B. 补偿慰藉

C. 为更好地选择创造激励措施　　D. 惩罚性手段

16 患者女，37 岁，右耳前触及无痛性肿物。最可能的诊断为：

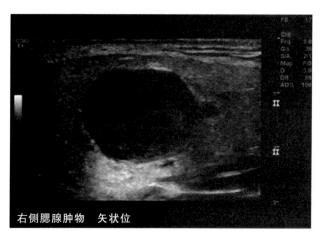

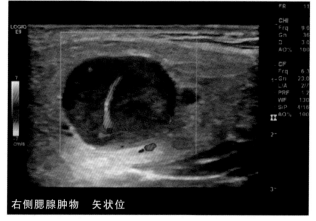

A. 腺淋巴瘤（Warthin 瘤）　　　　B. 腺样囊性癌

C. 黏液表皮样癌　　　　　　　　D. 多形性腺瘤

17　超声显示器上的哪项参数显示检查期间软组织热效应的风险？

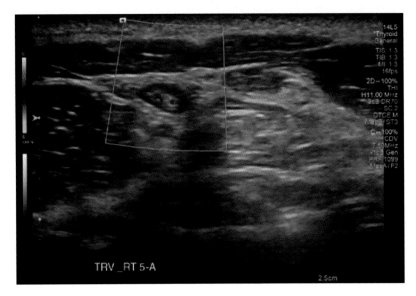

A. TIS

B. TIB

C. MI

D. THI

18　患者男，52 岁，右颈部无痛性肿块，行超声引导下细针抽吸活检。 根据声像图，细针抽吸时最可能出现：

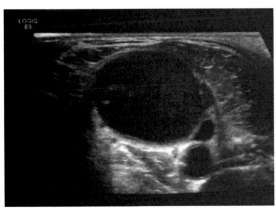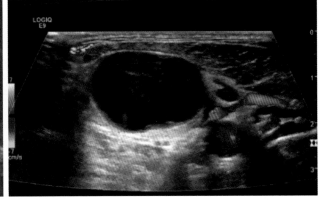

A. 恶性肿瘤细胞

B. 结核分枝杆菌淋巴结炎

C. 胶质

D. 含铁血黄素巨噬细胞

1a **答案 B**。甲状舌管囊肿(TDC)为最常见的先天性颈部囊性团块。位于颈前正中线
(75%)或稍微偏离中线(25%)。大多数 TDC 位于舌骨水平(15%)或略低于舌骨
(65%)。最常见表现为儿童或成人颈部中线处逐渐增大的无痛性肿块。典型的 TDC
表现为无回声、边界清晰的囊性团块,后方回声增强。或表现为均质类实质性的低回
声,因为其内含有蛋白质液体、胆固醇结晶及角蛋白。继发感染或出血者内部可表现
为混杂的不均质回声。

第 2 鳃裂囊肿通常表现为颈部囊性肿块,位于颌下腺后外侧、颈动脉外侧、胸锁乳
突肌前方。第 2 鳃裂囊肿大多数位于或略低于下颌角。化脓性淋巴结通常表现为疼痛
性颈部肿物,伴皮肤发红、发热、经口摄入受限及白细胞计数升高。转移性囊性结节最
常见于上呼吸道鳞状上皮癌和甲状腺乳头状癌,结节常为多发,超声上显示实质成分
伴不规则血管形成。

1b **答案 B**。术前超声提示 TDC 时,需要证实存在正常的甲状腺,因为如果 TDC 中的异位
甲状腺组织为患者唯一的功能性甲状腺组织,那么切除囊肿的异位甲状腺组织将导致
甲状腺功能降低。术前超声检查识别正常甲状腺足以排除异位甲状腺的诊断,可避免
甲状腺核素显像,尤其是儿科患者。

TDC 中存在实质血管成分应高度怀疑甲状舌管癌。术前可行细针穿刺(FNA)明
确诊断。甲状舌管癌为 TDC 少见的并发症,约占 1%。

参考文献:Ahuja AT, Wong KT, King AD, et al. Imaging for thyroglossal duct cyst: the bare essentials.
Clin Radiol 2005;60(2):141 – 148.

Hertzberg BS, Middleton WD. *Ultrasound: the requisites*, 3rd ed. Philadelphia, PA: Elsevier, 2016:
229 – 230.

Kutuya N, Kurosaki Y. Sonographic assessment of thyroglossal duct cysts in children. *J Ultrasound
Med* 2008;27(8):1211 – 1219.

2 **答案 B**。彗星尾征为混响伪像的一种形式。甲状腺结节中,线性回声后方出现明显的
彗星尾征(>1mm)为胶质的重要影像特征。Malhi 等的研究显示,斑状回声后方出现
微小彗星尾征(<1mm)可见于甲状腺恶性结节。

声影出现于高度声衰减的物体(如钙化)后方。甲状腺结节内的微钙化通常不足
以产生声影。后方回声增强出现于声衰减较弱的物体后方,可见于胶质囊肿后方。当
超声束穿过两种具有不同固有声传播速度的介质时,可会产生折射伪像。在图像上折
射伪像可导致物体错位。

参考文献:Feldman MK, Katyal S, Blackwood MS. US artifacts. *Radio Graphics* 2009;29 (4):
1179 – 1189.

Frates MC, Benson CB, Charbonneau JW, et al. Management of thyroid nodules detected at US: Society
of Radiologists in ultrasound consensus conference statement 1. *Radiology*, 2005;237(3):794 – 800.

Malhi H, Beland MD, Cen SY, et al. Echogenic foci in thyroid nodules: significance of posterior a-
coustic artifacts. *AJR Am J Roentgenol* 2014;203(6):1310 – 1316.

3 **答案 A**。良性或反应性的颈部淋巴结多呈椭圆形,而恶性淋巴结偏圆形,短轴/长轴 >

0.5。颈部淋巴结的短轴径的临界值没有共识。恶性及反应性的淋巴结均可增大。淋巴门的回声与周边环绕的脂肪组织相延续时,多倾向于良性的表现。淋巴结较小时(<5mm),其淋巴门通常难以显示。恶性淋巴结偶尔也可显示淋巴门,因此,该征象不能作为良性淋巴结的诊断依据。在良性或反应性淋巴结中可观察到正常的淋巴门的血管,恶性淋巴结可能显示外周的血管化。

参考文献: Ying M, Bhatia KSS, Lee YP, et al. Review of ultrasonography of malignant neck nodes: greyscale, Doppler, contrast enhancement and elastography. *Cancer Imaging* 2013;13(4):658 – 669.

4 **答案 D**。该病变表现为无回声,伴后方回声增强,提示为良性囊性病变。病损内部未显示实质性或结节样回声。根据 SRU 共识声明和 2015 ATA 指南,完全的囊性病变无须进行细针抽吸活检。MRI 和 PET/CT 对甲状腺结节的进一步定性也没有意义。

参考文献: Frates MC, Benson CB, Charboneau JW, et al. Management of thyroid nodules detected at US: Society of Radiologists in ultrasound consensus conference statement 1. *Radiology* 2005;237(3):794 – 800.

Haugen BR, Alexander EK, Bible KC, et al. 2015 American Thyroid Association Management Guidelines for Adult Patients with Thyroid Nodules and Differentiated Thyroid Cancer: The American Thyroid Association Guidelines Task Force on Thyroid Nodules and Differentiated Thyroid Cancer. *Thyroid* 2016;26(1):1 – 133.

5a **答案 B**。美国放射学会成立了甲状腺结节委员会(Incidental Thyroid Findings Committee),为影像学偶然发现(非针对性的甲状腺检查中)的甲状腺结节的处置提出了建议。该委员会在 2015 年 2 月公布白皮书。其目标是确定哪些偶然发现的甲状腺结节应该进行甲状腺超声,以减少后续超声随访和甲状腺 FNA(细针抽吸活检)相关的成本和风险,对这种偶然发现的甲状腺结节的报告及处理方法达成共识,为放射科医师提供指导,这对于临床是非常重要的。

众所周知,甲状腺结节是很常见的,在无甲状腺疾病病史的患者,高达 50%,且大多数为多发结节。高达 25% 的患者在进行 CT 或 MRI 检查时偶然发现。根据大样本的研究显示,大部分超声中偶然发现的甲状腺结节为良性(恶性率为 1.6%,结节可单发或多发)。然而,当甲状腺结节由 [18]FDG-PET 扫描时发现,33%~35% 为恶性。虽然尸检显示甲状腺乳头状癌的背景发生率高达 36%,但大部分是分化良好的微小甲状腺乳头状癌(<1cm),预后良好。其他研究表明甲状腺癌 <2cm 时病程进展缓慢,10 年生存率为 99.9%。

杜克大学采用三级分层系统来评估偶然发现的甲状腺结节,主要基于患者的年龄及影像学发现。该系统指出,以下 3 种情况需要进行甲状腺超声检查:①结节的影像学特征具有高风险性(如可疑腺病,局部浸润或 PET 阳性);②患者年龄 <35 岁,且结节轴径≥1cm;③患者年龄≥35 岁,且结节轴径≥1.5cm。研究表明,这些标准的应用可以将甲状腺超声检查推荐率降低约 46%(与 1cm 大小的截断值相比),并将超声引导活检的概率降低 35%。三级分层系统的假阴性率为 13%,但将所有甲状腺癌纳入统计时,仅占甲状腺恶性肿瘤的 1.2%。

参考文献: Hoang JK, Langer JE, Middleton WD, et al. Managing incidental thyroid nodules detected on imaging: white paper of the ACR incidental thyroid findings committee E. *J Am Coll Radiol* 2015;12(2):143 – 150.

Rumack CM, Wilson SR, Charboneau WJ. *Diagnostic ultrasound*, 4th ed. Philadelphia, PA: Elsevier Health Sciences, 2011:712 – 715.

5b **答案 D**。根据甲状腺偶发结节委员会提出的白皮书,在正常预期寿命和无可疑影像学表现的一般人群中,患者年龄和结节大小决定了是否需要进一步检查。对于年龄 <35 岁的患者,在甲状腺轴径≥1cm 的结节,推荐进一步甲状腺超声检查。对于年龄≥35 岁的患者,进一步超声检查的截断值为 1.5cm。本病例患者年龄 >35 岁,结节轴径 < 1.5cm,因此,不需要进一步检查。除非出现临床症状或患者/转诊医生要求,对预期寿命和并发症有限的患者不需要对偶发的甲状腺结节进行进一步评估。是否需要活检取决于甲状腺超声的结果,但[18]FDG - PET 扫描时发现的甲状腺结节,不论患者的预期寿命及超声表现如何,均建议活检。

参考文献: Hoang JK, Langer JE, Middleton WD, et al. Managing incidental thyroid nodules detected on imaging: white paper of the ACR incidental thyroid findings committeE. *J Am Coll Radiol* 2015;12(2): 143 – 150.

6a **答案 D**。声像图显示甲状腺增大,回声不均,内含无数呈网格状的低回声微结节,是桥本甲状腺炎(HT)的典型声像图表现。微结节诊断 HT 敏感性高。其是淋巴细胞和浆细胞浸润甲状腺腺体,破坏甲状腺滤泡所致。随着疾病的进展,甲状腺内发生纤维化呈条索样。常出现的其他超声特征包括颈部中央淋巴结病变(通常位于甲状腺下极)及甲状腺结节样改变。甲状腺血供常常是增多的,但血管化程度多变。

在美国,HT 为导致甲状腺功能减退的最常见原因。甲状腺功能减退症的症状通常是隐匿的,包括疲劳、皮肤干燥、体重增加和便秘。与其他原因所致的甲状腺炎一样,女性发病率明显较高,表现为中青年女性无痛性甲状腺肿。经血清学可证实抗 - TPO(抗甲状腺过氧化物酶)和抗-Tg(抗甲状腺球蛋白)的自身抗体阳性。

Graves 病是甲状腺自身免疫性疾病,由于存在粗大的实质血管和淋巴细胞浸润,通常表现为甲状腺肥大、实质增粗及弥漫性低回声。不同于 HT,患者症状为甲状腺功能亢进。Graves 病甲状腺血管显著增多,在彩色多普勒超声上显示为"火海征"(thyroid inferno)。Graves 病的微结节不明显。放射性甲状腺功能减退症是不正确的选项,因为该病甲状腺通常很小,而且之前有放射性碘消融或外照射的病史。亚急性肉芽肿性甲状腺炎为一种亚急性甲状腺炎,典型表现为疼痛,甲状腺回声减低,乏血供病变,可呈团块样或弥漫性。病程中先发生甲状腺功能亢进,之后甲状腺功能减退,然后恢复正常。

参考文献: Hertzberg BS, Middleton WD. *Ultrasound: the requisites*, 3rd ed. Philadelphia, PA: Elsevier, 2016:237 – 238.

Rumack CM, Wilson SR, Charboneau WJ. *Diagnostic ultrasound*, 4th ed. Philadelphia, PA: Elsevier Health Sciences, 2011:741 – 746.

Sholosh B, Borhani AA. Thyroid ultrasound part 1: technique and diffuse disease. *Radiol Clin North Am* 2011;49(3):391 – 416.

6b **答案 C**。原发性甲状腺淋巴瘤罕见,在甲状腺恶性肿瘤中发病率<5%。大多数甲状腺淋巴瘤为非霍奇金淋巴瘤,多发生于桥本甲状腺炎患者或淋巴瘤继发侵及甲状腺。桥本甲状腺炎患者发生原发性甲状腺淋巴瘤的相对危险度为 67。桥本甲状腺炎转化为

原发性甲状腺淋巴瘤的发生率约为 0.5%。虽然大多数甲状腺炎患者没有进展为淋巴瘤,但大多数(60%~90%)原发性甲状腺淋巴瘤均发生在患有甲状腺炎基础疾病的患者。

甲状腺淋巴瘤典型表现为老年患者颈部肿块迅速增大,伴阻塞性症状,如吞咽困难和呼吸困难。淋巴瘤组织超声表现为大的、实质性、类囊肿样的极低回声。病变的后方回声增强有助于诊断。通过细针穿刺活检和流式细胞仪可确诊,并与甲状腺未分化癌相鉴别。

参考文献: Rumack CM,Wilson SR,Charboneau WJ. *Diagnostic ultrasound*,4th ed. Philadelphia,PA:Elsevier Health Sciences,2011:724 – 726.

Stein SA,Wartofsky L. Primary thyroid lymphoma:a clinical review. *J Clin Endocrinol Metab*,2013;98:3131 – 3138.

7　**答案 B**。声像图显示腮腺增大、弥漫性增粗、回声不均,内含大量 2~3mm 的低回声病灶。涎腺造影显示这些低回声病灶代表非梗阻性的涎管扩张。声像图提示为典型的干燥综合征,为一种自身免疫性疾病,可引起关节、唾液腺和泪腺的慢性炎症,导致腺体增大和功能障碍。症状为黏膜干燥(口干和眼干)。该疾病多见于女性,腮腺受累多于颌下腺。早期腮腺声像图可显示正常。疾病晚期典型表现为腺体萎缩。患者有患淋巴瘤的倾向,超声可用于监测其病情发展。

超声表现的鉴别诊断包括结节病、急性涎腺炎和肉芽肿性涎腺炎,均可导致腮腺弥漫性不均匀肿大,不同于干燥综合征,这些疾病多不伴有大量细小的低回声病灶。急性涎腺炎伴有疼痛感,可发生感染,脓肿或结石形成等临床症状,通过超声容易鉴别。

淋巴上皮囊肿、腺淋巴瘤和多形性腺瘤均为良性肿瘤,表现为局灶性腮腺病变。淋巴上皮囊肿发生在 HIV 感染患者,表现为多发囊肿。腺淋巴瘤和常见的多形性腺瘤超声表现为局限性低回声病灶伴后方回声增强。二者均可显示囊性改变和分隔回声。在 10%~15% 的患者中,腺淋巴瘤为多发性或双侧性。

参考文献: Hertzberg BS,Middleton WD. *Ultrasound:the requisites*,3rd ed. Philadelphia,PA:Elsevier,2016:246.

Howlett DC. High resolution ultrasound assessment of the parotid glanD. *Br J Radiol* 2014;76:271 – 277.

Onkar PM,Ratnaparkhi C,Mitra K. High – frequency ultrasound in parotid gland disease. *Ultrasound* Q 2013;29(4):313 – 321.

8a　**答案 C**。声像图显示甲状腺轻度弥漫性肿大,实质内显示弥漫的微钙化灶,无明显局灶性或显著性的肿块,为甲状腺乳头状癌中更具有侵袭性的典型的亚类。颈部淋巴结肿大为相关的恶性表现,表明这种疾病的侵袭性更强。

弥漫性硬化性甲状腺乳头状癌是一种少见的、更具侵袭性的甲状腺乳头状癌。甲状腺癌表现为大量微钙化灶,以弥漫性或局灶性的形式浸润腺体而不形成显著肿块。病理上,腺体内显示广泛纤维化和大量砂粒小体。年轻女性及儿童多见。这种疾病类型有较高的淋巴结转移率,但通过积极治疗,与传统的甲状腺乳头状癌预后相似。活检时应取含微钙化的组织及肿大淋巴结。

结节性甲状腺肿(选项 A)不正确,因为没有局灶性甲状腺结节。结节性甲状腺肿典型表现为多个紧密排列的实性结节,间隔中无正常的甲状腺实质。

对微小、明亮、无声影的病灶,微钙化灶及胶体晶体的鉴别诊断很困难,但周边无囊性回声(通常用高分辨率探头)且伴彗星尾征可提示微钙化,选项 B 不正确。砂粒小体,即超声所见的微钙化灶,为甲状腺乳头状癌最重要和最特异性的表现。良性囊肿不会伴发颈部淋巴结病变。

甲状腺转移性疾病相当罕见且不伴有微钙化(选项 D)。在超声上,转移通常表现为实性低回声结节或弥漫性替代正常甲状腺组织。可存在颈部淋巴结病变。在发现甲状腺转移时,患者通常患有一种已知的恶性肿瘤,因为转移常发生于疾病晚期。肾细胞癌是最常见的转移到甲状腺的恶性肿瘤。

慢性淋巴细胞性甲状腺炎可导致甲状腺肿大和实质回声增粗、不均,但无微钙化。可伴有特征性的轻度颈淋巴结肿大,但淋巴结无恶性表现,通常表现为颈部中央甲状腺下方多个轻度增大的淋巴结,选项 E 错误。

参考文献: Oyedeji F, Giampoli E, Ginat D, et al. The sonographic appearance of benign and malignant thyroid diseases and their histopathology correlate. *Ultrasound Q* 2013;29:161 – 178.

Pillai S, Gopalan V, Smith RA, et al. Diffuse sclerosing variant of papillary thyroid carcinoma – an update of its clinicopathological features and molecular biology. *Crit Rev Oncol Hematol* 2015;94(1):64 – 73.

Rumack CM, Wilson SR, Charboneau WJ. *Diagnostic ultrasound*, 4th ed. Philadelphia, PA: Elsevier Health Sciences, 2011:716 – 720.

8b　**答案 E。**海绵样变是指至少50%的等回声结节被伴有间隔的微囊取代,而呈现为海绵或蜂窝状。这种特征提示良性结节具有非常高的特异性(99.7% ~ 100%)。组织病理学提示为胶质或增生结节。

大多数甲状腺癌分化程度高,乳头状癌是最常见的甲状腺恶性肿瘤,占所有病例的75% ~ 90%。研究甲状腺癌的各种超声特征有助于从良性结节中筛查出可疑结节,有利于细针穿刺活检。恶性肿瘤最特异的超声特征包括向甲状腺囊外延伸、恶性淋巴结(尤其是淋巴结微钙化或囊状变性)和微钙化(特异性高达95%)。恶性肿瘤的其他特征包括实性和低回声成分、明显的低回声(结节相对于颈带肌肉呈低回声)、厚而不完整的光晕、毛糙或分叶边缘、长径大于宽径、边缘折射声影和散在的外周钙化灶。彩色多普勒显示的中央血流增加及巨大钙化灶也与恶性肿瘤风险增加相关。应变式弹性成像可测量结节硬度,在鉴别恶性结节方面也有很好的应用前景。这些可疑特征越多,恶性肿瘤的可能性越大,如甲状腺乳头状癌及髓样癌。

最近,美国放射学会 TI – RADS 委员会的一份白皮书就超声表现提出了甲状腺结节危险分级的建议。分级系统的基础为甲状腺结节的各种超声特征;特征越可疑,分数越高。总得分≥3 分的结节,意味 TI – RADS 3 级或更高,结节大小决定进行细针穿刺活检还是随访。

参考文献: Bonavita JA, Mayo J, Babb J, et al. Pattern recognition of benign nodules at ultrasound of the thyroid: which nodules can be left alone? *AJR Am J Roentgenol* 2009;193(1):207 – 213.

Desser TS, Kamaya A. Ultrasound of thyroid nodules. *Neuroimag Clin North Am*, 2008;18(3): 463 – 478.

Moon WJ, Jung SL, Lee JH, et al. Benign and malignant thyroid nodules: US differentiation-multicenter retrospective study 1. *Radiology* 2008;247(3):762 – 770.

Nachiappan AC, Metwalli ZA, Hailey BS, et al. The thyroid: review of imaging features and biopsy techniques with radiologic-pathologic correlation. *Radio Graphics* 2014;34(2):276 – 293.

Oyedeji F, Giampoli E, Ginat D, et al. The sonographic appearance of benign and malignant thyroid diseases and their histopathology correlate. *Ultrasound Q* 2013;29:161 – 178.

Tessler F, Middleton W, Grant E, et al. ACR Thyroid Imaging, Reporting and Data System (TI-RADS): White Paper of the ACR TI-RADS Committee. *J Am Coll Radiol* 2017;14(5):587 – 595.

9a **答案 A**。声像图显示 4 个椭圆形低回声团,2 个位于甲状腺两侧叶中段深部,2 个位于下极附近。其形态、位置及^{99m}锝扫描中甲状旁腺滞留均为多发甲状旁腺增大的特征性表现。原发性甲状旁腺功能亢进症 80%~90% 是由单发腺瘤中的甲状旁腺素(PTH)分泌增多所致,80%~90% 为多发甲状旁腺增大所致,甲状旁腺癌仅占不到 1% 的病例。相反,如这例继发性甲状旁腺增生患者,由慢性肾衰竭导致慢性低钙血症,从而引起代偿性甲状旁腺增大。较少见引起继发性甲状旁腺增生的病因还包括骨软化症、佝偻病及吸收不良的患者。4 个腺体通常呈不对称性增生,而多发性腺瘤可能为 2 个或 3 个腺体受累。由于病理上区分增生和腺瘤很困难,而且腺体呈不均性增大,当 1 个以上甲状旁腺增大时,常简称为多腺体疾病。

甲状旁腺癌(选项 B)是一种罕见的引起原发性甲状旁腺功能亢进的病因,与较高水平的血清钙和甲状旁腺增大有关。组织学和超声上很难鉴别甲状旁腺癌与甲状旁腺腺瘤,通常由外科医生诊断,肿块具有触诊坚硬且与周围组织粘连等侵入性特征,或术后组织学确定为异型性或癌。甲状旁腺癌初诊时多为孤立性肿块,而非多腺体肿大。疑似甲状旁腺癌的声像图特征包括:大小 >2cm、分叶状、长径 > 宽径、内部囊性成分、内部回声不均以及浸润邻近组织。当存在这些特征时,须告知外科医生,以行同侧甲状腺的整体切除术。

甲状旁腺增生病(选项 C)罕见,与肾衰竭相关的代谢紊乱(继发性甲状旁腺功能亢进症)引起的静息状态的甲状旁腺组织增生相关,更常见的是甲状旁腺切除术后残留的甲状旁腺组织溢出导致复发性甲状旁腺功能亢进。颈前部或深部散在甲状旁腺组织生长形成多灶性异位甲状旁腺组织,具有与甲状旁腺增大相同的声像图特征,但位置不同。细针穿刺活检及甲状旁腺激素检测可诊断。甲状腺癌(选项 D)错误,因为这些低回声结节位于甲状腺外。

参考文献: Johnson NA, Carty SE, Tublin ME. Parathyroid imaging. *Radiol Clin North Am* 2011;49(3): 489 – 509.

Rumack CM, Wilson SR, Charboneau WJ. *Diagnostic ultrasound*, 4th ed. Philadelphia, PA: Elsevier Health Sciences, 2011:761 – 762.

Tublin ME, Yim JH, Carty SE. Recurrent hyperparathyroidism secondary to parathyromatosis clinical and imaging findings. *J Ultrasound Med* 2007;26(6):847 – 851.

9b **答案 D**。纳入 102 例持续或复发性的原发性甲状旁腺功能亢进症患者的一项研究中,再次手术证实甲状旁腺手术失败最常见的原因(53%)是未切除异位甲状旁腺组织。切除肿瘤的再生长(选项 B)仅发生于 3% 的病例,既往手术中正常位置的组织未切除(技术失误)发生于 7% 的患者(选项 A)。虽然复发或未完全切除甲状旁腺癌(选项 C)可导致残留或复发性甲状旁腺功能亢进,但甲状旁腺癌罕见(<1%)。

甲状旁腺异位见于约3%的患者。异位甲状旁腺腺瘤最常见的部位是气管后方。其他异位甲状旁腺组织的常见部位包括颈动脉鞘、甲状腺内、纵隔和颈下部。仔细定位、探头选择和扫描技术是超声准确定位的关键。额外的甲状旁腺(>4个)出现于2%~9%的个体中。

参考文献: Johnson NA, Carty SE, Tublin ME. Parathyroid imaging. *RadiolClin North Am* 2011;49(3): 489 – 509.

Hertzberg BS, Middleton WD. *Ultrasound: the requisites*, 3rd ed. Philadelphia, PA: Elsevier, 2016: 239 – 242.

Shen W, Düren M, Morita E, et al. Reoperation for persistent or recurrent primary hyperparathyroidism. *Arch Surg* 1996;131(8):861 – 869.

10a 答案 A。甲状腺实质内进行性的乏血供的片状低回声病灶伴疼痛为亚急性肉芽肿性甲状腺炎的典型超声表现。典型的临床表现为病毒感染后出现甲状腺毒症及颈部疼痛,其他选项均无疼痛表现。Graves病甲状腺血流信号增多,常弥漫性累及整个甲状腺,伴甲状腺功能亢进症状。甲状腺癌及甲状腺淋巴瘤也多为局灶性低回声病灶,但无甲状腺功能亢进症状。甲状腺淋巴瘤患者可能出现压迫症状,甲状腺弥漫性受累时可出现甲状腺功能减退症。分化型甲状腺癌中甲状腺受累的快速进展非常少见,但侵袭性甲状腺淋巴瘤可能进展迅速。在诊断困难的情况下,细针穿刺活检可能是排除恶性肿瘤的必要手段。

亚急性肉芽肿性甲状腺炎是一种自限性疾病,被认为是由病毒引起的暂时性自身免疫反应,可持续数周至数月。临床病程可分为3个阶段,首先甲状腺滤泡破坏、释放甲状腺激素导致甲状腺功能亢进,甲状腺激素耗尽后甲状腺功能减退,最终甲状腺滤泡再生、甲状腺合成恢复、甲状腺功能恢复正常。亚急性肉芽肿性甲状腺炎是最常见的甲状腺疼痛的原因。临床上,甲状腺可肿大、触痛、伴发热和红细胞沉降率升高。影像学可反映甲状腺受累程度。由于甲状腺破坏和水肿,声像图上表现为低回声、乏血供病灶,初始阶段可表现为局部腺体肿大。如果短时间后超声随访,可以显示低回声病灶进展累及邻近的甲状腺实质,对侧散在病灶或甲状腺弥漫性受累。临床症状符合时,低回声病灶处的压痛强烈提示该诊断。

10b 答案 A。亚急性甲状腺炎的早期表现为甲状腺破坏和甲状腺激素的释放。[123]I扫描显示甲状腺示踪剂摄取明显减少。甲状腺功能亢进患者甲状腺扫描低摄取的鉴别诊断包括胺碘酮毒性和亚急性甲状腺炎的其他病因,如产后甲状腺炎。甲状腺功能亢进患者的放射性碘摄取增加的鉴别诊断包括毒性结节性甲状腺肿和Graves病。

参考文献: Frates MC, Marqusee E, Benson CB, et al. Subacute granulomatous (de quervain) thyroiditis grayscale and color Doppler sonographic characteristics. *J Ultrasound Med* 2013;32(3):505 –511.

Rumack CM, Wilson SR, Charboneau WJ. *Diagnostic ultrasound*, 4th ed. Philadelphia, PA: Elsevier Health Sciences, 2011:741 –746.

11 答案 A。探头频率增高可改善近场的彩色多普勒敏感性,但会减低穿透性。当感兴趣区超出了图像的深度极限时,减低探头频谱可改善远场的血管彩色多普勒信号及结构显示。因此,在不同的检查中,需要平衡彩色多普勒敏感性及穿透性,来达到最理想的效果。切换到较低频率的探头,如9MHz线阵探头,可改善穿透性,足以显示深部的甲状旁腺腺瘤,又能显示腺体丰富的血流。

增加壁滤波(选项 B)将滤过低速血流信号,导致深部腺瘤多普勒血流信号减少。空间复合成像(选项 C),是将多个角度获得的声像图复合为 1 幅灰阶声像图,可提高信噪比,改善瘤体的显示,但不能提高彩色多普勒超声的敏感性。增加彩色增益(选项 D)可改善彩色多普勒振幅及血管的显示。选项 B,C 和 D 都不能改善穿透性。

参考文献: Hertzberg BS, Middleton WD. *Ultrasound: the requisites*, 3rd ed. Philadelphia, PA: Elsevier, 2016:8 - 19.

12 **答案 B。** 不同声速的组织的交界处可产生折射,导致声波传导方向改变。甲状腺组织中,边缘折射声影为不同声速的组织交界处声束发生偏转所致。某些甲状腺乳头状癌周边包绕的致密纤维包膜可形成这种伪像。这种伪像导致实性结节边缘的后方回声衰减,提示恶性肿瘤的可能性大。部分病例中,肿瘤内的纤维化成分可形成起源于结节内部的声影。其他选项均为干扰选项。

参考文献: Henrichsen TL, Reading CC. Thyroid ultrasonography. Part 2: nodules. *Radiol Clin North Am* 2011;49(3):417 - 424.

Reading CC, Charboneau JW, Hay ID, et al. Sonography of thyroid nodules: a "classic pattern" diagnostic approach. *Ultrasound Q* 2005;21(3):157 - 165.

13 **答案 C。** 图像浅层和深部之间出现线性分界的回声变化,考虑人为所致,而不应混淆为疾病状态。聚焦区带状伪像是由多个聚焦点深度获得的多个图像整合后增益不匹配所致。减少聚焦点数量即可消除伪影。

探头晶体故障(选项 A)形成源于传感器表面的辐射状暗带,而不是在横向平面。甲状腺血肿(选项 B)罕见,相关报道很少,不会呈线样的表现。探头与皮肤接触不良(选项 D)通常为耦合剂不足所致,造成换能器表面的辐射状暗带。

参考文献: Fontan FP, Hernandez MS, Vazquez SP, et al. Thyroid gland rupture after blunt neck trauma: sonographic and computed tomographic findings. *J Ultrasound Med*, 2001;20(11):1249 - 1251.

Hertzberg BS, Middleton WD. *Ultrasound: the requisites*, 3rd ed. Philadelphia, PA: Elsevier, 2016:25 - 26.

14 **答案 B。** 甲状腺结节的多种特征提示恶性肿瘤风险。伴低回声晕且无微钙化的实性均质结节可见于滤泡病变。局部穿透或浸润包膜的低回声小肿块提示滤泡性甲状腺癌。本例中最重要的影像学发现为同侧锁骨肿物,最终确诊为转移性滤泡癌。滤泡癌术后20 年死亡率为 20% ~30% ,高于甲状腺乳头状癌。

滤泡癌倾向于血液转移。骨、肺、脑和肝的远处转移较颈部淋巴结转移可能性大。而甲状腺乳头状癌常通过淋巴管转移,常影响周边引流的颈部淋巴结。

参考文献: Rumack CM, Wilson SR, Charboneau WJ. Diagnostic ultrasound, 4th ed. Philadelphia, PA: Elsevier Health Sciences, 2011:730 - 732.

15 **答案 C。** 从事高风险行为的人,会因为"周边环境"便利而低估已制订的安全预防措施,故可通过消除行为诱因、对更好的选择创造激励条件及提高情境意识进行劝勉或指导。补救和惩罚性措施适用于鲁莽行事者(选项 A 和 D)。人为错误通过补偿慰藉来处理(选项 B),因为人为错误不可避免,并不是粗心大意所致。

参考文献: American Board of Radiology. *Diagnostic Radiology: Core Quality and Safety Study Guide*. Tucson, AZ: American Board of Radiology, 2016.

16 **答案 D**。右侧腮腺的灰阶和彩色多普勒图像显示边界清晰的低回声病灶,内部有少量血流信号,伴后方回声增强。涎腺最常见的肿瘤是多形性腺瘤,占涎腺肿瘤的 70%。多形性腺瘤多见于腮腺,为良性肿瘤。组织学多样,包含上皮和肌性上皮组织。常为单发、单侧和生长缓慢。声像图显示为边界清晰、低回声、分叶状肿瘤,伴后方回声增强,内部有少量血管。

腺淋巴瘤(选项 A)是第二常见的良性涎腺肿瘤(占所有良性涎腺肿瘤的 5% ~ 10%)。通常是椭圆形、低回声、边界清晰的肿块,包含多个无回声/囊性区域。多累及双侧或呈多灶性。涎腺中最常见的恶性肿瘤是黏液表皮样癌(选项 C)和腺样囊性癌(选项 B),但它们比多形性腺瘤罕见。恶性肿瘤往往比良性肿瘤更大、更多分叶且不规则,但病灶表现可有重叠。超声引导下,很容易对这些肿瘤进行活检。

参考文献: Bialek EJ, Jakubowski W, Zajkowski P, et al. US of the major salivary glands: anatomy and spatial relationships, pathologic conditions, and pitfalls. *Radio Graphics* 2006;26(3):745 – 763.

Hertzberg BS, Middleton WD. *Ultrasound: the requisites*, 3rd ed. Philadelphia, PA: Elsevier, 2016: 244 – 245.

17 **答案 A**。软组织热指数(TIS)表示超声诱导软组织温度升高的生物效应的潜在风险。骨组织热指数(TIB)表示超声诱导骨温度升高的生物效应的潜在风险。机械指数(MI)表示超声空化和辐射压力等机械机制产生超声生物效应的潜在风险。THI 代表"组织谐波成像"。

参考文献: Bigelow TA, Church CC, Sandstrom K, et al. The thermal index. *J Ultrasound Med* 2011;30 (5):714 – 734.

18 **答案 A**。右颈部灰阶和彩色多普勒显示囊性/坏死性肿块,内含分隔及实质成分。在成年患者中,颈部囊性团块最多见于囊性/坏死性淋巴结,可见于头颈部鳞状细胞癌及甲状腺乳头状癌。如果囊性团块的实质成分中存在点状钙化,应仔细寻找甲状腺原发性乳头状癌。常见的误诊是将一个大的颈部囊性病变归因于鳃裂囊肿。然而,因为成年患者的颈部囊性病变大多数为恶性,确诊为其他疾病前,应先假定病变为恶性。

结核分枝杆菌淋巴结炎(选项 B)多发于颈后三角区。声像图可见坏死的孤立或聚集成团的淋巴结伴周围软组织水肿。胶质(选项 C)常见于甲状腺胶质结节或胶体囊肿细针抽吸活检。但本例明显位于甲状腺外,病灶位于颈部右侧,颈总动脉和颈内静脉外侧。陈旧性血肿壁可见含铁血黄素巨噬细胞(选项 D)。但外伤导致的颈部肿块有典型病史和体征。

参考文献: Eisenmenger LB, Wiggins RH. Imaging of head and neck lymph nodes. *Radiol Clin North Am* 2015;53(1):115 – 132.

Hertzberg BS, Middleton WD. *Ultrasound: the requisites*, 3rd ed. Philadelphia, PA: Elsevier, 2016: 242 – 244.

(于红奎 译)

第 5 章 阴囊

1 患者男，25 岁，平素体健，左侧睾丸发现无痛性肿块。图像显示以下哪个特征对病变诊断最有帮助？

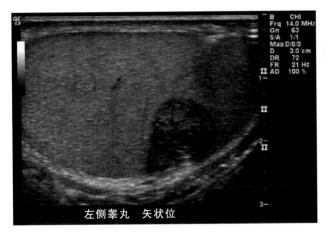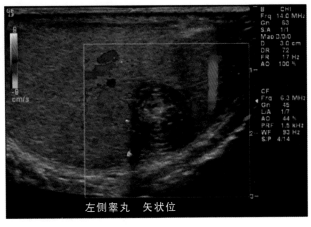

A. 边界清楚，包膜完整

B. 彩色多普勒检查缺乏血流信号

C. 正常睾丸实质背景

D. 低回声和高回声交替同心环

2 患者因急性阴囊疼痛而行阴囊超声检查。该患者担心超声波的潜在风险会导致不孕。以下哪种处理方法最合适？

A. 先告诉患者超声波不可能造成伤害，之后再进行超声检查。

B. 告诉患者你理解他的担忧，然后将患者送回急诊科。

C. 同意不使用多普勒超声来检查睾丸。

D. 告诉患者超声检查即使存在一定风险，但其益处也远远大于风险。

3 超声图像中通常显示多少灰阶？

A. 2^4（即 16）

B. 2^6（即 64）

C. 2^8（即 256）

D. 2^{10}（即 1024）

4a 患者男，70 岁，因弥漫性阴囊疼痛和肿胀就诊，没有外伤史。 最有可能的诊断是：

A. 淋巴瘤

B. 充血性心力衰竭

C. 伪膜性肠炎

D. 糖尿病

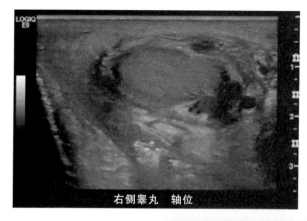
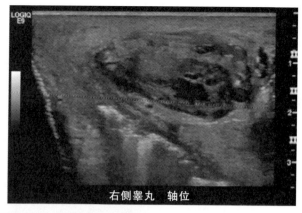

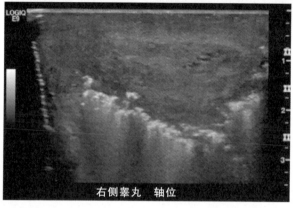

4b 下列哪项是对该患者的正确处理?

A. 临床肿瘤专家会诊   B. 超声心动图检查

C. 结肠镜检查   D. 急诊外科清创手术

5 急诊科患者,男,28 岁,医生申请睾丸超声检查。急诊医师提供的病史是"右侧阴囊肿胀"。根据超声图像,下列哪项是最有可能的病史?

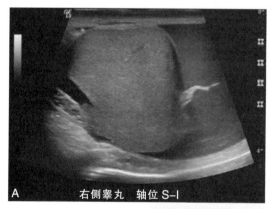
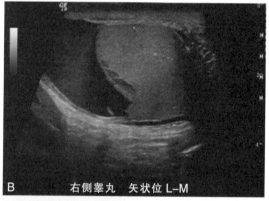

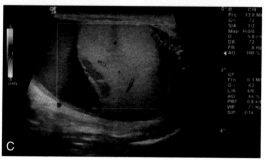

A. 急性阴囊疼痛和肿胀　　　　　B. 可触及无痛性睾丸肿块

C. 阴囊钝性外伤　　　　　　　　D. 发热和脓尿

6　患者男，48 岁，主诉阴囊疼痛。基于以下声像图，下一步最恰当的处理是：

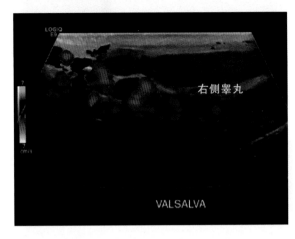 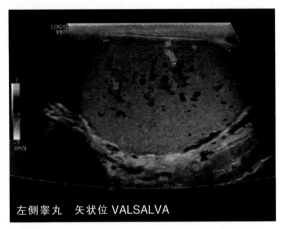

A. 手术　　　　　　　　　　　　B. 安慰

C. 进一步的影像学检查　　　　　D. 6 个月后超声检查随访

7　患者男，53 岁，输精管结扎术后，主诉左侧阴囊疼痛，但不伴发热。根据声像图表现，最有可能的诊断是：

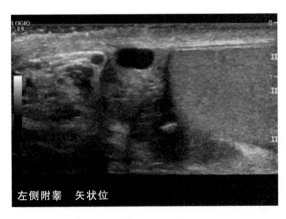

A. 精子肉芽肿　　　　　　　　　B. 精索静脉曲张

C. 生殖细胞肿瘤　　　　　　　　D. 积血

8a　患者男，36 岁，左侧阴囊急性疼痛和肿胀。根据病史和超声检查的发现，下一步的正确处理是：

A. 口服抗生素，泌尿外科门诊随访。

B. 行腹部和盆腔 CT 扫描，对肿块分期。

C. 口服镇痛药，泌尿外科门诊随访。

D. 立刻手术干预。

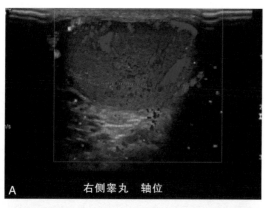

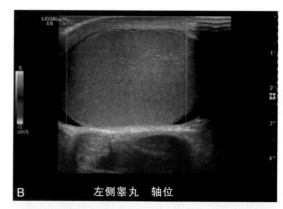

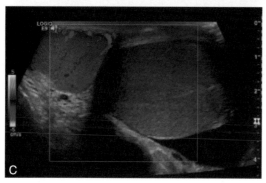

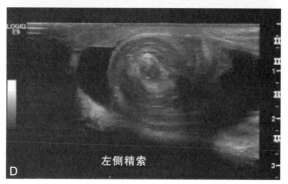

8b 如果手术在12h后进行，那么抢救成功的概率是:

A. 80%~100%　　　　　　　　　　B. 约50%

C. 约20%　　　　　　　　　　　　D. 60%~75%

9 白人男性患者，50岁，终身服用类固醇补充剂。近几年他发现睾丸内有无痛性包块，且近1个月逐渐增大。以下哪项是最恰当的处理?

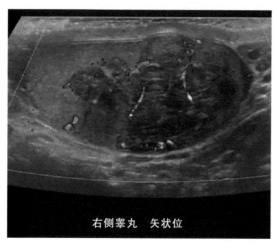

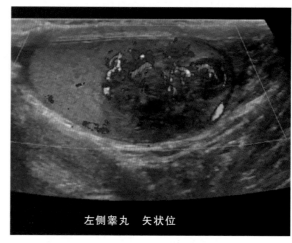

A. 应用抗生素　　　　　　　　　　B. 睾丸活检

C. 双侧睾丸切除术　　　　　　　　D. 增加类固醇剂量

10 患者男，63岁，主诉腰部和阴囊疼痛。根据阴囊声像图，下一步最恰当的处理为:

A. 进一步行MRI检查　　　　　　　B. 予以抗生素治疗

C. 紧急行睾丸切除术　　　　　　　D. 不需要进一步的检查或干预

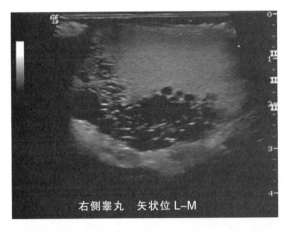 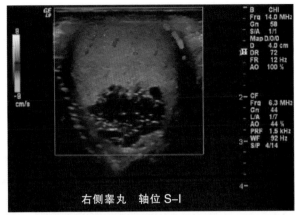

右侧睾丸　矢状位 L-M　　　　　　右侧睾丸　轴位 S-I

11a 患者男，30 岁，左侧阴囊空虚。 这种情况下睾丸的最常见位置是：

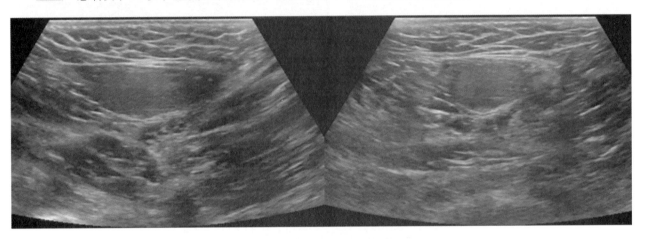

　　A. 腹腔内　　　　　　　　　　　B. 肾下极附近

　　C. 腹股沟内环附近　　　　　　　D. 腹股沟外环远端

11b 与隐睾相关最常见的恶性肿瘤是：

　　A. 精原细胞瘤　　　　　　　　　B. 胚胎性癌

　　C. 畸胎瘤　　　　　　　　　　　D. 卵黄囊瘤

　　E. 绒毛膜癌

11c 判定男孩睾丸异位或缺如的金标准是：

　　A. MRI　　　　　　　　　　　　B. CT

　　C. 超声检查　　　　　　　　　　D. 手术探查

12a 患者男，43 岁，右侧阴囊疼痛 2 天，并逐渐加重。 如果不及时治疗，其潜在并发症是：

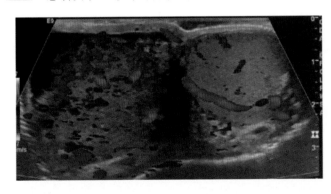 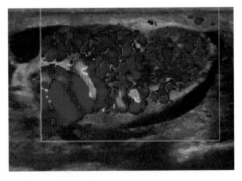

A. 远处转移   B. 恶性变性

C. 睾丸梗死   D. Fournier 坏疽

12b 在正常的阴囊超声中，与睾丸相比，正常附睾的血流：

A. 一致   B. 丰富

C. 减少   D. 二者差异大

13a 患者男，24 岁，右侧阴囊肿胀。 根据声像图表现，最有可能的诊断是：

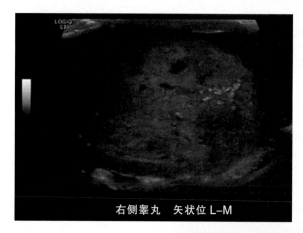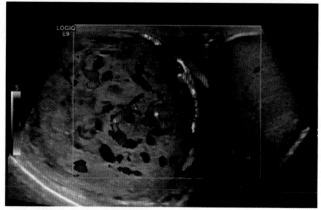

右侧睾丸   矢状位 L-M

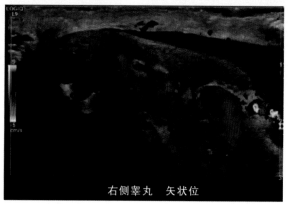

右侧睾丸   矢状位

A. 急性附睾 - 睾丸炎   B. 左侧睾丸扭转

C. 睾丸肿瘤   D. 睾丸破裂

E. 睾丸血肿

13b 这个肿瘤的组织学最有可能是：

A. 混合生殖细胞肿瘤   B. 纯精原细胞瘤

C. 淋巴瘤   D. 白血病

13c 睾丸生殖细胞肿瘤的远处转移最常见的初始部位是：

A. 腹膜后淋巴结   B. 同侧的腹股沟淋巴结

C. 腹膜   D. 肝脏

E. 骨

13d 下列哪项被认为是睾丸癌的危险因素？

A. 隐睾   B. 微石症

C. 吸烟   D. 睾丸炎

14 患者男，27 岁，钝性创伤后左侧睾丸疼痛。该患者的阴囊超声和 MRI 有什么发现？

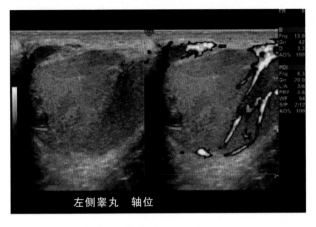

左侧睾丸 轴位

A. 附睾－睾丸炎   B. 睾丸脓肿

C. 睾丸节段性梗死   D. 睾丸团块

15 患者男，46 岁，阴茎肿块。声像图所显示的异常位于下列解剖结构中的哪一层？

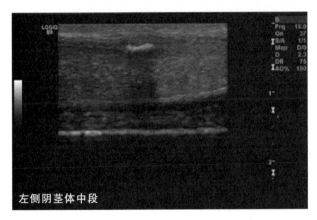 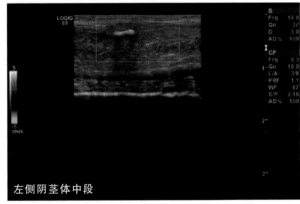

左侧阴茎体中段   左侧阴茎体中段

A. 表皮   B. 皮下脂肪

C. 白膜   D. 尿道海绵体部

答案与解析

1　**答案 D**。左侧睾丸声像图显示边界清晰的实性肿块内呈多条向心性的高低回声环,即"洋葱皮"样外观,睾丸实质回声正常,缺乏血流信号。诊断结论为睾丸表皮样囊肿,这是一种罕见的良性病变。交替性高低回声同心环征是表皮样囊肿的特征性表现,与其自然演变一致。"洋葱皮"样外观是囊壁脱落上皮细胞不断地分泌角蛋白而形成的。

参考文献: Hertzberg BS, Middleton WD. *Ultrasound: the requisites*, 3rd ed. Philadelphia, PA: Elsevier, 2016:153.

　　Loya AG, Said JW, Grant EG. Epidermoid cyst of the testis: radiologic-pathologic correlation. *Radio Graphics* 2004;24(Suppl 1):S243 – S246.

　　Rumack CM, Wilson SR, Charboneau WJ. *Diagnostic ultrasound*, 4th ed. Philadelphia, PA: Elsevier Health Sciences, 2011:853 – 854.

2　**答案 D**。实验显示高能量超声有导致生物损伤的潜在危险性。由于超声的热效应和非热效应,诊断性超声可对人类产生额外的生物学效应,尤其在宫内妊娠的检查中。然而,诊断性超声安全性良好,而且在没有使用超声造影的前提下,单纯诊断性超声没有出现过不良生物效应的报道。总之,临床实践证明,诊断性超声利远远大于弊。

参考文献: American Institute of Ultrasound in Medicine. *Medical ultrasound safety*, 3rd ed. Laurel, MD: American Institute of Ultrasound in Medicine, 2014:23 – 28.

3　**答案 C**。超声图像通常由 640×480 或 512×512 像素组成。每个像素都有 8 位(1 字节)的数据,提供最多 2^8 个字节,也就是 256 个灰度等级。

参考文献: Bushberg JT, Seibert JA, Leidholdt EM. *The essential physics of medical imaging*, 3rd ed. Philadelphia, PA: Wolters Kluwer Health/Lippincott Williams & Wilkins, 2011:542.

4a　**答案 D**。右侧睾丸图像显示阴囊内可见多个斑片状强回声,后方伴混杂声影,提示右侧睾丸后方存在气体。患者阴囊肿胀、疼痛,无外伤史,常考虑为 Fournier 坏疽。Fournier 坏疽最常见的病因是糖尿病和酗酒。因此,选项 D 是正确答案。

　　40%~60% 的 Fournier 坏疽患者合并有糖尿病。其他诱发因素包括留置导尿管、外科手术、恶性肿瘤、类固醇治疗、化疗、放疗、长期住院和 HIV 病毒。最常见于 50~70 岁的男性,许多微生物参与疾病的形成,包括克雷伯菌、链球菌、变形杆菌和葡萄球菌。

　　充血性心力衰竭(选项 B)和假膜性结肠炎(选项 C)不是风险因素。尽管恶性肿瘤可能合并 Fournier 坏疽,但是糖尿病是最常见的病因,因此淋巴瘤(选项 A)不正确。

4b　**答案 D**。Fournier 坏疽的治疗包括静滴抗生素,维持血流动力学稳定,以及立即外科清创。需要多次清创以清除所有失活组织。清创不彻底、引流不彻底或仅用抗生素治疗的患者预后不良。死亡原因包括严重的败血症、多器官衰竭、凝血功能障碍、急性肾衰竭和糖尿病酮症酸中毒。

参考文献: Levenson R, Singh A, Novelline R. Fournier gangrene: role of imaging. *RadioGraphics* 2008; 28(2):519 – 528.

　　Rumack CM, Wilson SR, Charboneau WJ. *Diagnostic ultrasound*, 4th ed. Philadelphia, PA: Elsevier Health Sciences, 2011:869.

5　**答案 C**。图 A 和图 B 显示睾丸切面形态失常。图 C 显示睾丸内部存在血流信号,而周围的低回声区域无血流信号。图 A 见中断、漂浮的睾丸白膜,提示为睾丸破裂。

白膜为薄的、高回声弧形结构,完全包绕睾丸。睾丸白膜破裂伴随生精小管的膨出是睾丸破裂的一个特征性标志。图像下方的轮廓异常表现为膨出的生精小管。此外,鞘膜腔积液透声差,提示出血。因此,阴囊钝性外伤(选项 C)是正确的答案。睾丸白膜的完整性是关键点,如果白膜完整,则不需要外科干预。如果白膜破裂,在 72 小时内行急诊手术,睾丸存活率可维持在 80% 以上。否则,睾丸存活率则下降到 50% 以下。白膜断裂是睾丸破裂的特异性征象,但很难被检出。生精小管膨出导致的睾丸切面形态失常是睾丸破裂的继发性征象。

对于阴囊内血肿或出血的患者,超声检查难以排除睾丸破裂,所以通常需要外科探查。睾丸破裂指睾丸实质撕裂伴或不伴白膜中断。其表现为睾丸实质撕裂处血流信号消失或减少。睾丸内血肿也常见于睾丸外伤。当睾丸血肿增大时,会导致睾丸坏死,需要进行手术干预。

急性睾丸疼痛和肿胀(选项 A)也可出现在急性附睾-睾丸炎和睾丸扭转中。然而,在这两个疾病中均无轮廓异常和白膜不完整的表现。如果患者睾丸内存在新生物,可以看到含有彩色多普勒血流信号的肿块,且不存在包膜的破坏(选项 B)。发热和脓尿(选项 D)提示有感染存在。在所有选项中,图像显示支持外伤,而非感染。

参考文献: Hertzberg BS, Middleton WD. *Ultrasound: the requisites*, 3rd ed. Philadelphia, PA: Elsevier, 2016:164 – 167.

Rumack CM, Wilson SR, Charboneau WJ. *Diagnostic ultrasound*, 4th ed. Philadelphia, PA: Elsevier Health Sciences, 2011:869 – 871.

6　**答案 C**。右侧阴囊内见多条扩张静脉与精索静脉曲张相吻合。精索静脉曲张通常是由睾丸静脉内瓣膜功能不全或先天静脉瓣缺失引起的。它们是导致男性不育最常见的可纠正的原因。诊断标准包括站立或仰卧位时精索静脉丛扩张,直径 >2 ~ 3mm,以及在 Valsalva 动作中或不使用 Valsalva 动作时多普勒成像上的静脉回流现象。精索静脉曲张(85%)多为单侧且为左侧,其余病例以双侧精索静脉曲张多见。单纯右侧精索静脉曲张很少发生。如果出现右侧精索静脉曲张时,应考虑腹膜后肿块或内脏反位压迫右侧精索静脉。

参考文献: Hertzberg BS, Middleton WD. *Ultrasound: the requisites*, 3rd ed. Philadelphia, PA: Elsevier, 2016:148 – 150.

7　**答案 A**。精子肉芽肿被认为是由于精子渗出而形成的坏死性肉芽肿。可出现疼痛或无症状,最常见于输精管切除术患者。精子肉芽肿通常是低回声或非均匀性回声,并且通常血流信号减少。慢性精子肉芽肿可见钙化。

精索静脉曲张(选项 B)是管状无回声区,内含血流信号。该病变呈实性,位于附睾区,而生殖细胞肿瘤(选项 C)来自睾丸而非附睾。睾丸周围没有积液,不支持积血(选项 D)。

参考文献: Black JA, Patel A. Sonography of the abnormal extratesticular space. *AJR Am J Roentgenol* 1996;167(2):507 – 511.

Rumack CM, Wilson SR, Charboneau WJ. *Diagnostic ultrasound*, 4th ed. Philadelphia, PA: Elsevier Health Sciences, 2011:872.

8a 答案 **D**。这是睾丸扭转的病例。图 A 显示右侧睾丸正常外观及血流多普勒情况。图 B 显示左侧睾丸内没有血流信号。图 C 横切显示两侧睾丸血流信号不对称，图 D 显示为左侧精索的漩涡状外观，即漩涡征。成人在没有外伤的情况下，出现急性阴囊疼痛，必须鉴别睾丸扭转或急性附睾炎之类的炎症。睾丸扭转是睾丸和阴囊壁的异常附着导致，通常称为钟锤畸形。在这种情况下，睾丸鞘膜完全包围睾丸，导致睾丸被精索自由悬挂在阴囊中。为了尽可能地保留睾丸功能，必须要立即进行外科手术（选项 D）。

疼痛发作后，如果在 6 小时内进行手术，抢救成功概率为 80% ~ 100%，如果手术延迟超过 12 小时，则下降到 20%。如图所示，在大多数扭转的情况下，是测不到睾丸内血流信号的。但是有些情况下会显示出不对称性的血流信号，这就是必须要横切显示双侧睾丸图像的原因。如果扭转时间延长，梗死睾丸周围组织可能充血。扭转的灰阶表现是多变的，回声可以是等回声、高回声或低回声，实质回声均匀或不均匀。如果睾丸实质回声是低回声或非均匀回声，说明睾丸组织失去活性。

选项 A 不正确，附睾炎或附睾 - 睾丸炎时，疼痛侧的血流信号增加，而不是像本例中那样的血流信号减少或消失。如果这是左侧睾丸肿瘤浸润则表现为受累的实质内的血流信号增加。睾丸肿瘤最常表现为无痛性肿块，该患者没有此表现。因此，CT 扫描来分期（选项 B）是不合适的。选项 C 不正确，因为需要紧急的外科干预，最好是在 6h 内进行抢救。

8b 答案 **C**。如上所述，约 20% 是参考答案。

参考文献：Hertzberg BS, Middleton WD. *Ultrasound: the requisites*, 3rd ed. Philadelphia, PA: Elsevier, 2016:159 – 162.

9 答案 **D**。有终身激素替代疗法病史，诊断为先天性肾上腺增生症。先天性肾上腺增生症（CAH）是由于产生皮质醇和醛固酮的酶缺乏（通常为 21 - 羟化酶缺乏症）导致的常染色体隐性遗传病。低水平的糖皮质激素和盐皮质激素引起促肾上腺皮质激素水平升高（ACTH），进而导致肾上腺增生。异位肾上腺可在高达 50% 正常新生儿的腹膜后、阔韧带、卵巢、腹股沟区和睾丸内发现。正常情况下，异位肾上腺多会退化。然而，在 CAH 环境中，高水平 ACTH 能维持和促进异位肾上腺的生长。睾丸异位肾上腺通常是双侧的，大小为 4 ~ 38mm。多表现为边界清晰的低回声病变。较大的病灶可以触及。当病变增大时，可能会挤压周围的睾丸实质，导致不孕或慢性疼痛。

如果外源激素治疗不足，睾丸异位肾上腺的大小和数量可能会增加。增加外源激素治疗的剂量直到内源性 ACTH 水平被抑制，可能导致异位肾上腺组织的萎缩。因此，增加激素剂量的选项 D 是正确的。睾丸活检（选项 B）和双侧睾丸切除术（选项 C）不是参考答案，因为尽管单侧异位肾上腺的超声表现与睾丸恶性肿瘤重叠，但是睾丸恶性肿瘤的双侧病变是非常罕见的。应用抗生素（选项 A）也是不正确的，因为声像图肿块的发现没有伴随疼痛或其他感染的迹象，不支持感染。

双侧睾丸病变的其他鉴别诊断还包括睾丸间质细胞增生、结节病、淋巴瘤和转移瘤。

参考文献：Dogra V, Nathan J, Bhatt S. Sonographic appearance of testicular adrenal rest tissue in congenital adrenal hyperplasia. *J Ultrasound Med* 2004;23(7):979 – 981.

German-Mena E, Zibari G, Levine S. Adrenal myelolipomas in patients with congenital adrenal hyperplasia：review of the literature and a case report. *Endocr Pract* 2011;17(3):441 - 447.

Olpin JD, Witt B. Testicular adrenal rest tumors in a patient with congenital adrenal hyperplasia. *J Radiol Case Rep* 2014;8(2):46 - 52.

10　**答案 D**。睾丸小管扩张不常见,不需要进一步的评估、干预或随访。其典型超声表现为睾丸纵隔被多个无回声囊性或者管状结构取代,通常是双侧的,不应与睾丸肿瘤或脓肿相混淆。

因为睾丸小管扩张是良性病变,不需要进一步的评估,因此,选项 A 不正确。睾丸小管扩张是一个非感染性病变,不需要使用抗生素治疗(选项 B),睾丸脓肿表现为内部回声混杂的液性暗区并伴有周围组织充血。睾丸小管扩张是一种不需要手术干预的良性病变(选项 C)。睾丸恶性肿瘤常为实性或实性占主要部分。

参考文献：Hertzberg BS, Middleton WD. *Ultrasound：the requisites*, 3rd ed. Philadelphia, PA：Elsevier, 2016:151 - 154.

Rumack CM, Wilson SR, Charboneau WJ. *Diagnostic ultrasound*, 4th ed. Philadelphia, PA：Elsevier Health Sciences, 2011:861 - 863.

11a　**答案 D**。图像显示左侧睾丸下降不全且体积较小,周围显示较厚的软组织。尽管未下降的睾丸可以处于从肾下极到腹股沟区域的腹膜后的任何部位,但是约 80% 位于腹股沟区,其中大多数位于腹股沟外环远端。

11b　**答案 A**。与隐睾相关的并发症包括不育、睾丸癌、睾丸扭转和睾丸外伤的风险增加。尽管隐睾会显著增加患癌的风险(通常是精原细胞瘤),但正常下降的睾丸也处于较高的患癌风险中。这种增加的风险并不会随隐睾的下降固定术而消失,所以患者需要持续监测睾丸癌。

11c　**答案 D**。美国泌尿协会(AUA)指南不赞成采用影像学手段评价小儿隐睾症。超过70% 的隐睾是可触及的,不需要影像学诊断。患者有无法触及的隐睾应进行诊断性腹腔镜检查,去寻找和治疗异位的睾丸。如果睾丸缺失,通过手术探查就能得到证实。

参考文献：Kolon TF, Herndon CDA, Baker LA, et al. Evaluation and treatment of cryptorchidism：AUA guideline. *J Urol* 2014;192(2):337 - 345.

Rumack CM, Wilson SR, Charboneau WJ. *Diagnostic ultrasound*, 4th ed. Philadelphia, PA：Elsevier Health Sciences, 2011:871 - 874.

12a　**答案 C**。附睾肿大、回声减低和睾丸充血符合急性附睾 - 睾丸炎影像学特征。最常见的病因是下尿路感染导致阴囊发炎累及附睾,当炎症扩散到睾丸时,会导致附睾 - 睾丸炎。因此,单纯性睾丸炎比单纯性附睾炎少见。附睾炎可以是局灶性的,也可以是弥漫性的,而睾丸炎多为弥漫性。当在疑似炎症的情况下发现局部低回声伴丰富血流时,应进行后续超声检查以排除隐性恶性肿瘤。在影像学上没有发现明显肿块或附睾炎症时的异常睾丸的疼痛和压痛,更倾向于诊断为局灶性睾丸炎。睾丸炎最常见的并发症包括鞘膜积脓、睾丸脓肿以及睾丸梗死。

12b　**答案 C**。正常附睾的血流比睾丸少。所以一般情况下不需要检测血流信号。

参考文献：Hertzberg BS, Middleton WD. *Ultrasound：the requisites*, 3rd ed. Philadelphia, PA：Elsevier, 2016:163 - 164.

Rumack CM, Wilson SR, Charboneau WJ. *Diagnostic ultrasound*, 4th ed. Philadelphia, PA：Elsevier Health Sciences, 2011:869.

13a **答案 C**。图像显示右侧睾丸几乎被囊实混合性并含钙化的肿块取代。肿块被正常睾丸实质环状包围,图像特征支持睾丸内新生物。

　　尽管急性附睾-睾丸炎如该病例一样,患侧有肿大和充血,但是睾丸炎没有肿块样的包膜,常累及附睾。在这个病例中,附睾是正常的。睾丸血肿和睾丸破裂也可出现睾丸内回声不均。血肿应该是无血流信号的。睾丸破裂常伴有睾丸轮廓不规则或白膜破裂,并伴有睾丸出血。

13b **答案 A**。图像显示右侧睾丸几乎被囊实混合性并含钙化的肿块取代。特别是在患者这个年龄段,含有囊性伴钙化成分的肿块要重点考虑混合生殖细胞肿瘤。单纯的精原细胞瘤超声表现通常为均匀的低回声。虽然淋巴瘤和白血病与混合生殖细胞肿瘤很难鉴别,但此类疾病在这个年龄段并不常见。

13c **答案 A**。睾丸肿瘤通过与睾丸血管伴行的淋巴管扩散。因此,腹膜后淋巴结是扩散的第一站,右侧肿瘤扩散到腔静脉右侧、腔静脉前和腔静脉后的淋巴结,左侧肿瘤扩散至主动脉左侧及主动脉前淋巴结。肿瘤也可以通过血源性扩散至肺、脑、骨和肝脏。

13d **答案 A**。睾丸癌的风险因素包括生殖细胞肿瘤史、家族史、隐睾、不育和睾丸发育不全。尽管微石症曾被认为与癌症有关,但现在认为微石症不再是一个危险因素。

参考文献: Kreydin E, Barrisford G, Feldman A, et al. Testicular cancer: what the radiologist needs to know. *AJR Am J Roentgenol* 2013;200(6):1215-1225.

　　Sohaib S, Koh D, Husband J. The role of imaging in the diagnosis, staging, and management of testicular cancer. AJR. *Am J Roentgenol* 2008;191(2):387-395.

　　Woodward P, Sohaey R, O'Donoghue M, et al. From the archives of the AFIP: tumors and tumorlike lesions of the testis: radiologic - pathologic correlation. *RadioGraphics* 2002;22(1):189-216.

14 **答案 C**。左侧睾丸的灰阶超声图像显示了睾丸实质回声不均匀。能量多普勒无法显示部分实质的血流信号。这个结果与阴囊 MRI 结果一致,表现为左侧睾丸的外周区低信号和呈高信号的完整的睾丸白膜。这个影像学表现与睾丸节段性梗死一致。

　　睾丸下极接受来自附睾后动脉的双重血供,所以梗死容易发生在睾丸上极。超声表现为尖端朝向睾丸纵隔呈楔形的低回声或不均质回声梗死区。彩色或能量多普勒缺乏血流信号。梗死区偶尔也可以呈有占位效应的圆形肿块。在这种情况下,很难与睾丸肿瘤鉴别。MRI 有助于诊断,可显示无增强的梗死区,伴或不伴病灶周围环状增强。

参考文献: Harisinghani M, Rajesh A. *Genitourinary imaging: a case based approach*. London, UK: Springer, 2014:260-262.

　　Rumack CM, Wilson SR, Charboneau WJ. *Diagnostic ultrasound*, 4th ed. Philadelphia, PA: Elsevier Health Sciences, 2011:854.

15 **答案 C**。图像显示钙化斑块伴后方声影,无内部血流信号或病灶周围充血。这种现象的出现是典型的 Peyronie(佩罗尼)病,其为特发性疾病,特征是海绵体白膜内纤维斑块形成。它会导致阴茎畸形和弯曲。这些斑块常表现为白膜呈高回声局部增厚,可有钙化。它们多见于阴茎的背侧,也可见于腹、侧面。

参考文献: Hertzberg BS, Middleton WD. *Ultrasound: the requisites*, 3rd ed. Philadelphia, PA: Elsevier; 2016:173.

(路浩 潘敏 译)

第 6 章　妇科

1a　患者，女，33 岁，因痛经就诊。左侧附件声像图如下所示。3 个月前的超声显示了类似的表现，且该患者 β–hCG 阴性。最有可能的诊断是：

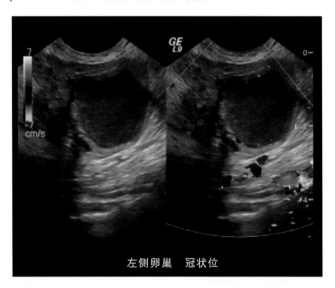

左侧卵巢　冠状位

A. 出血性囊肿　　　　　　　　　　　B. 成熟的囊性畸胎瘤

C. 子宫内膜异位囊肿（巧克力囊肿）　D. 输卵管卵巢脓肿

1b　以下哪项是诊断子宫内膜异位症的金标准？

A. 子宫输卵管造影　　　　　　　　　B. CT

C. MRI　　　　　　　　　　　　　　 D. 腹腔镜检查

1c　恶变是子宫内膜异位症的一种罕见的并发症（<1%）。下列哪项是最常见的子宫内膜异位症恶变？

A. 透明细胞癌　　　　　　　　　　　B. 透明细胞肉瘤

C. 子宫内膜样癌　　　　　　　　　　D. 子宫内膜癌

1d　以下哪项是最常见的胃肠道区域子宫内膜异位症？

A. 盲肠　　　　　　　　　　　　　　B. 回肠末端

C. 阑尾　　　　　　　　　　　　　　D. 直肠乙状结肠

2a　患者女,30 岁,因不孕不育就诊。子宫中部至底部的三维冠状位超声图像和通过子宫下段的轴位图像如图所示。图像的特征与哪种子宫畸形一致?

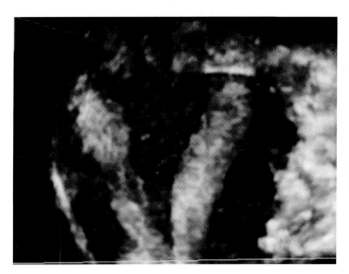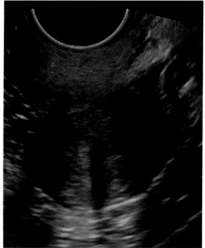

A. 双角子宫　　　　　　　　　　　　B. 双子宫

C. 纵隔子宫　　　　　　　　　　　　D. 弓形子宫

E. 己烯雌酚药物相关子宫畸形

2b　鉴别纵隔子宫与其他子宫畸形的意义是:

A. 纵隔子宫与先天性肾脏异常有关,须通过额外的影像技术进一步诊断。

B. 其被认为是一种正常的解剖变异,不会对生育能力产生影响。

C. 手术矫正可能会改善生育能力。

D. 患者患阴道透明细胞癌的风险增加,须筛查。

3　患者女,23 岁,因肥胖、不排卵和多毛症就诊。妊娠试验阴性。该患者最有可能的诊断是:

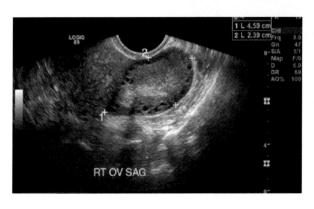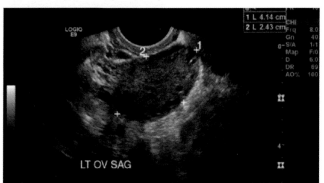

A. 卵巢扭转　　　　　　　　　　　　B. 卵巢过度刺激综合征

C. 多囊卵巢综合征（PCOS）　　　　 D. 子宫内膜异位症

4　患者女,26 岁,突然出现右下腹疼痛、恶心和呕吐,急诊就诊。实验室检查结果如下:WBC 8500,β-hCG 阴性。图示为经阴道超声。最有可能的诊断是:

A. 卵巢炎　　　　　　　　　　　　　B. 卵巢过度刺激

C. 多囊性卵巢综合征　　　　　　　　D. 卵巢扭转

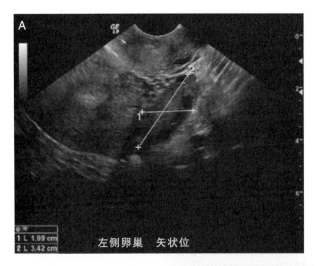

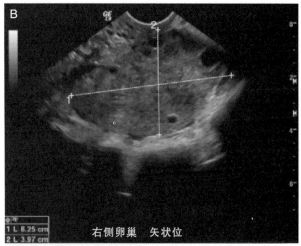

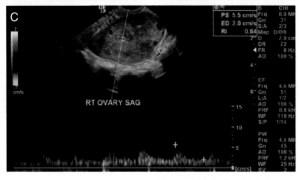

5 患者女，65 岁，因绝经后出血来诊，经阴道超声图像如下。下一步治疗最合适的是：

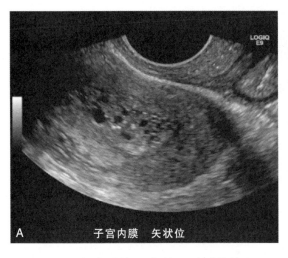

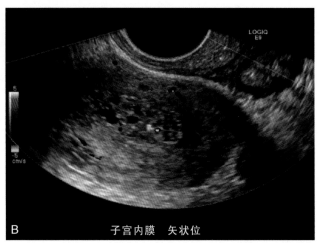

A. 超声随访 3 个月，再评估处理。

B. 行宫腔镜检查并取组织活检。

C. 因为这是一种黏膜下的平滑肌瘤，至介入放射科行栓塞治疗。

D. 行盆腔 MRI 以更好地明确病变特征。

6 患者女，48 岁，表现为不正常经血过多、性交困难和体格检查时子宫增大。妇科医生申请了盆腔超声检查。图 A 是经腹部超声图像，图 B 是经阴道超声图像。最有可能的诊断是：

A. 脂肪平滑肌瘤　　　　　　　　　B. 子宫内膜异位症

C. 子宫壁内平滑肌瘤　　　　　　　D. 子宫内膜息肉

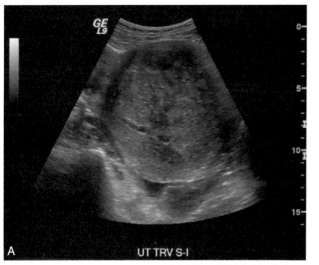

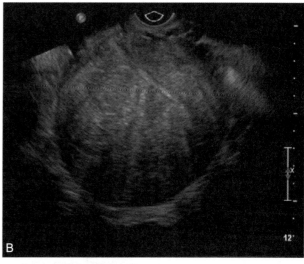

7 患者女,28 岁,因轻微创伤接受盆腔 CT 检查。CT 发现双侧卵巢肿块,进行盆腔超声检查。经阴道超声图像如下所示,最可能的诊断是:

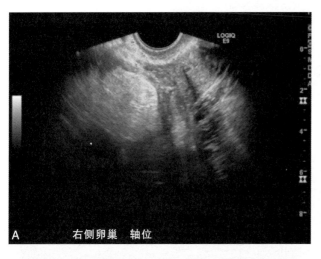

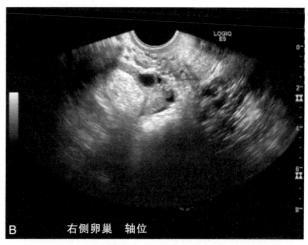

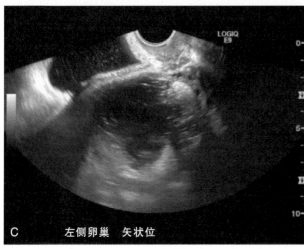

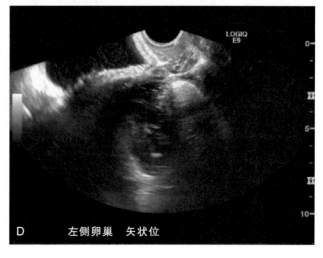

A. 子宫内膜异位症合并双侧子宫内膜异位囊肿　　　B. 双侧皮样囊肿

C. 输卵管卵巢脓肿　　　D. 双侧出血性卵巢囊肿

8　以下哪项是放射学同行评审系统的特征？

　　A. 同行评审的金标准是最终诊断的病理或外科依据。

　　B. 完全受保护，不依赖于法医学结果。

　　C. 它是公开的，患者可以比较医院之间的质量。

　　D. 联合委员会可以查看每个放射科医师的同行评审数据，以帮助做出认证决定。

9　患者女，58 岁，因绝经后出血就诊，行盆腔超声检查。最有可能的诊断是：

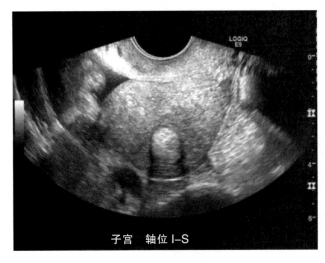

　　A. 子宫平滑肌瘤伴钙化　　　　　　B. 子宫腺肌瘤

　　C. 子宫脂肪平滑肌瘤　　　　　　　D. 子宫动静脉畸形

10　患者女，25 岁，因发热和下腹痛急诊就诊，β-hCG 阴性。以下图像显示的疾病并发症是：

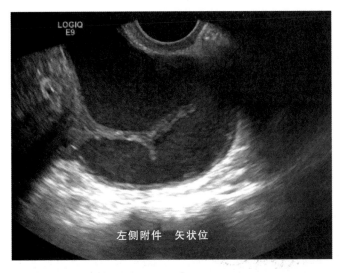
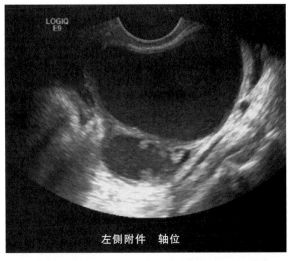

　　A. 小肠结肠炎　　　　　　　　　　B. 卵巢扭转

　　C. 输卵管卵巢脓肿　　　　　　　　D. 恶性变

11　患者女，62 岁，外伤后行 CT 扫描偶然发现盆腔病灶，行盆腔超声检查。最恰当的处理是：

　　A. 病变性质不定——建议进行 MRI 扫描以定性

　　B. 病变可能为恶性肿瘤——推荐手术评估

　　C. 病变很可能是良性的——建议追踪随访 6~8 周

　　D. 病变几乎肯定是良性的——建议每年做 1 次超声检查

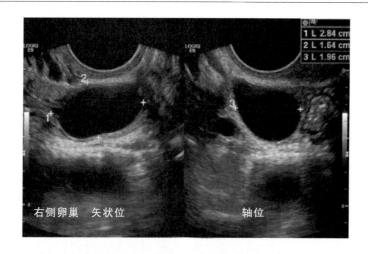

右侧卵巢　矢状位　　　　　　　　　轴位

12 以下哪项将有助于减少或消除这幅图像中所见的超声伪像?

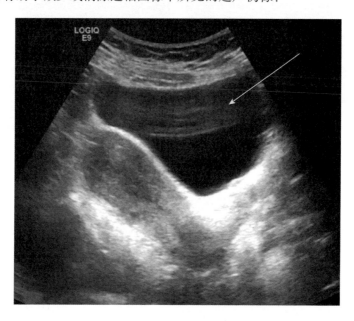

A. 增加输出功率和增益　　　　　　B. 改变探头位置

C. 使用更多的耦合剂　　　　　　　D. 更好的膀胱充盈

13 患者女, 29 岁, 主诉不孕、痛经、月经过多和月经间期出血。图示盆腔超声。最有可能的诊断是:

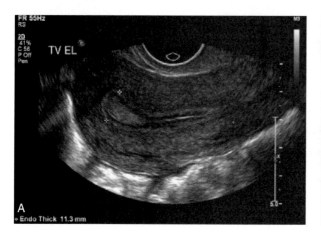

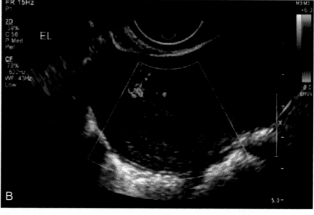

A. 正常子宫内膜　　　　　　　　B. 子宫内膜增生

C. 黏膜下子宫肌瘤　　　　　　　D. 子宫内膜息肉

14　患者女，20 岁，左侧附件有 1 个包块。基于以下超声图像，以下哪项与恶性肿瘤最相关?

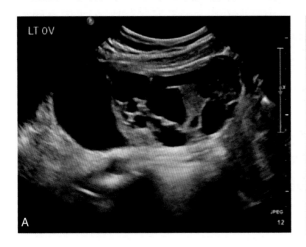 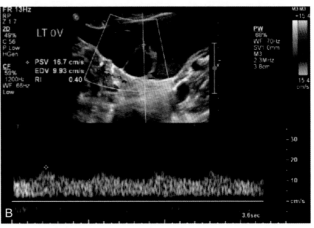

A. 病灶的大小　　　　　　　　　B. 显示血流

C. 无乳头状赘生物　　　　　　　D. 存在实性成分

1a 答案 **C**。左侧卵巢的图像显示了 1 个圆形、内部回声均匀的低回声肿块,后方回声增强,无血流信号。这些是子宫内膜异位囊肿的特征。子宫内膜异位囊肿发生于育龄期女性,是卵巢内子宫内膜组织生长的结果。该组织经历反复的周期性出血,形成含有变性的血液成分的囊性病变。子宫内膜异位囊肿的超声表现多样,尽管约 50% 的子宫内膜异位囊肿表现为含有低回声的单腔囊肿。其他表现包括多房、囊实混合性和少见的无回声囊。尽管包含均匀低回声的囊性病变是典型的子宫内膜异位囊肿的表现,这些表现在出血性囊肿也可出现。因此,育龄期女性首次出现这些特征的病变后,建议 6～12 周后超声随访,观察出血性囊肿预期的病程演变。

出血性囊肿(选项 A)通常是一种复杂的囊性肿块,由于纤维蛋白束相互交错,内部回声呈带状或网状,或由于囊肿内有凝固的血块,彩色多普勒超声显示为内部无血流的凹边缘的实性区域。成熟的囊性畸胎瘤(皮样)(选项 B)通常包含线状和点状高回声成分和声影,彩色多普勒内部无血流。输卵管卵巢脓肿(选项 D)是常见的多房的、复杂的附件包块,内部有回声和分隔。

1b 答案 **D**。尽管子宫内膜异位症的诊断是基于病史、体征、症状、体格检查结果和影像学检查,腹腔镜检查被认为是诊断子宫内膜异位症的金标准。

1c 答案 **C**。子宫内膜样癌是子宫内膜异位症引起的最常见的恶性肿瘤,其次是透明细胞癌。

1d 答案 **D**。5%～37% 的子宫内膜异位症会累及胃肠道。直肠乙状结肠是最常见的部位,其次是小肠、盲肠和阑尾。

参考文献：Gore RM, Szucs RA, Wolf EL, et al. Miscellaneous abnormalities of the colon. In：Gore RM, Levine MS (eds). *Textbook of gastrointestinal radiology*, 3rd ed. Philadelphia, PA：Saunders. Elsevier, 2008：1213.

Hertzberg BS, Middleton WD. *Ultrasound：the requisites*, 3rd ed. Philadelphia, PA：Elsevier, 2016：578–579.

Rumack CM, Wilson SR, Charboneau WJ. *Diagnostic ultrasound*, 4th ed. Philadelphia, PA：Elsevier Health Sciences, 2011：579–580.

Woodward PJ, Sohaey R, Mezzetti TP. Endometriosis：radiologic-pathologic correlation. *RadioGraphics* 2001；21(1)：193–216.

2a 答案 **C**。图像显示 2 个分开的子宫内膜腔,并延伸至子宫下段和宫颈。主要与弓形子宫、双角子宫、双子宫相鉴别。三维冠状图像显示 1 个单一的宫底轮廓,延伸至宫颈口。这一关键的成像特征排除了双角子宫畸形和双子宫畸形,二者要满足基底裂 >1cm。弓形子宫是单一的宫腔。宫内己烯雌酚暴露子宫畸形是萎缩的 T 形宫腔。

2b 答案 **C**。某些情况下,外科切除纤维间隔可以改善产科结局。单角子宫、双角子宫和双子宫畸形常伴发肾脏畸形。弓形子宫结构被认为是正常的解剖变异,对生育没有影响并且不伴发肾脏畸形。有己烯雌酚暴露子宫畸形的患者会增加阴道透明细胞癌的风险。

参考文献：Behr SC, Courtier JL, Qayyum A. Imaging of Müllerian duct anomalies. *RadioGraphics* 2012；

32(6):E233 - E250.

　　Chandler TM, Machan LS, Cooperberg PL, et al. Müllerian duct anomalies: from diagnosis to intervention. *Br J Radiol* 2009;82(984):1034 - 1042.

3　　**答案 C**。2 个卵巢都有多个小的卵泡排列在卵巢周围,即所谓的"珍珠链"征。此外,卵巢髓质回声明显增强。这些表现结合提供的临床病史,最符合多囊卵巢综合征(PCOS)。PCOS 是一种内分泌疾病,其特征是高雄激素血症和促黄体生成素(LH)水平高、促卵泡激素(FSH)水平低导致的无排卵或少排卵。临床上,女性患者有不孕、多毛症、肥胖、痤疮和胰岛素抵抗等表现。

　　　　卵巢扭转(选项 A)并不是最佳选项,因为尽管卵巢扭转时经常可见卵巢周边有多个卵泡,但 2 个卵巢看起来相当对称。卵巢扭转患者表现为疼痛,受累一侧卵巢增大。在扭转时,卵巢的回声结构往往是不均匀的,不同于这个病例均匀的回声结构。

　　　　过度刺激的卵巢(选项 B)通常明显增大,伴有多个囊肿,常伴有囊内出血、腹水和胸腔积液。最常见的是在辅助生育诱导排卵后的妊娠前 3 个月发生这种情况。该患者的卵巢只是轻度增大,题中也说明其未妊娠。

　　　　虽然子宫内膜异位症(选项 D)可能是不孕的一个原因,但不是最佳选项,因为没有显示子宫内膜异位囊肿。子宫内膜异位囊肿通常表现为复杂的卵巢囊肿,常伴有均匀的低回声。其他超声特征包括点状回声、附壁结节、液 - 液平面、内部分隔、多房性和血凝块实性结节。本例卵巢没有上述超声特征。

参考文献: Hertzberg BS, Middleton WD. *Ultrasound: the requisites*, 3rd ed. Philadelphia, PA: Elsevier, 2016:580 - 589.

　　Lee TT, Rausch ME. Polycystic ovarian syndrome: role of imaging in diagnosis. *RadioGraphics*,2012; 32(6):1643 - 1657.

4　　**答案 D**。图 A 显示的是左侧卵巢,大小形态正常,下一个图像显示右侧卵巢,相对于无症状的左侧卵巢是增大的。此外,卵巢肿大、不均匀,滤泡移向周围。声像图表现连同临床表现和实验室结果,与卵巢扭转(选项 D)相一致。临床上,卵巢扭转的患者疼痛剧烈,经常伴有恶心和呕吐。间歇性疼痛可能先于急性发作数周。卵巢扭转可能出现在任何时候,虽然绝经后相对不常见。妊娠期间风险相对增加。卵巢扭转最常见的表现是单侧卵巢增大。即使卵巢显示多普勒血流,这也可以被认为是卵巢双血供应的结果。事实上,扭转的卵巢可以表现为动脉血流、静脉血流,或两者都有,或两者都没有。因此,在适当的临床环境下,卵巢增大应提示扭转,即使存在多普勒血流。其他表现包括回声不均匀(因为出血、水肿和坏死)、卵泡相对稀少、周围小卵泡、卵泡周围回声环(卵泡环征)、扭曲蒂、漩涡征和卵巢囊肿。

　　　　卵巢炎(选项 A)不正确,因临床表现不符。尽管可能存在相对不对称的卵巢增大,但卵巢炎典型的表现是在盆腔炎的背景下有发热、宫颈举痛和白细胞增多,而该患者没有。卵巢过度刺激(选项 B)是不正确的,因其通常累及患者在排卵诱导后的妊娠早期的双侧卵巢。该患者未妊娠,只有一侧卵巢增大。多囊卵巢综合征(选项 C)不正确,因为急性起病不是 PCOS 的特征。

参考文献: Hertzberg BS, Middleton WD. *Ultrasound: the requisites*, 3rd ed. Philadelphia, PA: Elsevier, 2016:580 - 582.

Rumack CM, Wilson SR, Charboneau WJ. *Diagnostic ultrasound*, 4th ed. Philadelphia, PA: Elsevier Health Sciences, 2011:584.

5 **答案 B**。图 A 显示子宫内膜异常增厚,实性肿块内见囊性成分。图 B 显示了实性包块内的多普勒血流。根据所示图像和所提供的临床资料,最合适的是选项 B。

患者绝经后出现阴道出血。根据超声放射学会的共识声明,绝经后出血的女性子宫内膜厚度 >5mm 是不正常的。在这个年龄段的女性中,最可能的原因是增生、息肉、黏膜下肌瘤和癌。该患者的子宫内膜明显 >5mm。在绝经后的患者中,子宫内膜通常是薄的、均匀的且厚度 <5mm。绝经后阴道流血的女性,如果子宫内膜厚度 >5mm,应对组织取样进行评估。绝经后没有流血的女性,子宫内膜厚度的上限是有争议的,一般认为临界值是 8mm(有些学者建议为 11mm)。

选项 A 不正确,因为子宫内膜明显增厚,任何年龄的女性都不能称其为正常。而且子宫内膜上明显有肿块。虽然黏膜下肌瘤(选项 C)可引起出血,但其通常是广基底的实性低回声肿块,外层为子宫内膜回声。此病灶不完全是实性,与肌层呈等回声。虽然囊性成分多见于息肉,但也可在增生和癌内发现。因此,需要进行组织取样诊断。选项 D 不是正确答案,因为影像检查不能可靠地排除癌。

参考文献: Hertzberg BS, Middleton WD. *Ultrasound: the requisites*, 3rd ed. Philadelphia, PA: Elsevier, 2016:541–546.

6 **答案 B**。图 A 显示的是子宫呈球形增大,肌层明显回声不均,尤其是子宫后壁。图 B(经阴道)显示了类似的表现,有多个等回声和低回声线性条纹,即所谓的"百叶窗"表现。同时注意子宫内膜和肌层之间模糊的界面。这些发现是子宫腺肌症的特征。子宫腺肌症是一种常见疾病,其特征是子宫内膜腺体和基质存在于肌层。这些患者表现为经期异常严重的阴道出血、性交困难和子宫增大,后壁常受累。子宫腺肌症有两种形式:弥漫性(由肌层内广泛分散的病灶组成)和结节性(由称为腺肌瘤的有边界的结节组成)。超声表现为子宫增大、呈球形、后壁增厚、肌层囊肿、回声不均匀、线状阴影(百叶窗征)、子宫肌层–内膜界限模糊。MRI 对子宫腺肌症的诊断具有较高的准确性,在 T2W 图像上显示交界区增厚(>12mm),肌层 T2 信号降低的区域界限不清。

脂肪平滑肌瘤(选项 A)是一种罕见的含脂肪的良性肿瘤,边界清晰,呈实性回声肿块。子宫壁内平滑肌瘤(选项 C)因为边界不清而不正确。虽然它们可以有各种各样的表现,也可以有"百叶窗"征的表现,它们是边界清晰的肿块。子宫内膜息肉(选项 D)不正确,因为图像显示异常是在子宫肌层,而不是子宫内膜。此外,息肉不会引起性交痛或子宫球形增大。

参考文献: Hertzberg BS, Middleton WD. *Ultrasound: the requisites*, 3rd ed. Philadelphia, PA: Elsevier, 2016:550–553.

Rumack CM, Wilson SR, Charboneau WJ. *Diagnostic ultrasound*, 4th ed. Philadelphia, PA: Elsevier Health Sciences, 2011:559–560.

7 **答案 B**。图 A 和图 B 显示右侧卵巢内有 1 个均匀的高回声肿块。超声束的衰减导致深部的肿块显示得较差,呈"冰山顶"征。图 B 显示的是肿块深部的声影。图 C 和图 D 显示左侧卵巢内囊性病变,包含多个强回声线条,呈"皮样网格"征。图 D 也显示了 1 个超声肿块,肿块的深部超声束也有衰减。因此,正确的答案是选项 B 双侧皮样囊肿。皮样囊肿是一种良性的卵巢生殖细胞肿瘤,由成熟的上皮结构组成,包括皮肤、脱落上皮、毛发、牙齿、皮脂、脂质和钙化。它们从出生起就存在,生长缓慢,并且经常由于其他原因在影像检查时被偶然检测到。10%~25%是双侧的。皮样囊肿表现各异。皮样栓或罗氏结节是一种由毛发和皮脂腺物质混合而成的高回声肿块。通常,由于超声束的衰减("冰山顶征"),只能看到病变的表面部分。有些皮样囊肿有多发飘动的线样回声,即毛发、"皮样网格"征。液体成分是皮脂,可以是无回声或低回声。脂-液平面是非常罕见的,但也是一个非常有特点的发现,像是多个高回声飘动的球,实际上它们是脂肪球。一些皮样囊肿可以显示多种成分。大多数的皮样囊肿因扭转或恶性变的风险须手术切除,约2%的皮样囊肿有发生扭转或恶变的风险。

子宫内膜异位囊肿(选项 A)有多种表现,包括均质、毛玻璃样低回声、壁内点状回声灶和液-液分层。它们通常是多发的和双侧的。本例所示的明显高回声组织并非子宫内膜异位囊肿内典型的低回声表现。此外,毛发也不是子宫内膜异位囊肿的特征。卵巢输卵管脓肿(选项 C)是囊性肿块,通常是双侧的,也不会显示出上述的皮样囊肿的特征。出血性囊肿(选项 D)表现为网状细回声,外观呈带状,而非本例所见的直线回声。它们也可能是实性的,被误认为是皮样栓,但皮样栓通常回声更强,存在超声束衰减,而出血性囊肿会显示后部增强。此外,出血性囊肿通常不是双侧的。

参考文献: Hertzberg BS, Middleton WD. *Ultrasound: the requisites*, 3rd ed. Philadelphia, PA: Elsevier, 2016:586-592.

8 **答案 B。**同行评审的标准是同行的共识,而不是最终诊断的病理或外科依据。同行评审数据不受法律行为和真相发现的影响。在合格的放射科医生中,这是一种安全的自行调节方式。同行评审数据既不能用于公开报告,也不能用于联合委员会做出评审决定。

参考文献: American Board of Radiology. *Quality & Safety Domain Specification & Resource* Guide, 2016.

9 **答案 C。**肌层内高回声肿块可以诊断为脂肪性子宫肿瘤。这是一种罕见的良性肿瘤,由成熟脂肪细胞、平滑肌或纤维组织的不同成分组成。这些肿瘤组织学上包括单纯脂肪瘤、脂肪平滑肌瘤和纤维脂肪瘤。典型的超声表现为无多普勒血流的高回声实性肿块。这些肿瘤通常无症状,不需要治疗。重要的是这些肿块位于子宫,因为超声表现与常见的卵巢皮样囊肿重叠。

选项 A 是不正确的,因为钙化的肌瘤会显示后方声影,而这个病例没有。腺肌瘤(选项 B)的典型表现为边界不清、含有囊性暗区的非均质结节,这个病例与腺肌瘤的表现完全不同。子宫动静脉畸形(选项 D)是由子宫肌层的多个管状或匍行的囊性结构组成的病变,灰度成像上延伸至子宫内膜,与彩色多普勒超声显示的血管相对应。其最常继发于妊娠、扩宫和刮宫或流产后的创伤。

参考文献: Hertzberg BS, Middleton WD. *Ultrasound: the requisites*, 3rd ed. Philadelphia, PA: Elsevier, 2016:548-550, 559-561.

Rumack CM, Wilson SR, Charboneau WJ. *Diagnostic ultrasound*, 4th ed. Philadelphia, PA: Elsevier Health Sciences, 2011:558-559.

10 **答案 C。**左侧附件经阴道超声图像显示一个扩张的管状结构,内充满低回声(碎片)。不完全的内部分隔表明这种结构是输卵管而不是卵巢囊性肿块。横切面图像显示小结节沿着输卵管壁,代表增厚的输卵管内皱襞"齿轮征"。

盆腔炎(PID)的影像学表现与输卵管积脓一致。当输卵管粘连阻碍输卵管纤毛的末端时,导致输卵管内积液而发生输卵管积脓。感染可能进展并累及卵巢,导致输卵管卵巢混合物(TOC)或输卵管卵巢脓肿(TOA)。在TOC中,卵巢和输卵管可被识别为炎性肿块内的独立结构。然而,TOA表现为复杂的多房囊性和实性附件肿块,其中输卵管和卵巢不能被识别为分开的个体。

管状结构中缺乏"肠道特征",故排除了小肠结肠炎。此外,临床病史也提示盆腔病变(选项A)。卵巢扭转在PID患者中并不常见,因为炎症过程中盆腔粘连形成(选项B)。输卵管积脓是PID的表现,与恶变无关(选项D)。

参考文献: Hertzberg BS, Middleton WD. *Ultrasound*: *the requisites*, 3rd ed. Philadelphia, PA: Elsevier, 2016:580.

11 **答案D**。右侧卵巢图像示单纯性囊肿、囊壁薄、透声增加、内无分隔或壁结节。根据美国SRU对无症状卵巢和其他附件囊肿的超声诊断的共识声明:

对于绝经后女性,直径≤1cm的单纯性囊肿没有临床意义,不需要随访。直径>1cm且≤7cm的囊肿几乎肯定为良性,建议每年超声随访一次(这个问题中的囊肿属于此类,所以选项D正确)。

囊肿直径>7cm则很难完全评估,应考虑进一步的MRI或手术评估。

参考文献: Levine D, Brown DL, Andreotti RF, et al. Management of asymptomatic ovarian and other adnexal cysts imaged at US: Society of Radiologists in ultrasound consensus conference statement. *Radiology* 2010;256(3):943–954.

12 **答案B**。所提供的图像显示了膀胱表面的低回声。这是混响伪像的一个例子,当声音在近场中被强声界面反射时,返回的脉冲足够强,可以从探头本身反射回体内。因此,探头就可以与同一个近场界面进行第二次或多次交互作用。这产生了一组额外的回波,这些回波被解释为来自最初反射体的深部。混响伪像在软组织中通常不明显。然而,囊性结构的无回声背景可以使混响被观察到。

混响伪像可以通过降低功率输出和增益来减少或消除(选项A错误)。还可以通过移动探头使其最小化,使囊性结构不再处于近场。使用更多的耦合剂(选项C)将会去除换能器和皮肤表面之间的空气,消除空气引起的反射,但不会影响混响伪像。即使膀胱膨胀得更大(选项D),如果其他所有参数保持不变,它仍然在近场。因此,不会对混响伪像产生影响。

参考文献: Hertzberg BS, Middleton WD. *Ultrasound*: *the requisites*, 3rd ed. Philadelphia, PA: Elsevier, 2016:22.

13 **答案D**。图A显示1个光滑的高回声肿块,深入子宫底部宫腔。图B显示的是供应血管延伸到肿块。这是子宫内膜息肉的特征性表现。子宫内膜息肉是子宫内膜腺体和间质常见的良性增生过度,从而在子宫内膜表面形成一个突出物。它们是绝经前和绝经后女性阴道异常出血最常见的病因之一。然而,它们也可能是无症状的。虽然大多数子宫内膜息肉是良性的,但也有一小部分(0.5%~3%)可能是癌前病变或恶性病变。子宫内膜息肉的典型声像图表现为子宫内膜腔内的局灶性、圆形高回声肿块。子宫内膜息肉的特征是在蒂部可见供血动脉。如果供血动脉不容易显示,可能需要子宫声学造影来确定诊断。

　　这里的超声图像显示了子宫内膜息肉的典型表现。正常的子宫内膜(选项 A)是不可能有这样的表现的。通常,子宫内膜增生(选项 B)的特征是子宫内膜弥漫性增厚,而不是子宫内膜息肉的局灶性病变。超声子宫造影有助于区分这 2 种病变。子宫内膜增生不会出现血管蒂。黏膜下子宫肌瘤(选项 C)通常为低回声伴后方声影,并被覆子宫内膜回声。

参考文献: Jorizzo JR, Chen MYM, Riccio GJ. Endometrial polyps. *AJR Am J Roentgenol* 2001;176(3): 617 – 621.

　　Rumack CM, Wilson SR, Charboneau WJ. *Diagnostic ultrasound*, 4th ed. Philadelphia, PA: Elsevier Health Sciences, 2011:564.

14　**答案 B**。图 A 显示左侧卵巢 1 个巨大的囊实混合性肿块。图 B 显示病变实性部分的低阻力动脉血流。当评估 1 个卵巢囊实混合性病变时,增加肿瘤恶性程度的特征是厚的不规则间隔(＞3mm)、壁增厚和乳头状赘生物,即沿间隔或沿壁的实性结节。在囊性卵巢肿瘤中,有内部血流的实性结节最有可能与恶性肿瘤相关。在实性成分中存在极低阻力的动脉血流增加了怀疑的程度,但对恶性肿瘤没有特异性。黄体囊肿也可见低阻力血流,部分卵巢癌也可见高阻力动脉血流。

　　病变大小也是一个重要因素。较大的肿块(＞10cm)更有可能是恶性的。乳头状赘生物的存在(而不是缺失)和实性成分也会增加对恶性肿瘤的关注。然而,如上所述,内部血流的存在极有可能与恶性肿瘤相关。

参考文献: Hertzberg BS, Middleton WD. *Ultrasound: the requisites*, 3rd ed. Philadelphia, PA: Elsevier, 2016:592 – 598.

(蒋莹　王耀　译)

第 7 章 早期妊娠

1a 患者女，37 岁，因剧吐、阴道排出小水疱急诊就诊，实验室检查白细胞计数 7.5 ×10⁹/L。经阴道超声图像如下所示。

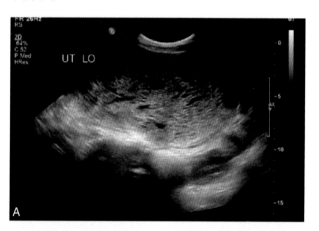

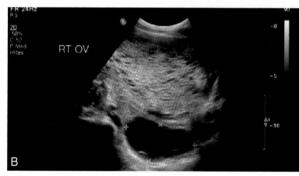

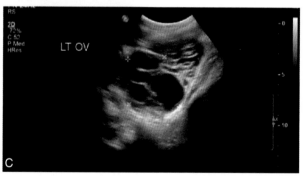

根据病史及声像图表现，下一步最恰当的处理是：

A. 该患者最可能是子宫内膜癌，建议 CT 扫描进行分期。

B. 按照盆腔炎症疾病治疗。　　　　　　C. 建议行宫腔镜及组织活检排除恶性肿瘤。

D. 声像图考虑葡萄胎妊娠，建议行血清 β−hCG 检查。

1b 该患者患以下哪种疾病的风险增加？

A. 子宫内膜癌　　　　　　　　　　　　B. 高凝状态

C. 持续性滋养细胞肿瘤　　　　　　　　D. 顽固性腹水

2a 患者女，29 岁，右下腹痛，无阴道流血，血清 β−hCG：3520U/L，经阴道超声图像如下所示。

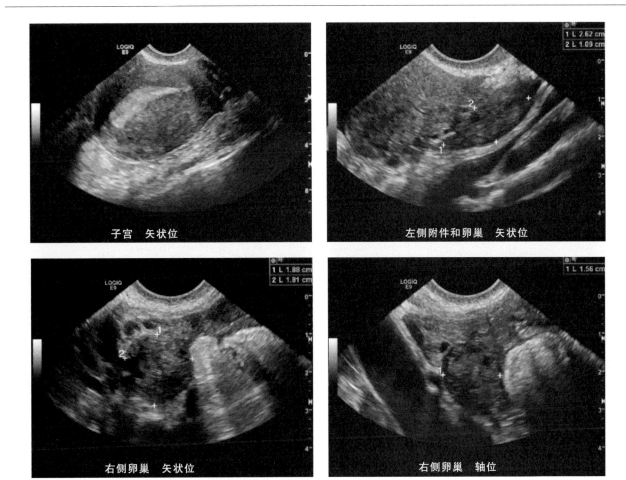

子宫　矢状位

左侧附件和卵巢　矢状位

右侧卵巢　矢状位

右侧卵巢　轴位

根据 2012 年 10 月发表于 SRU 多专业共识会议中的"妊娠早期流产和排除宫内活胎妊娠的诊断"知识，下一步最恰当的处理是：

A. 超声图像未明确是宫内妊娠还是宫外妊娠。该患者最好按照宫外妊娠的情况处理，使用 IMX 或其他药物或外科手术治疗。

B. 宫内妊娠可能性较大，建议复查血清 β – hCG 和阴道超声。

C. 有可能是宫内妊娠，但也有可能不是，故建议按照异位妊娠治疗。治疗前至少应复查血清 β – hCG 和阴道超声。

D. 超声图像表明是发育不良的宫内妊娠，建议扩宫行刮宫术。

2b　右侧附件区的声像图如下所示。

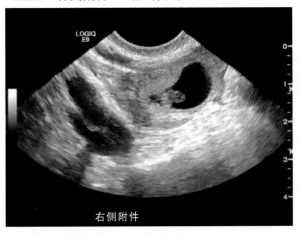

右侧附件

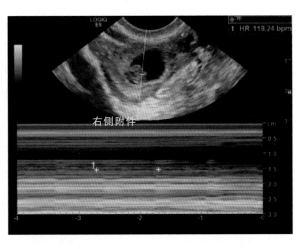

右侧附件

该声像图诊断异位妊娠的准确率为:

A. 75%   B. 85%

C. 95%   D. 100%

3 超声最早发现哪种妊娠囊结构可以确定是宫内妊娠?

A. 羊膜   B. 胚胎

C. 卵黄囊   D. 胎盘

4 患者女,31岁,4周前行人工流产后持续阴道流血来急诊就诊。实验室检查结果如下:白细胞 $7.418 \times 10^9/L$,血红蛋白 6.1g/dL,红细胞比容 19.1%,$\beta - hCG$ 2717U/L,最可能的诊断是:

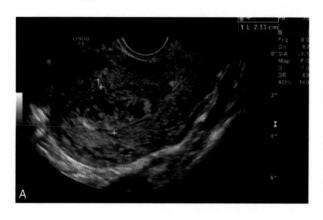 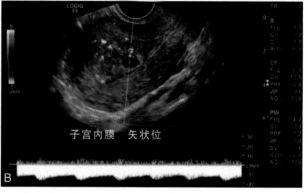

A. 子宫内膜血肿   B. 子宫动静脉畸形

C. 妊娠组织物残留   D. 子宫内膜炎

5 依据声像图表现,该妊娠的绒毛膜和羊膜囊为:

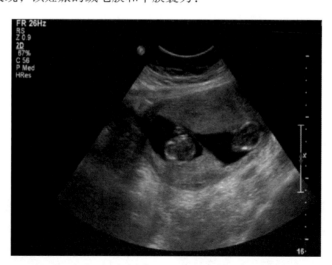

A. 单绒毛膜囊,单羊膜囊   B. 单绒毛膜囊,双羊膜囊

C. 双绒毛膜囊,单羊膜囊   D. 双绒毛膜囊,双羊膜囊

6 妊娠试验阳性,宫内表现为圆形或椭圆形的液性回声,最有可能的诊断为:

A. 异位妊娠   B. 宫内妊娠

C. 子宫内膜异位症   D. 自然流产

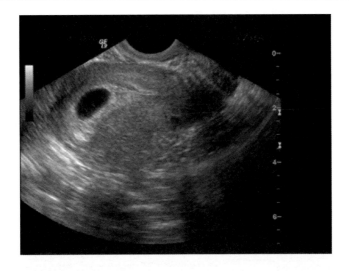

7 依据 SRU 共识，头臀长为多少时可见胎心搏动？

A. 3mm
B. 5mm
C. 7mm
D. 9mm

8 妊娠 8 ~10 周时，颅内的无回声结构是下列哪种结构？

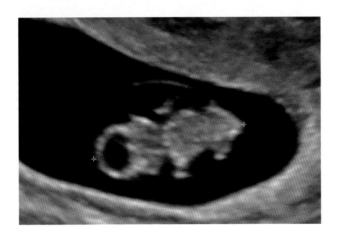

A. 正常脑室
B. 脑室扩张
C. 菱脑
D. 无脑畸形

9 患者女，26 岁，妊娠早期出现下腹痛，以下哪项指标表明该异常表现有临床意义？

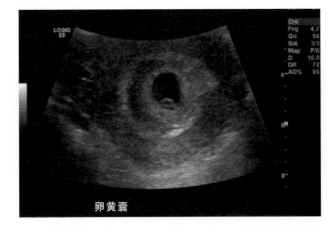

A. 疼痛时间的长短　　　　　　　B. 疼痛的范围

C. 妊娠周数　　　　　　　　　　D. 患者年龄

10 以下哪项为确定孕龄最准确的方法?

A. 孕囊平均内径　　　　　　　　B. 末次月经

C. 头臀长　　　　　　　　　　　D. 妊娠中期的生物学测量参数

11 单绒毛膜囊单羊膜囊双胎妊娠有几个卵黄囊?

A. 0 个　　　　　　　　　　　　B. 1 个

C. 2 个　　　　　　　　　　　　D. 3 个

12 伴有宫缩的妊娠期女性行盆腔超声检查,该声像图是下列哪种情况的超声表现?

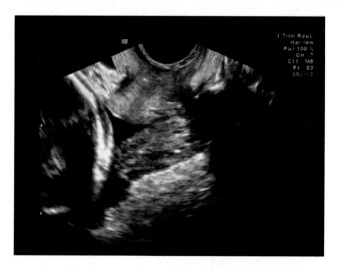

A. 前置胎盘　　　　　　　　　　B. 宫颈漏斗开放

C. 正常宫颈　　　　　　　　　　D. 宫颈缩短

13 妊娠早期妊娠 10 周以前可以使用下列哪种超声检测?

A. Tis　　　　　　　　　　　　　B. Tib

C. Tix　　　　　　　　　　　　　D. Tim

14 下列产科超声脐带入口的声像图诊断为:

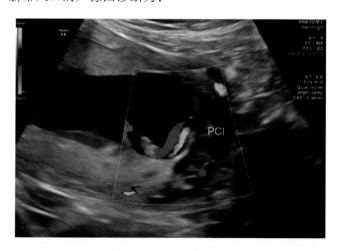

Image courtesy of Donna Justis, RDMS, and Fidelma B. Rigby, MD, Virginia Commonwealth University Health System, Richmond, VA.

A. 中央插入　　　　　　　　　B. 帆状插入

C. 边缘插入　　　　　　　　　D. 血管前置

15　下列哪种方法用于计算胎心率？

A. 频谱多普勒　　　　　　　　B. M 型超声

C. 彩色多普勒　　　　　　　　D. B 型超声

16　正常的脐带内包含：

A. 2 条动脉和 1 条静脉　　　　B. 1 条动脉和 2 条静脉

C. 2 条动脉和 2 条静脉　　　　D. 1 条动脉和 1 条静脉

17　胎盘的正常厚度为：

A. < 2cm　　　　　　　　　　B. 2 ~ 4cm

C. > 4cm　　　　　　　　　　D. 因患者年龄不同而异

18　如下所示妊娠早期声像图的临床意义？

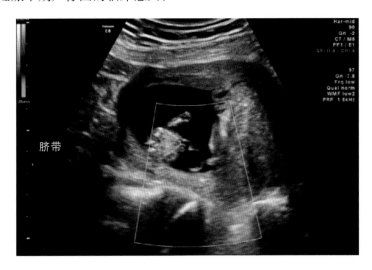

Image courtesy of Hazem Hawasli, MD, Henry Ford Hospital, Detroit, MI.

A. 妊娠早期有 80% 的患者可有此表现　　B. 经常位于脐带胎盘插入点

C. 几乎没有临床意义　　　　　　　　　D. 绝大多数可以持续存在至出生

19　下列哪项做法可以降低机械指数？

A. 增加超声波的中心频率　　　　B. 将焦点靠近探头

C. 增加超声能量输出　　　　　　D. 降低增益

20　热指数（TI）是指：

A. 直接评估组织吸收声波导致的温度上升　　B. 评估受声波作用的组织的温度上升

C. 计算组织散射作用减少的能量　　　　　　D. 不适用于尽可能低的原则

21　以下是 1 例妊娠早期患者的超声图像，接下来对该患者最恰当的处理方式是：

A. 确定该患者妊娠是否正常　　　　B. 缩短下次超声复查的时间间隔

C. 血清 β - hCG 检查　　　　　　　D. 告知患者胚胎停育

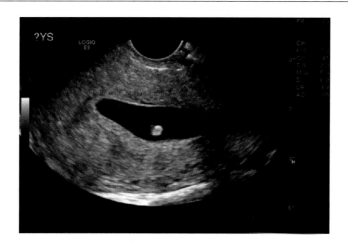

Image courtesy of Hazem Hawasli, MD, Henry Ford Hospital, Detroit, MI.

22 诊断用超声波对人体的潜在生物学危害是:

A. 剂量－效应研究尚未显示任何超声诱导的生物学效应。

B. 随着超声设备的最新进展,潜在的不良生物效应可能会减少。

C. 最近关于超声安全性的讨论是在人类患者中检测到生物效应的结果。

D. 潜在的不良生物效应存在,并可能随着技术的进步而增加。

答案与解析

1a **答案 D**。图 A 显示增大的子宫及宫腔内肿物,肿物表现为多个小囊的实性肿物,称为"暴风雪"征。图 B 和图 C 为增大的两侧卵巢,内径 >7cm 并且有黄素囊肿。根据该患者的病史及宫腔内实性/囊性肿块伴双侧卵巢囊性增大的声像图表现与葡萄胎合并双侧卵巢黄素囊肿一致。此类患者的血清 β-hCG 水平异常增高,常 >100 000mIU/mL。由于其高 hCG 水平,在葡萄胎妊娠中黄素囊肿的发生率为 15%~30%。这是 1 例完全性葡萄胎,妊娠滋养细胞疾病中最常见的一种类型。临床表现为妊娠剧吐、阴道流血、阴道排出小水疱、水肿的绒毛。子宫增大且大于停经天数,胚胎为双倍体,最常见的核型为 46,XX,受精卵由没有遗传物质的卵细胞和 2 条携带父系遗传物质的精子组成("父亲的小女儿")。

　　选项 A 和 C 与病史不符,子宫内膜癌不会表现为剧吐和阴道排出小水疱,同时子宫内膜癌患者多为绝经后女性,而该患者 37 岁较年轻。该患者的白细胞计数正常,因此,选项 B 也不正确。

1b **答案 C**。持续性滋养细胞肿瘤可发生于葡萄胎妊娠(完全型或部分型)、正常妊娠、流产或异位妊娠后。最常见的持续性滋养细胞肿瘤是浸润性葡萄胎,表现为绒毛细胞浸入子宫肌层;少见类型包含绒毛膜癌,易发生远处转移。胎盘原位滋养细胞肿瘤是最罕见但致死率最高的一种持续性滋养细胞肿瘤。

参考文献: Hertzberg BS, Middleton WD. *Ultrasound*: *the requisites*, 3rd ed. Philadelphia, PA: Elsevier, 2016:349-352.

2a **答案 C**。盆腔声像图为正常的子宫及双侧卵巢。宫腔内无妊娠囊及积液声像,附件区也没有异常肿块声像。

　　根据 2012 年 10 月发表在超声放射医师学会(SRU)多专业共识会议上推荐的关于"妊娠早期宫内活胎妊娠流产及排胎的诊断"意见,如果单纯 hCG >3000mIU/mL,有宫内活胎妊娠的可能性,但希望不大。不管怎么样,最有可能的诊断是宫内胚胎停育,因此,在按照宫外孕治疗前,最为恰当的处理方法是至少复查一次血 hCG 及阴道超声。

2b **答案 D**。右侧附件区声像图显示为有胎心搏动的活胎,该患者妊娠试验阳性但没有显示宫内妊娠,这些指标诊断宫外妊娠的阳性预测值为 100%。附件区肿块包含有卵黄囊或没有胎心的胚胎时,诊断宫外孕的阳性预测值也接近 100%。输卵管内或附件区有环形包裹的囊性肿块时,诊断宫外孕的阳性预测值约 95%。没有胚芽、卵黄囊或输卵管内环状的混合性或实性的附件区包块时,诊断宫外孕的阳性预测值约 92%。

参考文献: Doubilet PM, Benson CB, Bourne T, et al. Diagnostic criteria for nonviable pregnancy early in the first trimester. *Ultrasound Q* 2014;30(1):3-9.

　　Hertzberg BS, Middleton WD. *Ultrasound*: *the requisites*, 3rd ed. Philadelphia, PA: Elsevier, 2016: 333-343.

3 **答案 C**。在胎盘循环功能完全建立以前,卵黄囊是最早的母-胎循环系统,它是内径为 3~5mm 的圆形结构,存在于绒毛膜腔内,但是偏心存在于孕囊中。卵黄囊大约于妊娠 5.5 周时可检测到。

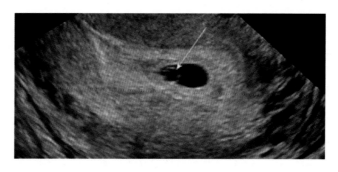

经阴道超声显示卵黄囊(箭头所示)

大约于妊娠6周时,胚芽可以在卵黄囊边缘检测到,长1~2mm,存在于羊膜腔内。羊膜壁较卵黄囊壁薄。

于妊娠7周时很容易看见,但最早于妊娠6.5周可显示。羊膜与绒毛膜于妊娠14~16周时融合。

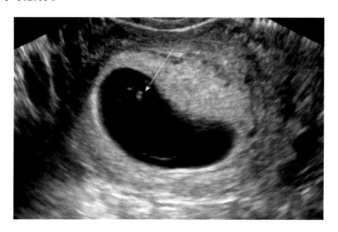

经阴道超声显示羊膜(红箭头所示)和胚芽(白箭头所示)

参考文献: Bree R, Edwards M, Bohm-Velez M, et al. Transvaginal sonography in the evaluation of normal early pregnancy: correlation with HCG level. *AJR Am J Roentgenol* 1989;153(1):75 - 79.

Lindsay DJ, Lovett IS, Lyons EA, et al. Yolk sac diameter and shape at endovaginal US: predictors of pregnancy outcome in the first trimester. *Radiology* 1992;183(1):115 - 118.

4 **答案 C**。图 A 显示异常增厚的内膜中可见多个囊性回声的实质性肿块,图 B 显示肿块内有血流信号。根据提供的图片、临床病史、实验室检查结果,答案是选项 C,妊娠残留物。患者妊娠残留物(RPOC)的典型临床表现是异常的阴道流血。常见于妊娠中期自然流产、早产、人工流产后和胎盘植入。宫腔内肿块并含有血流信号可以诊断宫腔内妊娠物残留,但是没有血流信号显示时也不能除外 RPOC。由于胎盘的成熟,肿物内的钙化灶可以高度提示 RPOC。

选项 A,内膜血肿不正确,因为肿块内含有血流信号,而内膜血肿内不会出现血流信号。选项 B,子宫动静脉畸形,为流产后或产后严重阴道流血,超声图像上表现为子宫肌层内多条迂曲管状结构,或者是子宫肌层内或内膜内肿块。但是,这种疾病比较少见,血清 β - hCG 也不会像此病例一样升高。选项 D,子宫内膜炎,显示为子宫内膜增厚,伴或不伴有液体和气体。此类患者会表现为发热和白细胞计数增加,而该患者的白细胞计数正常。

参考文献: RumackCM, Wilson SR, Charboneau WJ. *Diagnostic ultrasound*, 4th ed. Philadelphia, PA: Elsevier Health Sciences, 2011:560 - 561, 1521 - 1523.

5 **答案 D**。这是 1 个双绒毛膜囊双羊膜囊妊娠,1 个厚的膜分开 2 个胎儿。1 个薄的膜是单绒毛膜双羊膜囊双胎妊娠,且这个薄的膜在超声上很难看见。同时,这幅图像也是 1 个很好的"双胎峰"或 λ 征的例子,即 2 个绒毛膜囊融合处的三角形部分。这个征象有助于确诊为双绒毛膜囊。一旦确定是双绒毛膜囊就可以确定为双绒毛膜囊双羊膜囊妊娠,因为双绒毛膜囊单羊膜囊双胎是不存在的。

参考文献：Hertzberg BS, Middleton WD. *Ultrasound*：*the requisites*, 3rd ed. Philadelphia, PA：Elsevier, 2016：496 – 497.

6 **答案 B**。虽然蜕膜内征或双环征高度提示为宫内妊娠(IUP),但是没有这些征象也不能排除宫内妊娠。异位妊娠时,宫腔内的液性分泌物或血液可以称之为假孕囊或蜕膜管型,但这种情况也只有大约 10% 的异位妊娠会出现。假孕囊的低发生率加上宫内妊娠的高概率,导致患者出现宫腔内平滑的圆形或椭圆形的囊性结构为宫腔内妊娠的可能性为 99.5%。因此,在证明为其他结果前应视为宫内妊娠。

　　不明部位的妊娠这一术语用于没有明确的宫内妊娠和附件区正常时,其鉴别诊断包括极早期的宫内妊娠、隐匿性宫外孕和完全性自然流产。

参考文献：Barnhart KT. Ectopic pregnancy. *N Engl J Med* 2009；361(4)：379 – 387.

　　Campion EW, Doubilet PM, Benson CB, et al. Diagnostic criteria for nonviable pregnancy early in the first trimester. *N Engl J Med* 2013；369(15)：1443 – 1451.

　　Doubilet PM, Benson CB. First, do no harm...to early pregnancies. *J Ultrasound Med* 2010；29(5)：685 – 689.

　　Rodgers SK, Chang C, DeBardeleben JT, et al. Normal and abnormal US findings in early first-trimester pregnancy：review of the society of radiologists in ultrasound 2012 consensus panel recommendations. *RadioGraphics* 2015；35(7)：2135 – 2148.

7 **答案 C**。胎心活动在胚胎只有 1~2mm 时即可检测到,相当于妊娠 6 周左右。但是,在胚胎 <4mm 时,没有胎心活动也可能是正常的。为了解释说明由不同的仪器设备、测量差异或其他差异而产生的超声图像差异,超声放射医师协会确立头臀长为 7mm 或更长时,应该可以检测到胎心活动。妊娠失败的明确诊断需要确保胚胎至少为 7mm,并且没有胎心活动。

参考文献：Campion EW, Doubilet PM, Benson CB, et al. Diagnostic criteria for nonviable pregnancy early in the first trimester. *N Engl J Med* 2013；369(15)：1443 – 1451.

　　Rodgers SK, Chang C, DeBardeleben JT, et al. Normal and abnormal US findings in early first-trimester pregnancy：review of the society of radiologists in ultrasound 2012 consensus panel recommendations. *RadioGraphics* 2015；35(7)：2135 – 2148.

8 **答案 C**。妊娠 8~10 周时可以检测到菱脑,为颅内的圆形无回声结构,代表着发育中的后脑(延髓、脑桥、小脑)。

　　先天性无脑畸形是最常见的中枢神经系统畸形,为神经管的前端闭合失败所致。最重要的超声诊断特征是颅骨的缺失,妊娠 11 周后可以诊断。

　　轻度脑室扩张是指侧脑室宽度 ≥10mm(体部测量)。

参考文献：Cardoza JD, Goldstein RB, Filly RA. Exclusion of fetal ventriculomegaly with a single measurement：the width of the lateral ventricular atrium. *Radiology* 1988；169(3)：711 –714.

　　Cyr DR, Mack LA, Nyberg DA, et al. Fetal rhombencephalon：normal US findings. *Radiology* 1988；166(3)：691 – 692.

Johnson SP, Sebire NJ, Snijders RJM, et al. Ultrasound screening for anencephaly at 10 – 14 weeks of gestation. *Ultrasound Obstet Gynecol* 1997;9(1):14 – 16.

Rodgers SK, Chang C, DeBardeleben JT, et al. Normal and abnormal US findings in early first-trimester pregnancy: review of the society of radiologists in ultrasound 2012 consensus panel recommendations. *RadioGraphics* 2015;35(7):2135 – 2148.

9 **答案 B**。超声图像显示一处新月形的低回声积液邻近宫腔内妊娠囊,与绒毛膜下出血一致。

据报道早期妊娠绒毛膜下出血合并阴道流血的发生率为18% ~22%。包绕绒毛膜的周长超过2/3 的大的血肿使流产的风险加倍。

参考文献:Bennett GL, Bromley B, Lieberman E, et al. Subchorionic hemorrhage in first-trimester pregnancies: prediction of pregnancy outcome with sonography. *Radiology* 1996;200(3):803 – 806.

Leite J, Ross P, Rossi AC, et al. Prognosis of very large first-trimester hematomas. *J Ultrasound Med* 2006;25(11):1441 – 1445.

Rodgers SK, Chang C, DeBardeleben JT, et al. Normal and abnormal US findings in early first-trimester pregnancy: review of the society of radiologists in ultrasound 2012 consensus panel recommendations. *RadioGraphics* 2015;35(7):2135 – 2148.

10 **答案 C**。妊娠早期至妊娠13 +6/7 周评估孕龄的最佳方法是测量头臀长,精确度 ±(5 ~ 7)天。妊娠早期越早测量其准确度越高,如有可能,取 3 次独立测量所得的平均值评估孕龄。胚胎或胎儿必须处于标准的正中矢状切面,显示出胎儿脊柱及生殖节,头臀长测量是从胎儿头部到臀部的直线距离。测量孕囊平均径不推荐用于估测预产期。

头臀长 >84mm(>14 周)时,头臀长评估孕龄的准确性降低,因此,妊娠中期利用生物学参数评估孕龄。

末次月经时间是首选的计算预产期的方法,预产期为末次月经 +280 天,但是当妊娠期女性的月经周期不是28 天或排卵期不是月经第14 天时,该方法评估预产期则不准确。除此之外,据估计只有50% 的妊娠期女性能记起准确的末次月经的日期。妊娠早期,当超声胎龄与末次月经胎龄相差超过 7 天时,以超声胎龄为准。

参考文献:American College of Obstetricians and Gynecologists Committee Opinion No. 611: method for estimating due date. *Obstet Gynecol* 2014;124:863 – 866.

11 **答案 B**。孕囊内的卵黄囊数有助于确定妊娠的羊膜囊数。如果胚胎存活,卵黄囊数和羊膜囊数是一致的。对于 1 个单绒毛膜囊单羊膜囊双胎妊娠则有 2 个胚胎、1 个绒毛膜囊、1 个羊膜囊、1 个卵黄囊。

参考文献:Tan S, Pektas MK, Arslan H. Sonographic evaluation of the yolk sac. *J Ultrasound Med* 2012; 31(1):87 – 95.

12 **答案 B**。超声测量宫颈管长度是最敏感的早产的预测指标。早产的风险随着宫颈管的缩短而增加,发现得越早,早产风险越高。妊娠14 ~ 30 周,宫颈管测量长度应 >30mm,宫颈漏斗是指宫颈内口开放,同时宫颈管逐渐缩短。宫颈漏斗常伴随着宫颈缩短,如宫颈管没有缩短而仅呈漏斗状,则不会增加早产的风险。

参考文献:Iams JD, Goldenberg RL, Meis PJ, et al. The length of the cervix and the risk of spontaneous premature delivery. *N Engl J Med* 1996;334(9):567 – 573.

Woodeld CA, Lazarus E, Chen KC, et al. Abdominal pain in pregnancy: diagnoses and imaging unique to pregnancy—review. *AJR Am J Roentgenol* 2010;194(6 Suppl):WS14 – WS30.

13　答案 **A**。软组织热指数(Tis)用于妊娠 10 周之前,骨骼热指数(Tib)用于妊娠 10 周及妊娠 10 周以后,骨骼明显骨化时。

参考文献: *AIUM practice parameter for the performance of obstetric ultrasound examinations.* 2013.

14　答案 **B**。超声图像显示脐带入口超过胎盘边缘,为帆状胎盘脐带入口。

　　典型的胎盘脐带插入口常位于胎盘实质的中央,少数的变异是边缘性脐带入口和帆状脐带入口。边缘性脐带入口是位于胎盘边缘 1cm 内,帆状入口是指脐带入口超过胎盘边缘位于胎膜下,从异常插入点到胎盘实质。脐带血管走行于绒毛膜和羊膜间,不受华腾胶的保护,容易破裂。当暴露的血管跨越宫颈内口(前置血管),在支撑这些血管的膜破裂或生产时,会导致大出血。

参考文献: Elasayes KM, Trout AT, Friedkin AM, et al. Imaging of the placenta: a multimodality pictorial review. *RadioGraphics* 2009;29(5):1371 - 1391.

15　答案 **B**。遵循声辐射最低的原则,为了尽可能减少超声暴露提供必需的诊断信息,应使用 M 型超声而不是多普勒超声检测胚胎或胎儿的心率。

参考文献: *AIUM practice parameter for the performance of obstetric ultrasound examinations.* 2013.

16　答案 **A**。正常的脐带是包含 2 条动脉和 1 条静脉,只要任何一段脐带含有 3 根血管,即使有些节段只含有 2 根血管,该脐带也是 3 根血管的脐带。90% 的妊娠是含有 3 根血管,只含有 2 根脐带血管(1 根动脉,1 根静脉)的胎儿有合并结构畸形和生长受限的高风险。

参考文献: Hertzberg BS, Middleton WD. *Ultrasound: the requisites*, 3rd ed. Philadelphia, PA: Elsevier, 2016:484.

17　答案 **B**。正常的胎盘厚度为 2 ~ 4cm,在其中部测量。胎盘过薄常常合并血管和血液系统紊乱导致微栓塞,胎盘过厚则会合并胎儿水肿、产前感染、妊娠期糖尿病和妊娠期贫血。注意子宫收缩或胎盘附近的肌瘤会使胎盘看似增厚。

参考文献: Elasayes KM, Trout AT, Friedkin AM, et al. Imaging of the placenta: a multimodality pictorial review. *RadioGraphics* 2009;29(5):1371 - 1391.

18　答案 **C**。妊娠早期腹部超声显示胎儿脐带插入点可见 1 个薄壁的囊肿。

　　脐带囊肿可以是真性囊肿(妊娠早期占 3.4%)和假性囊肿。假性囊肿更加常见,表示华腾胶局部水肿和液化,没有上皮组织。2 种囊肿常常位于脐带胎儿插入点附近不易被超声检测到。大多数妊娠早期发现的囊肿可自行溶解,因此没有临床意义。但是,当在妊娠晚期发现脐带囊肿时,推荐详细的胎儿解剖筛查:合并有脐带囊肿时胎儿患染色体异常或胎儿缺陷的患病率增加 20%。

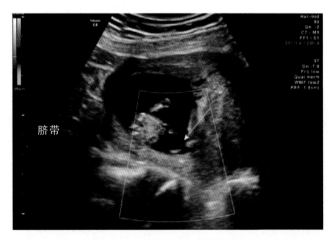

脐带入口处脐带囊肿(箭头所示)

参考文献：Moshiri M, Zaidi SF, Robinson TJ, et al. Comprehensive imaging review of abnormalities of the umbilical cord. *RadioGraphics* 2014;34(1):179 – 196.

19 **答案 A**。机械指数(MI)和热指数(TI)用于评估超声束的机械和热生物学效应。MI 用于测量超声波导致空化相关的生物学效应的可能性。MI = 峰值负压/SQRT。因此,MI 与中心频率成反比,随着频率增加而减低。越近探头声束能量衰减较小,声能的振幅(稀疏压)越高,因此,移近声聚焦区能增加 MI。增益不会影响声能量,因此,其不会影响 MI。

参考文献：AIUM. Section 7—discussion of the mechanical index and other exposure parameters. *J Ultrasound Med* 2000;19(2):143 – 168.

20 **答案 B**。热指数(TI)是用于评估由于组织对声能的吸收导致受声波作用的组织内温度的升高。热指数是声能量和使组织温度升高 1℃所需要的声能量的比值。由于吸收和散射声能量发生衰减,吸收导致声能转换成热量。热指数和机械指数的意义是通过提供一个产生热效应和空化效应的相对风险指标给超声医生,以利于更好地遵循尽可能低的原则。

参考文献：American Institute of Ultrasound in Medicine. *Medical ultrasound safety*, 3rd ed. Laurel, MD: AIUM, 2014.

21 **答案 D**。1 例妊娠早期患者经阴道超声显示为高回声的卵黄囊,声像图表现与卵黄囊的钙化表现一致,在妊娠 12 周以前的活胎不会出现卵黄囊的钙化,仅在死胎中出现。卵黄囊钙化在胚胎发生死亡几天之后出现。因此,选项 D 告诉患者胚胎停育是正确答案。

参考文献：Harris RD, Vincent LM, Askin FB. Yolk sac calcication: a sonographic finding associated with intrauterine embryonic demise in the first trimester. *Radiology* 1988;166:109 – 110.

Lyons EA, Levi CS. The first trimester. In: Rumack CM, Wilson SR, Charboneau JW (eds). *Diagnostic ultrasound*, 3rd ed. St Louis, MO: CV Mosby Co., 2005;1070 – 1100.

Tan S, Pektas MK, Arsaln H. Sonographic evaluation of the yolk sac. *J Ultrasound Med* 2012;31(1):87 – 95.

22 **答案 D**。美国超声医学会(AIUM)在 2005 年发表声明:目前尚无充分的证据表明诊断性超声和对人体的生物学伤害两者有因果关系。几乎没有任何因为暴露于诊断超声而引起损伤的事件。但是,剂量 – 效应实验研究表明更高强度的声能能够导致声波引起的生物学效应和组织损害。由于诊断性超声的应用越来越多和需要更强的诊断能力,因此医疗机构、仪器制造商和 FDA 互相讨论产生了一个标准,即允许输出更高的能量。所以,设备操作者必须被告知谨慎使用超声成像。

参考文献：American Institute of Ultrasound in Medicine. *Medical ultrasound safety*, 3rd ed. Laurel, MD: AIUM, 2014.

（杨霞 刘静华 译）

第 8 章　中晚期妊娠

1a　患者女, 26 岁, 因患妊娠期糖尿病行胎儿超声扫描。该患者妊娠 13 周时进行了超声检查, 妊娠 22 周进行的胎儿超声和 MRI 扫描。最可能的诊断是:

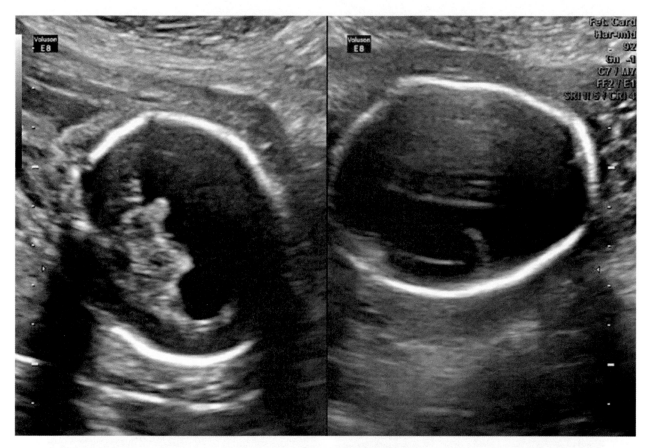

A. 积水性无脑畸形   B. 重度脑积水

C. 无脑叶全前脑畸形   D. 无脑儿

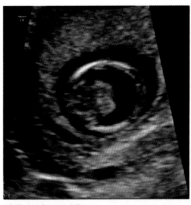

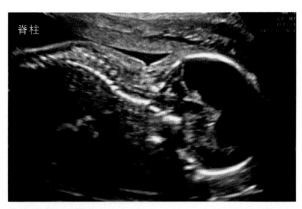

脊柱

胎儿超声:13 周+2

胎儿超声:22 周+6

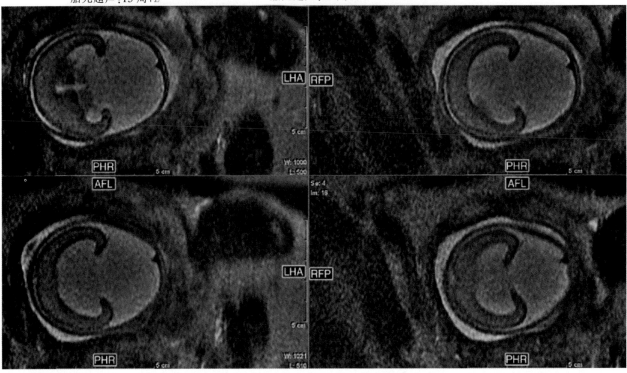

胎儿 MRI:22 周+6

1b 无脑叶全前脑畸形伴随的颜面部中线结构畸形是:

A. 眼距过宽

B. 额部隆起

C. 颅缝早闭

D. 唇腭裂

2a 妊娠22 周,第一胎,产前超声图像异常和 AFP 升高(1500ng/mL),另外还应进行哪种胎儿结构显像?

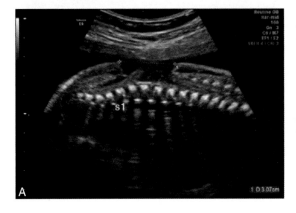

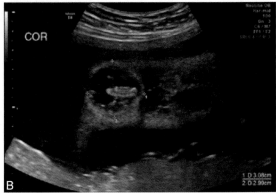

A. 胎儿心脏　　　　　　　　　　B. 胎儿颅脑

C. 胎儿泌尿生殖道　　　　　　　D. 胎儿胃肠道

2b　胎儿颅脑的其他解剖结构异常图像如下所示，最可能的诊断是：

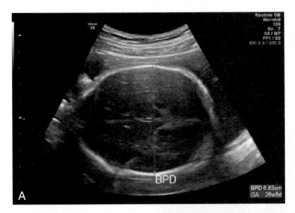
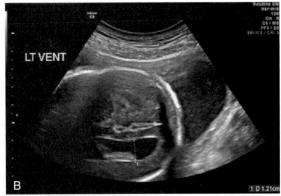
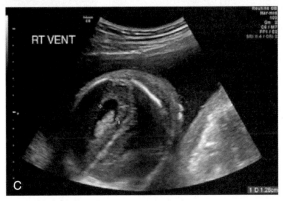

A. Meckel – Gruber 综合征　　　　B. Dandy – Walker 综合征

C. 唐氏综合征　　　　　　　　　　D. Chiari Ⅱ 型畸形

3a　对胎龄 29 周的胎儿进行产前超声检查，其心脏与胸腔水平的超声图像如下所示，软组织肿块侵占了哪个心腔？

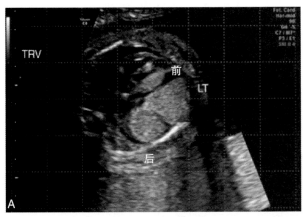
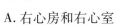
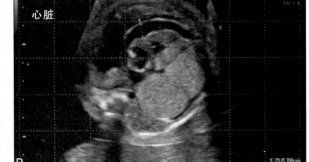

A. 右心房和右心室　　　　　　　B. 左心房和左心室

C. 右心房和左心室　　　　　　　D. 左心房和右心室

3b　下列哪种情况最可能并发这种心脏肿块？

A. 唐氏综合征　　　　　　　　　B. 多发性神经纤维瘤 2 型

C. VHL 综合征 　　　　　　　　　　　　D. 结节性硬化

4　患者女,21 岁,于妊娠 26 周 +3 天时行产前超声检查,为了鉴别这种肿块与其他的先天性肺肿块,下列哪种特征最有用?

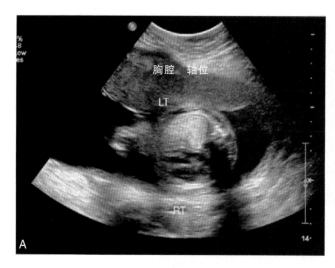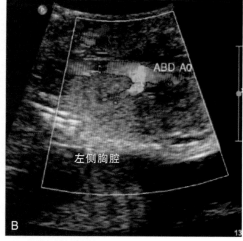

A. 血供来源于主动脉系统 　　　　　　　B. 血供来源于肺动脉系统

C. 纵隔移位 　　　　　　　　　　　　　D. 没有纵隔移位

5a　胎儿 18 周的超声图像、22 周的 MRI 图像以及产后新生儿的胸部和腹部 X 线图像如下所示,这个新生儿的发病率和死亡率取决于下列哪种情况?

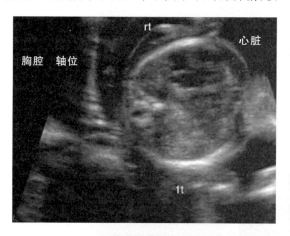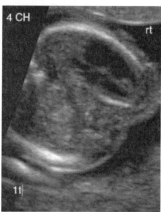

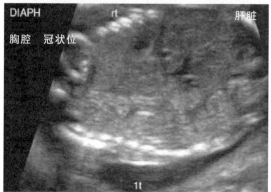

胎儿 18 周时的超声图像

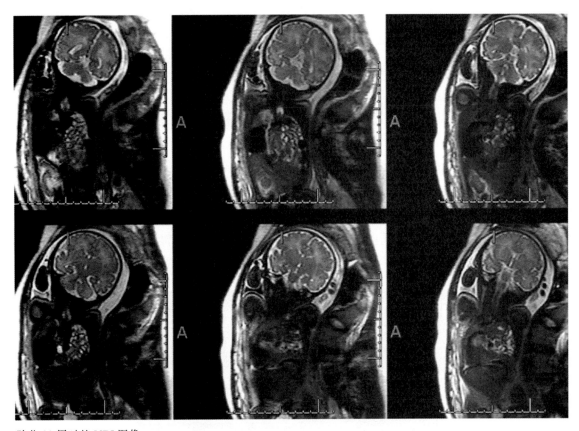

胎儿 22 周时的 MRI 图像

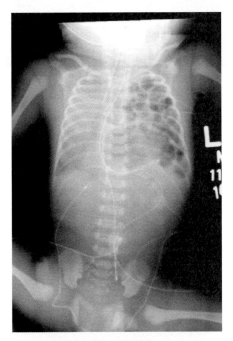

新生儿胸部和腹部 X 线图像

A. 先天性心脏病　　　　　　　　　B. 肺发育不良

C. 肠梗阻　　　　　　　　　　　　D. 泌尿系梗阻

5b　下列哪项是进行胎儿 MRI 检查的适应证？

A. 监测胎儿肾盂扩张　　　　　　　B. 羊水容量的定量评估

C. 肺发育不良的评估   D. 胎儿水肿的评估

6 行胎儿超声检查时,以下哪种情况增加能量输出应是合理的?

A. 使用 12MHz 的线阵探头,因为穿透力不够,不能清晰显示胎儿所有解剖结构时。

B. 接近探头的羊水内显示多个水平的回声时。

C. 穿透力不足阻止全面评估胎儿时,应使用低频率探头并且增加增益。

D. 为了降低潜在的生物学效应。

7 以下哪种操作可以增加超声信号而不会引起胎儿组织温度的上升?

A. 延长检查时间   B. 增加能量输出

C. 增加增益   D. 从 B 型超声转换成彩色多普勒

8a 患者女,42 岁,妊娠 28 周伴随宫颈管缩短,胎儿多发畸形。胃泡水平的超声图像如下所示,以下哪种综合征与该畸形相符?

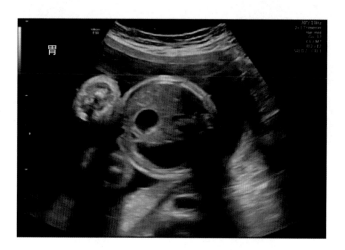

A. 结节性硬化   B. 神经纤维瘤病 1 型

C. 21 - 三体   D. 13 - 三体

8b 胎龄 33 周胎儿,因胎心监护异常紧急剖宫产娩出。出生第 1 天的腹部 X 线片如下所示,对该患儿以下哪种处理方法最恰当?

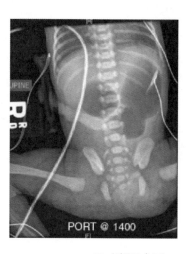

A. 手术修复   B. 胃肠减压

C. 肠外营养   D. 药物治疗

9　以下哪种超声类型有最高的热指数,因此在胚胎或胎儿成像时应避免或适当调节使用?

A. 3D/4D　　　　　　　　　　　　B. 彩色/频谱多普勒

C. M－型多普勒　　　　　　　　　D. 灰阶电影

10　胎龄 14 周的胎儿超声图像如下所示,最可能的诊断是:

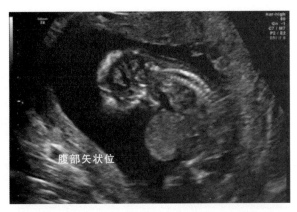
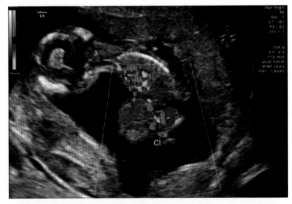
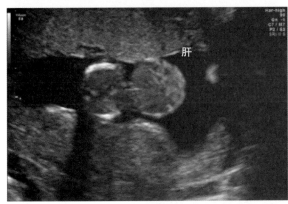
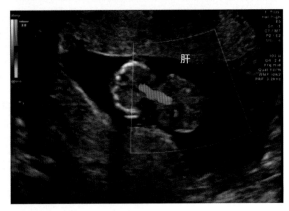

A. 腹裂　　　　　　　　　　　　　B. 脐膨出

C. 中肠扭转　　　　　　　　　　　D. 小肠闭锁

11a　胎龄 12 周的胎儿,除下图超声表现外,进一步检测到双侧肾盂积水(图片未显示),肾盂积水最可能的病因是:

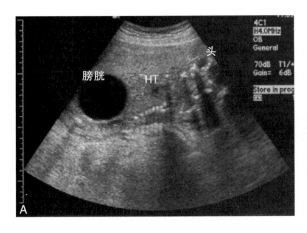
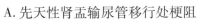
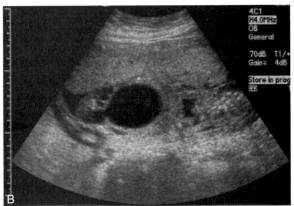

A. 先天性肾盂输尿管移行处梗阻　　B. 后尿道瓣膜

C. 神经性膀胱功能障碍　　　　　　D. 输尿管囊肿

11b   下列哪项预示后尿道瓣膜置换术预后良好?

    A. 羊水过少　　　　　　　　　　　B. <24 周时诊断

    C. 肾周的尿性囊肿　　　　　　　　D. 尿性腹水

12a   胎龄 32 周胎儿,因泌尿生殖系统异常复查超声,图像如下所示,最可能的诊断是:

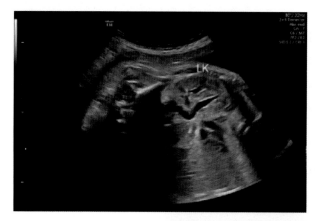 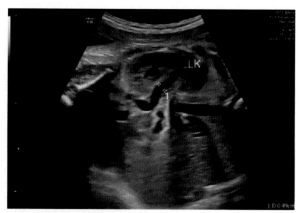

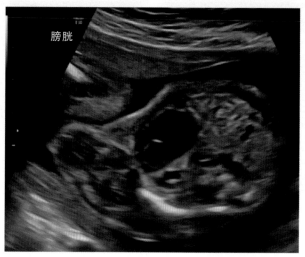

    A. 多囊性肾发育不良　　　　　　　B. 中胚层肾瘤

    C. 常染色体隐性遗传性多囊肾　　　D. 重复肾集合系统

12b   在重复肾集合系统中的排列,以下哪个正确?

    A. 上段输尿管原位开口　　　　　　B. 上段输尿管异位开口

    C. 下段输尿管并发输尿管末端囊肿　D. 下段输尿管并发憩室

13   患者女,41 岁,妊娠 22 周时行常规胎儿结构筛查,胎儿四肢的声像图及测量值如下,下列哪项指标预示该胎儿为致死性畸形?

    A. 颅面部畸形　　　　　　　　　　B. 肺发育不良

    C. 羊水过少　　　　　　　　　　　D. 泌尿生殖系异常

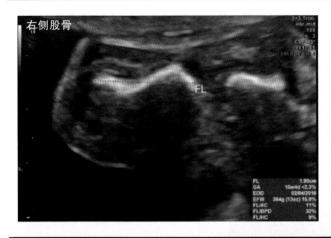
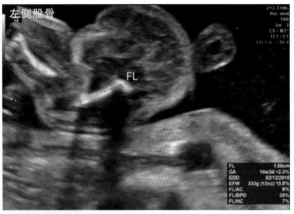
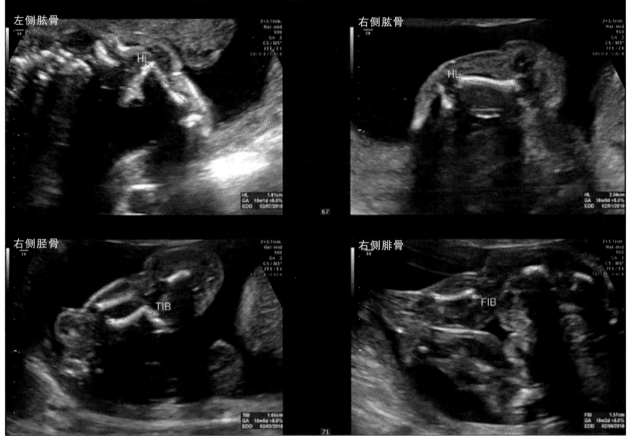

14 患者女,30 岁,妊娠 23 周提示胎儿宫内生长受限,最可能的诊断是:

A. 13 – 三体　　　　　　　　　　B. 18 – 三体

C. 21 – 三体　　　　　　　　　　D. Turner 综合征(45 X)

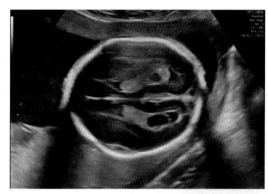
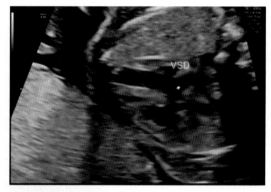
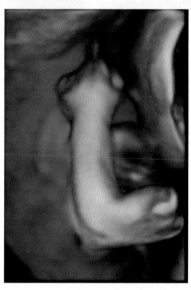

15　下列哪项操作在理论上可以降低超声波的机械指数？

　　A. 将焦点远离探头　　　　　　　　B. 增加超声束的能量输出

　　C. 开启谐波模式　　　　　　　　　D. 降低超声探头频率

16　下列哪种成像技术可用于确认妊娠中期胎儿的肠道回声？

　　A. 3D/4D 成像　　　　　　　　　　B. 用多普勒确认血流

　　C. 关闭组织谐波　　　　　　　　　D. 使用高频探头（>5MHz）

17　患者女，37 岁，妊娠 32 周时测值小于孕周；妊娠 32 周和 34 周时，脐动脉多普勒频谱图如下所示。根据上述胎儿脐动脉频谱表现，以下哪项与胎儿宫内窘迫相关？

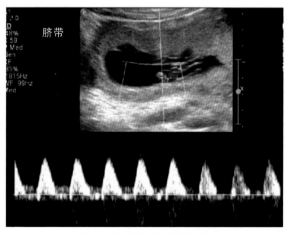
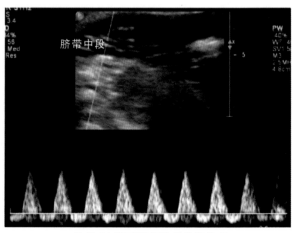

胎儿 32 周时脐动脉多普勒检查　　　　　　　　胎儿 34 周时脐动脉多普勒检查

A. 收缩期峰值速度增加　　　　　　B. 收缩期峰值速度减低

C. 舒张末期血流速度增加　　　　　D. 舒张末期血流反向

18a　患者女,25 岁,既往有异位妊娠及剖宫产史,现妊娠 20 周行常规胎儿结构筛查,子宫下段声像图如下所示,最合适的诊断是:

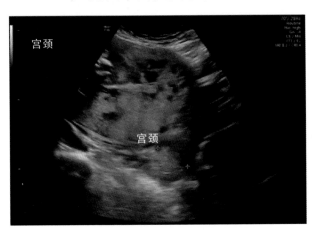
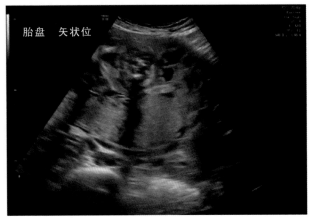

A. 血管前置　　　　　　　　　　　B. 前置胎盘

C. 绒毛膜癌　　　　　　　　　　　D. 胎盘早剥

18b　以下哪种情况会增加形成前置胎盘的可能性?

A. 阴道分娩史　　　　　　　　　　B. 头胎妊娠

C. 高龄产妇　　　　　　　　　　　D. 妊娠期糖尿病

19　患者女,32 岁,G2P1,妊娠 32 周行产科超声检查,最合适的诊断是:

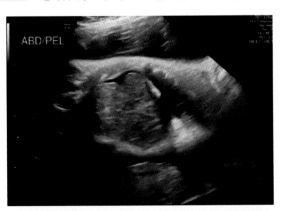
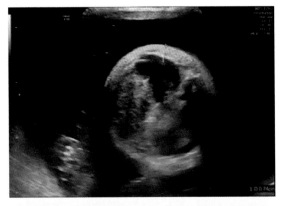
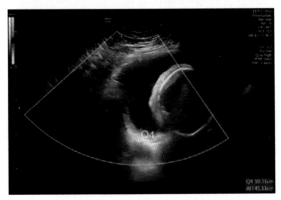
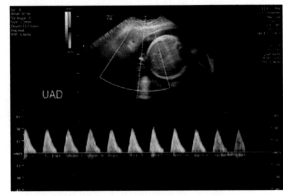

A. 囊性纤维化　　　　　　　　　　B. 胎粪性腹膜炎

C. 胎粪性肠梗阻　　　　　　　　　D. 胎儿水肿

1a 答案 **C**。胎儿超声及 MRI 图像显示中央单一脑室及融合的丘脑,没有大脑镰和脑中线组织。这些声像图与无脑叶全前脑畸形一致,无脑叶全前脑畸形是全前脑畸形中最严重的类型,无脑叶全前脑畸形指大脑半球完全没有分开并形成一个大的单一脑室。中线单一的结构(如大脑镰、脑中线组织、透明隔和胼胝体)缺如,成对的结构(如丘脑和基底核)则融合。

前脑无裂畸形为一系列的先天性畸形,从不完全发育的大脑镰和脑中线组织到大脑半球完全没有分开并形成一个大的单一脑室;前脑无裂畸形有 3 种类型:无脑叶全前脑畸形(最严重)、半脑叶全前脑和有脑叶全前脑畸形(最轻)。视隔发育不良被认为是最轻型的有脑叶全前脑畸形。

重度脑积水(选项 B)脑室重度扩张,但是周边还是可以显示薄的脑实质组织,同时,在发生重度脑积水时,大脑中动脉也存在。

积水性无脑畸形(选项 A)被脑脊液填充的囊性结构取代了大脑半球,大脑镰部分或完全存在,积水性无脑畸形被认为是由于大脑中动脉或颈内动脉栓塞导致。通常,因为后循环正常,所以小脑和脑干发育正常。

无脑儿(选项 D)为罕见的致死性先天畸形,表现为颅骨缺失。

1b 答案 **D**。无脑叶全前脑畸形并发的颜面部中线畸形包括独眼畸形(中线处单一眼睛和发育不良的鼻子,伴或不伴喙鼻)、猿头畸形(眼距很近,没有鼻子)、猴头畸形(眼距很近,一个扁平鼻子和单鼻孔)、中央唇腭裂、孤立中切牙。

颜面及颅骨的畸形也预示着大脑的严重畸形。因此,当发现颜面部畸形时,应谨慎细致地进行颅脑结构畸形检查,"颜面预示着大脑"。

参考文献: Barkovich AJ. Congenital malformations of the brain and skull. In: Barkovich AJ (ed). *Pediatric neuroimaging*, 4th ed. Philadelphia, PA: Lippincott Williams & Wilkins, 2005:291 –439.

Hertzberg BS, Middleton WD. *Ultrasound: the requisites*, 3rd ed. Philadelphia, PA: Elsevier, 2016:362.

Winter TC. *Diagnostic imaging: obstetrics*, 2nd ed. Lippincott Williams & Wilkins, 2011:1 –2.

2a 答案 **B**。图 A 为胎儿脊柱的矢状位图像,显示 L2 ~ S1 水平的开放性脊柱裂和神经管缺损;图 B 冠状位图像显示腰骶部神经管缺损并包含脊髓的囊性包块,以上考虑为脊髓脊膜膨出。因为几乎所有患有开放性神经管缺损的胎儿均伴发 Chiari Ⅱ型畸形,因此,推荐进一步进行胎儿颅脑扫描。

2b 答案 **D**。颅脑轴位图像显示 1 个很小的后颅窝、额骨塌陷、侧脑室增宽(在任何孕周胎儿侧脑室前角或后角内径 >10mm,则定义为侧脑室增宽。此病例两侧侧脑室内径分别为 12.1mm、12.8mm,为中度脑室扩张)。

Chiari Ⅱ型畸形(亦称 Arnold – Chiari 畸形,小脑扁桃体下疝畸形)为脊髓和颅后窝的先天性畸形,其特征是脊髓脊膜膨出、颅后窝小伴脑干、小脑蚓部下移和侧脑室扩张。产前诊断胎儿神经管缺陷时,胎儿脊柱的矢状切面和横切面是必不可少的。

Chiari Ⅱ型畸形声像图表现为柠檬头征和香蕉小脑。柠檬头征是指额骨的凹陷变形。香蕉小脑是描述小脑半球弯曲变形,它是因颅后窝结构下降移位导致小脑延髓池闭塞。

　　Meckel - Gruber 综合征(选项 A)是常染色体隐性疾病,特征是多囊性肾发育不良,枕骨脑膨出和轴后多指畸形。Dandy - Walker 畸形(选项 B)的特征是第四脑室增宽与小脑延髓池相通,颅后窝增大,小脑幕上抬。唐氏综合征(21 - 三体)(选项 C)的主要先天性畸形包括:室间隔缺损、房间隔缺损、十二指肠闭锁和脑室增宽。

参考文献: Hertzberg BS, Middleton WD. *Ultrasound*: *the requisites*, 3rd ed. Philadelphia, PA: Elsevier, 2016:375 - 377.

　　Rumack CM, Wilson SR, Charboneau WJ. *Diagnostic ultrasound*, 4th ed. Philadelphia, PA: Elsevier Health Sciences, 2011:1133, 1257, 1365.

　　Woodward PJ. *Diagnostic Imaging*: *Obstetrics*, 2nd ed. Salt Lake City, UT: Amirsys, 2011.

3a　**答案 B**。胎儿胸腔横切面(四腔心切面)显示圆形的软组织肿块占据了左心房及左心室(正常胎儿最后面的心腔为左心房),图 B 的测量对应心包积液。

　　胎儿最常见的 3 种心脏肿物为心脏横纹肌瘤(58%)、畸胎瘤(19%)和纤维瘤(12%)。横纹肌瘤是一种良性的心肌肿瘤(错构瘤)。这些肿瘤大多在 1 岁之前确诊并且为多发。大多数病例不需要治疗可自行消退,有血流动力学意义的病灶会导致充血性心力衰竭、水肿、心包积液和由于流出道或房室瓣梗阻导致的心律失常。病灶切除后效果良好。

3b　**答案 D**。众所周知,心脏横纹肌瘤多并发结节性硬化,超过 50% 的横纹肌瘤患者被发现患有结节性硬化。尽管成人结节性硬化患者有多种其他临床表现,但是,除了脑室管膜下结节,胎儿期很少见。

参考文献: Hertzberg BS, Middleton WD. *Ultrasound*: *the requisites*, 3rd ed. Philadelphia, PA: Elsevier, 2016:397.

　　Rumack CM, Wilson SR, Charboneau WJ. *Diagnostic ultrasound*, 4th ed. Philadelphia, PA: Elsevier Health Sciences, 2011:1317 - 1318.

　　Woodward PJ. *Diagnostic Imaging*: *Obstetrics*, 2nd ed. Salt Lake City, UT: Amirsys, 2011.

4　**答案 A**。超声图像显示近左肺基底部可见一高回声楔形的实性肿块,多普勒彩色声像图可见来源于主动脉的一支动脉给肿块供应血流,这些声像图表现与隔离肺一致。

　　隔离肺是一种先天性肺结构畸形,没有功能的肺组织与气管支气管系统不相通。隔离肺接收体循环的血管供应,来自胸主或腹主动脉。隔离肺主要的两大类型为叶内型和叶外型。叶内型隔离肺与正常肺组织一起包含于胸膜内,叶外型隔离肺由单独的胸膜包裹。隔离肺常位于肺下叶且左侧更常见。

　　隔离肺血供不来源于肺动脉(选项 B),任何胸腔内大的肿块,包括大的隔离肺均能导致纵隔移位,纵隔是否移位无助于鉴别是隔离肺还是其他的肿块(选项 C 和 D)。

参考文献: Hertzberg BS, Middleton WD. *Ultrasound*: *the requisites*, 3rd ed. Philadelphia, PA: Elsevier, 2016:404.

5a　**答案 B**。胎儿 18 周的胸腔超声图像显示左侧胸腔内等回声的肿块、纵隔向右侧移位。胎儿的 22 周 MRI 冠状切面显示左侧胸腔内有液体填充的肠管,心脏及纵隔向右侧移位。产后胸腹部 X 线片显示左侧胸腔见充满气体的肠管,心脏、纵隔右移,这些图像与先天性左侧膈疝(CDH)一致。

　　上升疝入的肠管对正在发育的肺引起肿块效应,导致肺发育不良。肺发育不良也是此类患者发病致死的主要因素。这样的新生儿由于肺发育不良和持续性肺高压导致低氧血症和持续性胎儿循环。

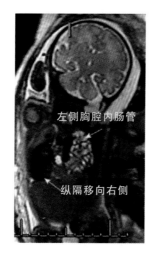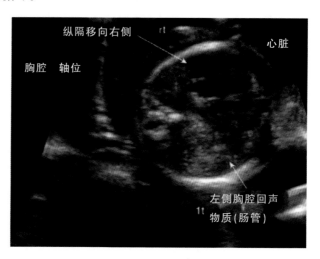

5b 答案 C。选项 C"肺发育不良的评估"是最佳答案,因为 MRI 显示的胎儿肺容积将提供独特的信息,有助于指导处理决定。其他的选项不是 MRI 的合适指征,因为这些信息能够从超声获得,根据 2015 年发表的 ACR - SPR 关于胎儿磁共振的安全性和最佳应用的实践参数,指出下列情形可以使用胎儿磁共振:

当超声的异常不确定,需要更多的信息来决定治疗、分娩或为家属提供预后的建议时。例如,妊娠女性肥胖、羊水过少或妊娠晚期的潜在异常。

超声已经诊断明确的异常,医生希望 MRI 提供具体信息对诊疗做出决定时,例如:先天性膈疝胎儿 MRI 可计算胎儿的肺容积。

胎儿有异常的高风险,影响预后,即使超声没有发现异常征象。例如,双胎输血综合征胎盘血管吻合支激光消融后的神经缺血。

参考文献:American College of Radiology. *ACR-SPR Practice Parameter for the Safe and Optimal Performance of Fetal Magnetic Resonance Imaging (MRI)*. Philadelphia, PA:ACR, 2015.

Hertzberg BS, Middleton WD. *Ultrasound:the requisites*, 3rd ed. Philadelphia, PA:Elsevier, 2016:400 – 402.

6 答案 C。为了将超声引起的潜在生物学效应的风险降到最低,能量输出和检查时间应尽可能减少。能量输出决定了探头发出的超声波的振幅,为了优化组织穿透力要选择适宜的探头频率,增加输出能量之前应优化增益设置。

探头近场无回声内的平行反射波代表混响伪像。混响伪像是指当声束遇见强反射界面时,在探头和界面间产生多次反射,在原界面的深部产生多条平行的反射伪像。

参考文献:Hertzberg BS, Middleton WD. *Ultrasound:the requisites*, 3rd ed. Philadelphia, PA:Elsevier, 2016:10 – 13.

7 答案 C。增加接收器的增益可以提高信号,而不影响超声束的能量输出,因此,不会增加温度,操作是安全的。

停留时间(选项 A)是扫描的实际时间/暴露时间,组织升温的风险随着停留时间的增加而增加。增加输出能量(选项 B)会导致患者暴露于更高的超声能量中。从 B 型超声到彩色多普勒,再到频谱多普勒超声,造成组织温度越来越高(选项 D)。

参考文献:Rumack CM, Wilson SR, Charboneau WJ. *Diagnostic ultrasound*, 4th ed. Philadelphia, PA:Elsevier Health Sciences, 2011:41.

8a 答案 C。胎儿超声显示左上腹部扩张的胃泡及中上腹偏右扩张的十二指肠球部形成"双泡"征。重要的是显示此2个无回声结构之间能互通,以确认它们就是胃泡和十二指肠。这些征象应关注十二指肠闭锁,十二指闭锁的胎儿也常常羊水过多。

约1/3十二指肠闭锁胎儿为21-三体,因此,当发现"双泡"征时,应细致地扫描是否有21-三体的其他超声指标。

其他的选项包括:结节性硬化、神经纤维瘤病1型,13-三体患儿出生后可能有胃肠症状,但是在宫内有十二指肠闭锁导致的"双泡"征是21-三体(唐氏综合征)和VACTERL综合征(脊柱畸形、肛门闭锁、心脏畸形、气管食管瘘、肾脏畸形和肢体异常)的特异征象。

8b 答案 A。新生儿腹部X线片显示扩张的胃和十二指肠球部,没有显示远端肠道气体。如果新生儿在腹部X线片上表现为胆汁性呕吐和胃减压,可能需要进行上消化道造影以排除旋转不良伴扭转。

十二指肠闭锁患儿的有效治疗方法是外科手术,选择十二指肠吻合术。手术之前需要胃减压及肠外营养稳定患儿。

参考文献: Hertzberg BS, Middleton WD. *Ultrasound: the requisites*, 3rd ed. Philadelphia, PA: Elsevier, 2016:408-411.

Juang D, Snyder CL. Neonatal bowel obstruction. *Surg Clin North Am* 2012;92(3):685-711.

9 答案 B。吸收声波可导致组织温度上升。热指数(TI)是一种测量超声波束的热生物效应的方法,它提供一个增加组织温度相对可能性的指标,而不是表示实际上升的温度,通常和机械指数一起显示在超声屏幕上面。

从B型模式到彩色多普勒再到频谱多普勒,温度升高逐渐增大。彩色和频谱多普勒成像需要增加超声输出功率。因此,在胚胎成像时,不鼓励使用彩色多普勒和频谱多普勒。

参考文献: Bigelow TA, Church CC, Sandstrom K, et al. The thermal index: its strengths, weaknesses, and proposed improvements. *J Ultrasound Med* 2011;30(5):714-734.

Offical statement. http://www.aium.org/offcialStatements/17. Accessed March 1, 2017.

10 答案 B。胎儿腹部超声图像显示中线处腹壁缺损并腹部内容物疝出、有膜性结构包裹,与脐膨出表现一致。

脐膨出是脐孔处腹壁先天性缺损伴腹部内容物膨出,并有膜状物包裹。脐膨出的膜状覆盖物由羊膜和腹膜组成,形成一个保护层。脐带通常沿疝出物的前面插入疝囊内。

腹裂(选项A)也是腹壁缺损,通常在脐孔的右侧,脐带开口是正常的。腹裂时腹部疝出物表面没有膜状物包裹,自由漂浮于羊水内,尽管腹壁缺损的并发症有小肠扭转、肠套叠、肠闭锁、肠狭窄和肠生长受限,但是在中肠扭转和原发性小肠闭锁时不会有腹壁缺损(选项C和D)。

参考文献: Hertzberg BS, Middleton WD. *Ultrasound: the requisites*, 3rd ed. Philadelphia, PA: Elsevier, 2016:422-424.

11a 答案 B。胎儿腹部和盆腔声像图显示扩张的膀胱和后尿道("钥匙孔"征),图B更好地显示膀胱壁弥漫性增厚。注意,缺乏羊水与羊水过少一致。这些是后尿道瓣膜的特征性表现。

后尿道瓣膜是引起胎儿膀胱出口梗阻的最常见原因,仅发生在男性胎儿。扩张的膀胱及近瓣膜处扩张的后尿道形成特征性的"钥匙孔"征,膀胱膨胀过度增大。严重病例,会发生羊水过少及肾发育不良,这些是预后不良的指征。

先天性输尿管肾盂移行处梗阻(UPJ)(选项 A)可以是单侧的也可以是双侧的,输尿管肾盂移行处梗阻时,膀胱大小和形态正常;神经源性膀胱(选项 C)见于脊柱裂;输尿管囊肿(选项 D)为输尿管膀胱入口处在膀胱后壁可见 1 个圆形的薄壁囊肿。

11b **答案 D**。膀胱后尿道瓣膜的严重病例,膀胱和肾盏可能发生破裂,导致尿性腹水或肾周尿性囊肿。尿性腹水预示着预后良好,因其意味着扩张集合系统压力的释放和避免肾受到进一步损害。

尽管肾周尿性囊肿(选项 C)预示着肾集合系统减压,但其会压迫肾脏导致肾损害。羊水过少(选项 A)和早期宫内诊断后尿道瓣膜(选项 B)意味着预后不良,因为肺部及尿路的后遗症。

参考文献: Hertzberg BS, Middleton WD. *Ultrasound: the requisites*, 3rd ed. Philadelphia, PA: Elsevier, 2016:432 – 438.

Rumack CM, Wilson SR, Charboneau WJ. *Diagnostic ultrasound*, 4th ed. Philadelphia, PA: Elsevier Health Sciences, 2011:1373 – 1377.

12a **答案 D**。超声图像显示左侧肾盂及输尿管扩张,胎儿膀胱内可见 1 个薄壁的囊肿。根据提供的选项,最有可能是左侧重复肾集合系统及左侧上组肾盏扩张伴输尿管膀胱囊肿。重复肾集合系统最常见的声像图表现为上组肾盂积水、扩张的输尿管和输尿管膀胱囊肿。区分 2 个集合系统或识别没有扩张的集合系统通常是很困难的,因为后者可能很小或被扩张的肾盏挤压移位。

重复肾集合系统有完全的或部分的重复输尿管。当为完全重复输尿管时,上段输尿管可以开口于膀胱、尿道或阴道。如果开口于膀胱内,常常位于中间,或在下段输尿管的下面,常常表现为输尿管疝。

多囊性肾发育不良(选项 A),肾脏被大小不同的多个囊肿取代,囊肿间互不相通(与扩张的集合系统区分)。中胚层肾瘤(选项 B)是最常见的先天性肾肿瘤,表现为肾内的实性肿块,是良性的错构瘤。常染色体隐性遗传性多囊肾(ARPKD)(选项 C)超声图特征为:双侧增大的高回声肾脏。ARPKD 的肾囊肿超声无法分辨,但是其多个超声反射界面形成特征性的高回声声像。

12b **答案 B**。上段输尿管常常异位开口于膀胱中间或下段输尿管的下面,表现为输尿管囊肿;下段输尿管开口位于原位,位于上段输尿管开口侧面和上方,这就是众所周知的 Weigert – Meyer 法则。通常,上段阻塞和下段回流。

因此,选项 A 和 C 不对,Hutch 憩室(选项 D)为先天性膀胱憩室,几乎只发生在男性中,位于输尿管膀胱连接处改变了输尿管的正常插入角度,导致输尿管膀胱反流。

参考文献: Hertzberg BS, Middleton WD. *Ultrasound: the requisites*, 3rd ed. Philadelphia, PA: Elsevier, 2016:437.

Rumack CM, Wilson SR, Charboneau WJ. *Diagnostic ultrasound*, 4th ed. Philadelphia, PA: Elsevier Health Sciences, 2011:1373 – 1374.

13 **答案 B**。超声图像表现为胎儿四肢短小(与同孕龄相比较:股骨长 <2.3 百分位,胫骨和腓骨 <5 个百分位,肱骨长 <5 个百分位)并且长骨异常成角。

这些征象表明骨骼发育不良,股骨短小定义为与同孕龄均数相比小于第 5 百分位或小于两个标准差。当长骨测值低于同孕龄 2 个标准差时,建议超声复查时间间隔缩短至 3 ~ 4 周,评估间隔期间的生长速度。

　　骨骼发育不良的致死性因素为肺发育不良,胎儿胸腔测量,例如,胸围、胸围/腹围比、胸腔长度、肋骨长度和胸腔的前后径帮助评估肺发育不良,胸围/腹围比 < 0.8 为异常,短的或水平的肋骨没有包绕胸腔或钟形胸腔预示着肺发育不良。

参考文献: Hertzberg BS, Middleton WD. *Ultrasound : the requisites*, 3rd ed. Philadelphia, PA: Elsevier, 2016:437.

　　Rumack CM, Wilson SR, Charboneau WJ. *Diagnostic ultrasound*, 4th ed. Philadelphia, PA: Elsevier Health Sciences, 2011:1394 – 1396.

14　**答案 B**。胎儿超声图像显示脉络丛囊肿、室间隔缺损和握拳的重叠指,这些征象一起考虑 18 - 三体(Edwards 综合征)。

　　18 - 三体是第二常见的常染色体非整倍异常(仅次于 21 - 三体),绝大多数患儿在宫内或出生后不久死亡,生存超过 1 年的患儿有严重的神经和身体异常。18 - 三体患儿宫内生产受限发生率很高。宫内生长受限且羊水过多预示 18 - 三体的风险较高。18 - 三体的常见畸形有心脏异常(例如,房室间隔缺损、室间隔缺损、主动脉缩窄和左心发育不良)、中枢神经系统畸形(小脑异常、小脑延髓池异常和神经管缺损)、先天性水囊瘤、脉络丛囊肿、草莓头、小下颌、脐膨出、膈疝、重叠指、桡骨畸形、足畸形和摇椅足。

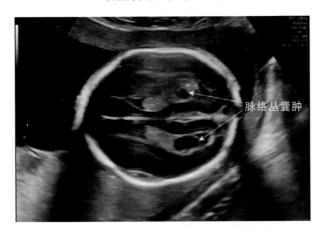
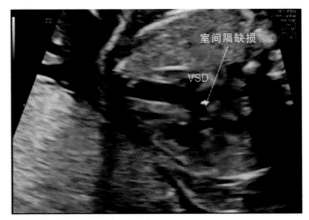

参考文献: Hertzberg BS, Middleton WD. *Ultrasound : the requisites*, 3rd ed. Philadelphia, PA: Elsevier, 2016:520 – 521.

　　Rumack CM, Wilson SR, Charboneau WJ. *Diagnostic ultrasound*, 4th ed. Philadelphia, PA: Elsevier Health Sciences, 2011:1135 – 1136.

15　**答案 A**。机械指数(MI)是指空化效应,是指评估在与诊断相关的超声暴露中可能产生的空化相关的不利生物学效应。机械指数与超声束的负压峰值成正比,与声束的频率成反比,因此,高频率产生低机械指数,通过调节聚焦区远离探头或降低超声束的能量输出可以降低机械指数。在美国,FDA 要求机械指数必须 <1.9。

参考文献: American Institute of Ultrasound in Medicine. Section 7—discussion of the mechanical index and other exposure parameters. *J Ultrasound Med* 2000;19(2):143 – 148, 154 – 168.

16　**答案 C**。胎儿肠道回声增强是许多胎儿畸形的标志,在妊娠中期进行评估。当胎儿肠道回声与骨骼回声一样时被认为回声增强,髂骨翼通常作为比较的标准。许多因素如:使用高频率探头(>5MHz)或使用组织谐波成像能够通过增加影像的对比度而误以为肠道回声增强。因此,评估肠道回声时,关闭谐波,将频率调至 5MHz 或以下很重要。

当肠道回声增强单独出现时,通常没有临床意义,随着孕期进展会自行消失。但是,当伴随其他征象出现时,可见于囊性纤维化,染色体异常,如 21 - 三体,巨细胞病毒感染等其他的宫内感染和肠道梗阻。

参考文献: Chasen ST. Fetal echogenic bowel. In: Post TW (ed). *UpToDate*. Waltham, MA: UpToDate, 2016.

Hertzberg BS, Middleton WD. *Ultrasound: the requisites*, 3rd ed. Philadelphia, PA: Elsevier, 2016:418.

17 **答案 D**。妊娠 32 和 34 周时,脐动脉血流多普勒频谱图像分别显示舒张末期血流消失及反向。

正常妊娠时,妊娠中晚期脐动脉 S/D(收缩期峰值/舒张末期值)值越来越低,表明胎盘阻力减低,舒张期血流灌注增多。该病例显示,胎盘舒张期血流刚开始消失继而反向,这些征象表明子宫胎盘供血不足,胎儿宫内生长受限。

参考文献: Hertzberg BS, Middleton WD. *Ultrasound: the requisites*, 3rd ed. Philadelphia, PA: Elsevier, 2016:316 - 317.

18a **答案 B**。子宫下段及宫颈的矢状切面显示胎盘完全覆盖宫颈内口。

胎盘完全覆盖宫颈内口时定义为完全性前置胎盘,边缘性前置胎盘为胎盘边缘位于宫颈内口时,当胎盘边缘距离宫颈内口 2cm 以内,但没有覆盖宫颈内口时称为低置胎盘。妊娠 20 周以后,出现无痛性阴道流血应引起对前置胎盘的关注,在阴道指检之前应立即行超声检查避免出血过多。前置胎盘可导致大出血、早产和剖宫产。

血管前置(选项 A)是指脐带血管覆盖宫颈内口,常发生于帆状脐带开口于或脐带血管走行于主、副胎盘之间时。绒毛膜癌(选项 C)是妊娠滋养细胞肿瘤的一种类型(GTN),超声图像上表现为宫腔内血供丰富的不均质肿块,在子宫持续增大,阴道有不规则流血且 HCG 增高,但又排除宫内正常妊娠的患者常伴有坏死及出血,有时也会侵犯子宫肌壁或子宫旁组织。胎盘早剥(选项 D)表现为妊娠晚期阴道出血和腹痛。其特征是胎盘和子宫壁之间有血肿。

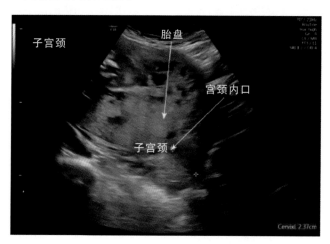

18b **答案 C**。随着妊娠女性年龄的增大,前置胎盘的风险也将增大。风险因素还包括:前置胎盘史、剖宫产史、刮宫史、多胎产史、吸烟及使用可卡因。

参考文献: Lockwood CJ, Russo-Stieglitz K. Clinical features, diagnosis, and course of placenta previa. In: Post TW (ed). *UpToDate*. Waltham, MA: UpToDate, 2016.

Rumack CM，Wilson SR，Charboneau WJ. *Diagnostic ultrasound*，4th ed. Philadelphia，PA：Elsevier Health Sciences，2011：1503 - 1504.

Winter TC. *Diagnostic imaging：obstetrics*，2nd ed. Lippincott Williams & Wilkins，2011：1 - 2.

19 **答案 D**。超声图像显示胎儿腹腔积液、皮肤增厚、胸腔积液、羊水过多、脐动脉频谱多普勒舒张末期血流消失，这些征象表明胎儿水肿。

胎儿水肿是由于胎儿组织间液不平衡导致胎儿液体过多的表现。胎儿水肿的病因有很多。超声表现包括：腹腔积液、胸腔积液、心包积液、皮下水肿、羊水过多及胎盘水肿。对胎儿水肿的病例，超声显像如胎儿生物学结构显像、脐动脉或其他胎儿局部血管的脉冲多普勒以及心脏的评估，可以评估胎儿的生存状态。该例患儿舒张末期血流信号消失预示着预后不良。

胎儿水肿基于病因分为 2 种类型：免疫性和非免疫性。免疫性水肿是由于母体产生抗胎儿抗原的抗体；非免疫性水肿可能有多重病因，最常见的有心血管、染色体、胸腔肿块、双胎输血和宫内感染。

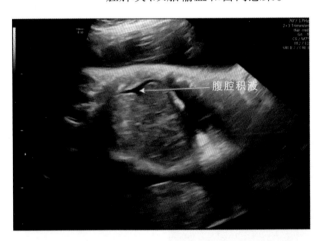 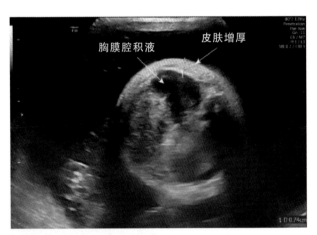 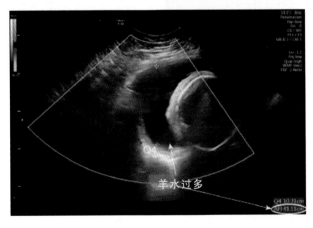 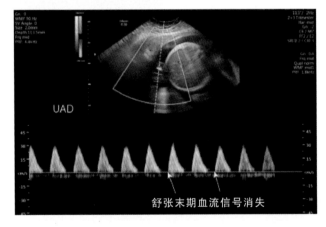

参考文献：Hertzberg BS，Middleton WD. *Ultrasound：the requisites*，3rd ed. Philadelphia，PA：Elsevier，2016：318 - 320.

Rumack CM，Wilson SR，Charboneau WJ. *Diagnostic ultrasound*，4th ed. Philadelphia，PA：Elsevier Health Sciences，2011：1424 - 1450.

（杨霞　刘静华　译）

第9章　血管

1 肝移植患者肝动脉阻力指数（RI）的正常范围是：

A. 0 ~ 0.25

B. 0. 30 ~ 0. 50

C. 0. 55 ~ 0. 80

D. 0. 85 ~ 1. 0

2 1 例患者在肾移植术后 2 年进行随访评估。图中所示的影像学发现最可能的原因是：

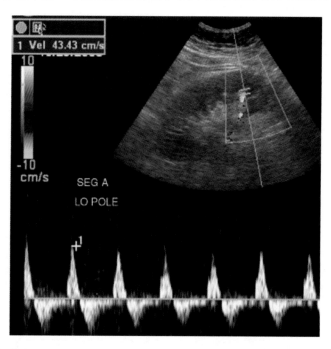

A. 肾静脉血栓形成

B. 外部的压迫

C. 移植排斥反应

D. 急性肾小管坏死

3 血流阻力指数的公式是（缩写：PSV，收缩期峰值速度；EDV，舒张末期速度）：

A. (PSV – EDV) /EDV

B. (PSV – EDV) /PSV

C. (EDV – PSV) /PSV

D. (EDV – PSV) /EDV

4 肝移植患者假性动脉瘤最常见的部位是：

A. 胃十二指肠动脉

B. 肝左动脉

C. 肝动脉吻合口

D. 腹腔动脉

5 这种肝移植患者的影像学表现最有可能的病因是:

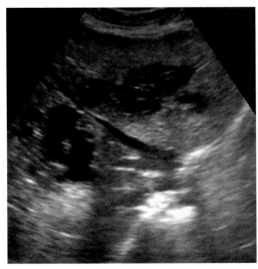

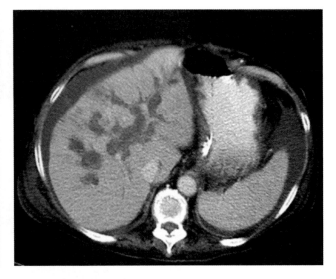

A. 肝静脉血栓形成 　　　　　　B. 门静脉血栓形成

C. 肝动脉血栓形成 　　　　　　D. 下腔静脉血栓形成

6 原位肝移植最常见的血管并发症是:

A. 门静脉血栓形成 　　　　　　B. 肝动脉血栓形成

C. 肝静脉血栓形成 　　　　　　D. 假性动脉瘤

7 肝移植 9 个月后,进行超声监测,最近发现有腹腔积液、胸腔积液、肝大、肝静脉扩张。这些发现最有可能的解释是:

A. 肝动脉狭窄 　　　　　　B. 门静脉狭窄

C. 腔静脉狭窄 　　　　　　D. 胆管狭窄

8 在移植肾穿刺活检后立即获得以下图像。下一步处理最合适的是:

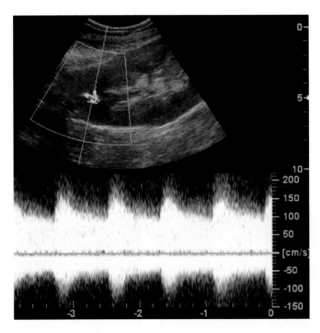

A. 短期随访超声 　　　　　　B. CT 血管造影

C. 线圈栓塞 　　　　　　D. 外科修复

9   患者 8 个月前接受肾移植，并进行随访影像学检查。在监测成像时获得的频谱波形有什么意义？

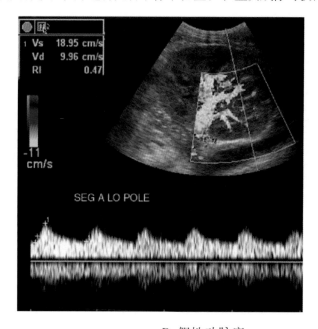

SEG A LO POLE

A. 肾动脉狭窄   B. 假性动脉瘤

C. 动静脉瘘   D. 肾静脉血栓形成

10   超声医生无法识别肝移植患者的门静脉血流。对壁滤波和脉冲重复频率（PRF）应如何进行
       调整？

A. 减少壁滤波，降低 PRF。   B. 减少壁滤波，增加 PRF。

C. 增加壁滤波，降低 PRF。   D. 增加壁滤波，增加 PRF。

11   可以减少频谱多普勒混叠的方法：

A. 降低增益   B. 使用低频探头

C. 增加取样容积   D. 选择一个接近 0°的多普勒角度

12   超声图像显示的是一个已知肝硬化和肝细胞肝癌患者的门静脉系统，显示异常部位最特异的征
       象是：

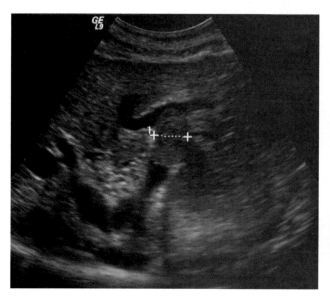 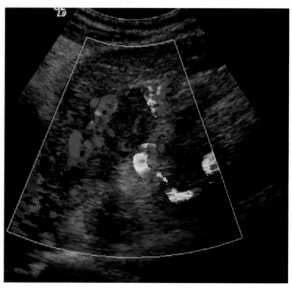

A. 门静脉海绵样变性   B. 门静脉内血凝块

C.门静脉扩张　　　　　　　　　　　　　D.门静脉内动脉样血流及血栓

13　患者男，28 岁，右侧阴囊疼痛申请超声检查，以评估有无睾丸扭转。双侧睾丸内均未检测到彩色血流。为了确保这不是伪像，应如何调节彩色血流增益？

A.增加彩色增益　　　　　　　　　　　　B.降低彩色增益

C.彩色增益不影响多普勒的敏感性

14　下面哪项可以增加多普勒的敏感性？

A.增加壁滤波　　　　　　　　　　　　　B.增加整体波长

C.提高 PRF　　　　　　　　　　　　　　D.增加超声束偏转的角度

15　如下肝静脉波形中箭头所示部分出现在心动周期的哪个阶段？

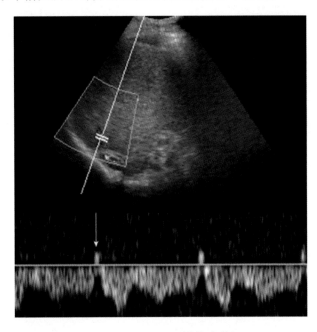

A.舒张早期　　　　　　　　　　　　　　B.舒张末期

C.收缩早期　　　　　　　　　　　　　　D.收缩末期

16　引起如下门静脉频谱中，高速尖峰频谱的原因最可能是：

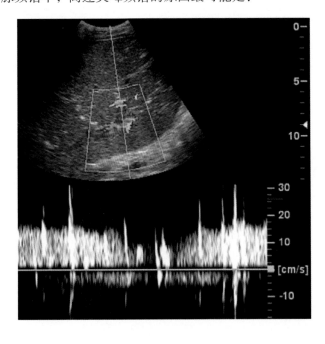

A. 狭窄   B. 血栓

C. 气体   D. 脓毒性栓子

17 引起患者肝左静脉频谱如下改变的原因最可能的是:

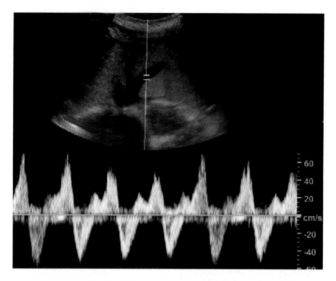

A. 二尖瓣反流   B. 右心衰竭

C. 三尖瓣反流   D. 肝静脉受压

18 引起右侧颈内动脉(ICA)远端频谱如下改变的原因是:

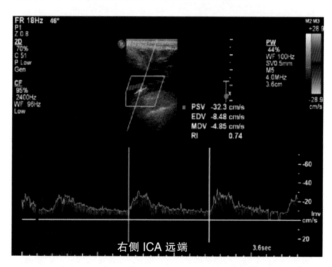

A. 同侧 ICA 狭窄   B. 对侧 ICA 狭窄

C. 同侧 ECA 狭窄   D. 对侧 ECA 狭窄

19 关于复合成像,以下哪项正确?

A. 提高时间分辨率   B. 增加信噪比

C. 增加可视范围   D. 改善深部结构的显示

20a 如下矢状位(上)及轴位(下)图像所示为腹主动脉何种病变?

A. 囊状动脉瘤   B. 梭状动脉瘤

C. 假性动脉瘤   D. 动脉瘤破裂

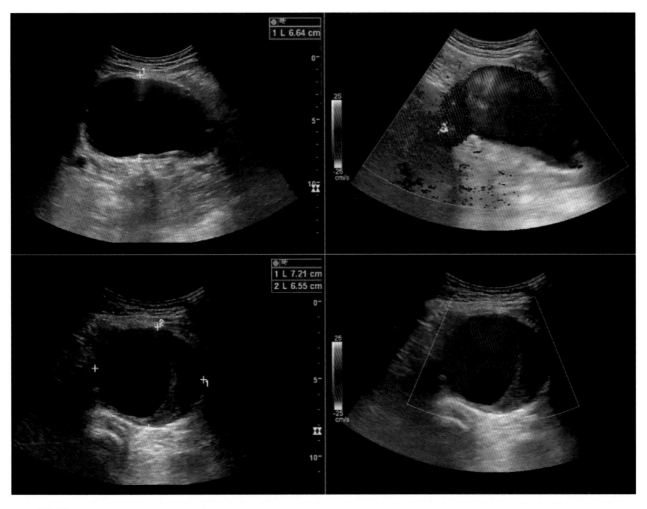

20b　直径 >5cm 的腹主动脉瘤破裂的风险为：

A. 0%　　　　　　　　　　　　B. 2%

C. 5%　　　　　　　　　　　　D. 10%

E. 20%

20c　下列哪种疾病存在时，有 40% 可能伴发腹主动脉瘤？

A. 胸主动脉瘤　　　　　　　　B. 肾动脉瘤

C. 脾动脉瘤　　　　　　　　　D. 腘动脉瘤

21a　患者由于腹胀行右上腹部超声检查，根据肝脏彩色血流多普勒图像，最佳的诊断是：

A. 肝动脉血栓形成　　　　　　B. 肝内门体静脉分流

C. 门静脉海绵样变性　　　　　D. 肝脏动静脉畸形

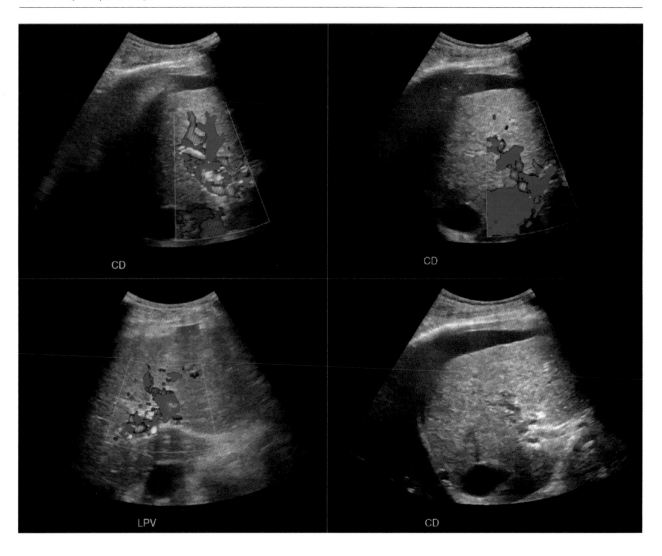

21b 该患者门静脉主干（MPV）的超声表现为：

A. MPV 不可见

B. MPV 内径缩窄

C. MPV 内径正常

D. MPV 异常扩张

22 灰阶成像的纵向分辨率通常优于脉冲多普勒，原因为：

A. 脉冲多普勒波长更短

B. 脉冲多普勒波长更长

C. 纵向分辨率与脉冲波长无关

D. 纵向分辨率等于脉冲波长的 2 倍

23 应用彩色和频谱多普勒超声对经颈静脉肝内门体分流（TIPS）术后患者进行常规随访，下图最可能的诊断是：

A. 正常的 TIPS

B. 肝静脉狭窄

C. 门静脉端 TIPS 狭窄

D. 肝静脉端 TIPS 狭窄

E. TIPS 闭塞

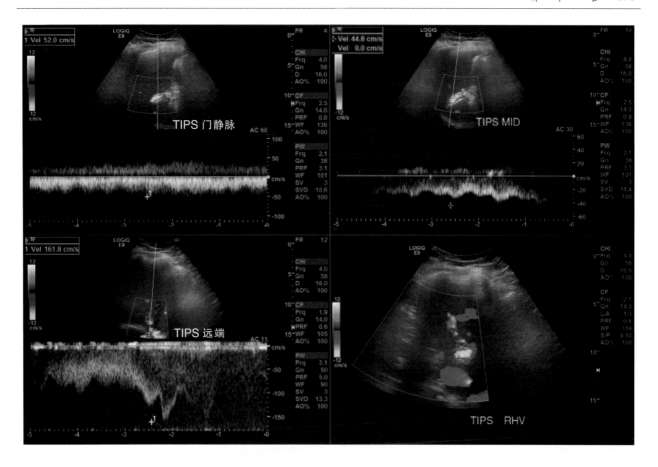

24 患者女,55 岁,右前臂出现红斑、水肿,高频超声扫查右前臂图像如下,最可能的诊断是:

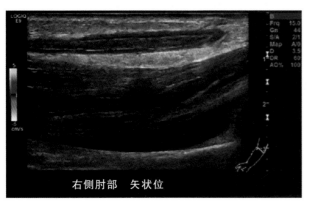

A. 浅表血栓性静脉炎   B. 蜂窝织炎

C. 急性深静脉血栓形成(DVT)   D. 骨间前神经综合征(Kiloh–Nevin 综合征)

25 患者女, 56 岁, 腹部疼痛, 行右上腹部超声检查。下腔静脉横切及纵切图像如下所示, 最可能的诊断是:

A. 严重的三尖瓣反流(因为 IVC 和肝静脉扩张)

B. 正常盆腔或下肢深静脉血栓向头侧延伸

C. 肾下段下腔静脉滤器移入下腔静脉肝后段

D. 下腔静脉平滑肌肉瘤

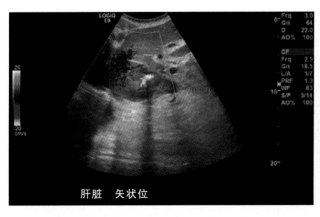
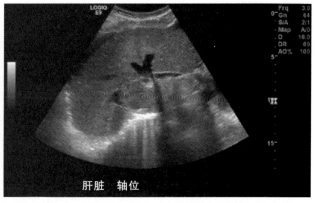

肝脏   矢状位   肝脏   轴位

26 患者女，40 岁，胰头部神经内分泌性肿瘤术前超声频谱多普勒评估，腹腔动脉呼气及吸气时频谱变化如下，该患者接下来最合适的处理方式是：

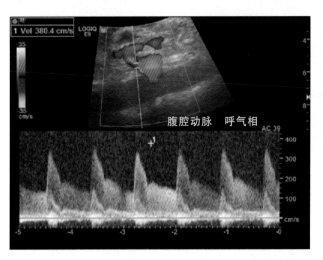
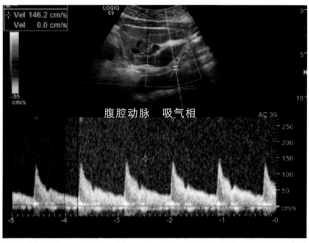

腹腔动脉   呼气相   腹腔动脉   吸气相

A. 呼气时腹腔动脉收缩期峰值速度增加，提示肠系膜上动脉（SMA）严重狭窄或闭塞，经腹腔干侧支循环补偿供血。患者需要接受 SMA 支架置入术。

B. 腹腔动脉收缩期峰值速度增加证实腹腔干已被胰腺肿瘤恶性浸润，禁忌 Whipple 手术，该患者只适合药物治疗。

C. 呼气时腹腔动脉舒张期速度增加，提示近端主动脉狭窄，患者需要接受主动脉血管内支架治疗。

D. 上图为正中弓状韧带压迫腹腔动脉的特征性表现，通过手术松解正中弓状韧带对患者有益。

27 患者女，30 岁，2011 年开始出现逐渐加重性左下肢疼痛和烧灼感，2014 年出现行走困难，此时就医，该患者先后接受超声及 MRI 检查，结果如下，导致该症状的最可能病因是：

A. 巨细胞动脉炎

B. Takayasu 动脉炎（高安血管炎）

C. 结节性多动脉炎（PAN）

D. 肉芽肿性多血管炎（GPA）

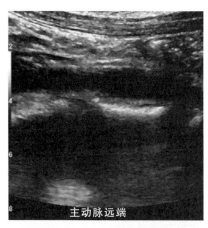
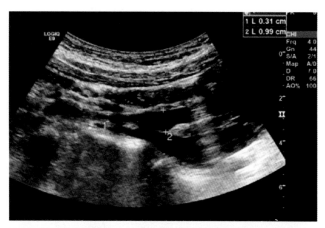

主动脉远端

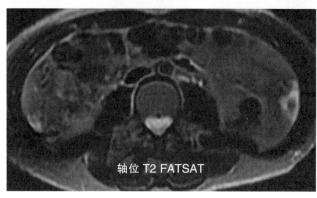

轴位 T2 FATSAT

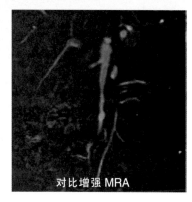

对比增强 MRA

28 行下肢静脉多普勒检查，左侧股总静脉频谱多普勒波形显示为单相，而右侧股总静脉频谱多普勒波形有时相性，这一发现的意义是：

A. 左侧股总静脉上游 DVT 可能　　　　B. 左侧股总静脉或髂外静脉 DVT 可能

C. 右侧股总静脉或髂外静脉 DVT 可能　　D. 下肢超声检查的正常结果

29 左小腿超声成像显示腓肠肌静脉扩张、不可压缩，超声报告应如何提示？

A. DVT 阳性　　　　　　　　　　　　B. DVT 阴性

C. 浅表静脉炎阳性　　　　　　　　　　D. 浅表静脉炎阴性

E. 下肢 DVT 不确定，建议进一步行磁共振血管成像检查

30 患者 50 岁，颈动脉杂音，颈部超声检查发现异常，颈部病变部位的超声图像、MRI－T1W 轴位钆增强图像、颈总动脉内注射后数字减影血管造影图像如下，引起杂音的原因最可能是：

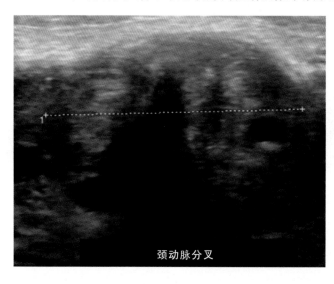

颈动脉分叉

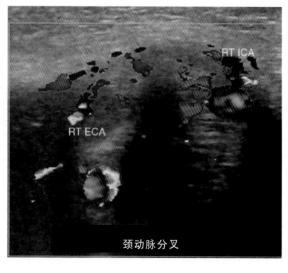

颈动脉分叉

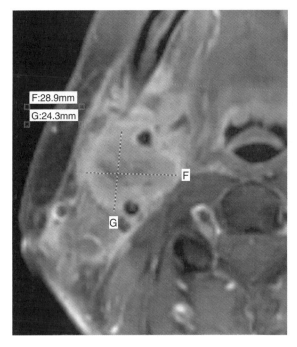
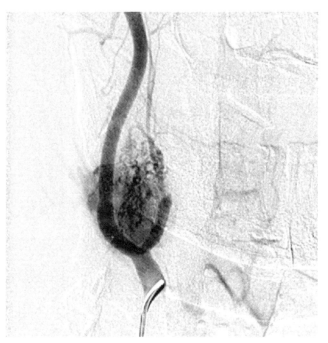

A. 甲状腺癌转移性疾病
B. 颈动脉夹层

C. 无名动脉/颈总动脉近端扩张
D. 颈动脉体副神经节瘤

E. 颈动脉瘤伴大部分血栓形成，造成严重狭窄

31 下面哪项不会影响阻力指数的计算？

A. 多普勒角度
B. 收缩期峰值速度

C. 舒张末期速度
D. 舒张期血流消失

32 下图为移植肝的彩色和频谱多普勒超声图像，以下哪种超声表现能够支持该图像所示的诊断？

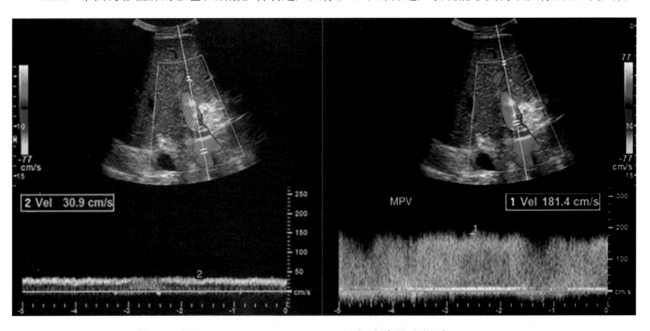

A. 肝门汇管区回声增强
B. 肝内动脉的小慢波

C. 下腔静脉吻合处的血栓
D. 肝门处门静脉扩张

E. 门静脉左右支血流缺失

33 调节超声仪器上的"Doppler scale"，下列哪项会发生变化？

A. 增益
B. 视野

C. 多普勒角度
D. PRF

34 以下哪项会提高多普勒敏感性？

A. 增加壁滤波
B. 降低增益

C. 增加多普勒角度
D. 降低多普勒量程

35 为避免彩色混叠，脉冲重复频率（PRF）必须是：

A. 至少为最高多普勒频移的 2 倍
B. 与最高多普勒频移一致

C. 至少为最高多普勒频移的 1/2
D. 至少为最高多普勒频移的 1/4

36 血管中的层流发生在哪个部位？

A. 在大而光滑的血管中心
B. 在大而光滑的血管周围

C. 在大而光滑的血管分叉处
D. 在大而光滑的血管狭窄处

37 患者男，30 岁，左小腿疼痛和肿胀，行下肢静脉超声检查，二维灰阶无加压图像（图 A）和二维灰阶加压后图像（图 B），以及彩色（图 C）和频谱多普勒图像（图 D）如下所示，最可能的诊断是：

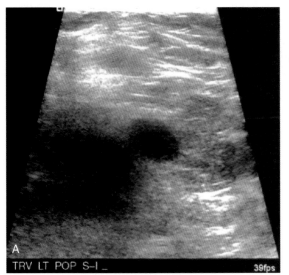
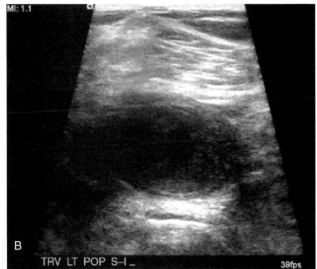
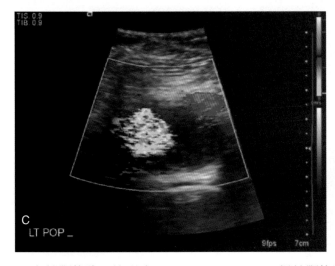
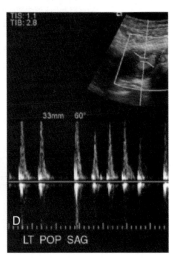

A. 急性腘静脉血栓形成
B. 慢性腘静脉血栓形成

C. 正常表现
D. 腘动脉的动脉瘤

38 首选多普勒角度的范围是：

A. 0°~30°   B. 30°~60°

C. 60°~90°   D. 90°~120°

39 描述超声波压力导致组织内微泡的产生、增长、振动和破裂的术语是：

A. 空化效应   B. 生物热效应

C. 振铃伪像   D. 散射

40a 患者女，48 岁，为治疗肝转移瘤行肝右三叶切除术（切除肝右叶及部分肝左内叶），术后腹痛 4 天，行右上腹超声检查，频谱多普勒检查结果如下，最可能的原因是：

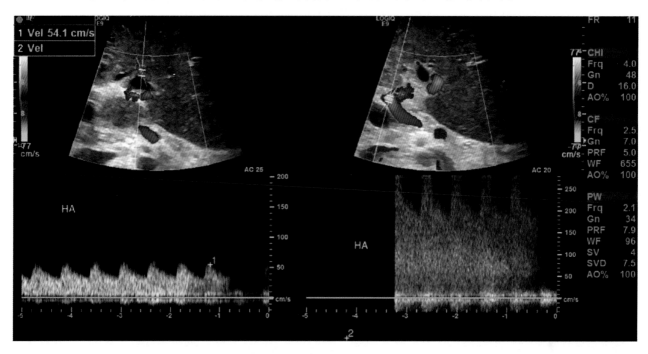

A. 肝左动脉高度狭窄   B. 动静脉瘘形成

C. 肝左动脉假性动脉瘤   D. 肝左动脉的术后预期表现

40b 同一患者下图肝左叶超声图像上显示了什么伪像？

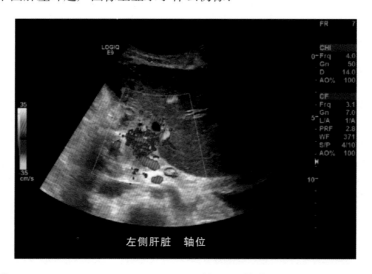

A. 闪烁伪像   B. 彗星尾伪像

C. 组织振动伪像   D. 晕状伪影

41 患者女，45 岁，放置 IVC 滤器后出现反复发作性的肺栓塞，肾下腹主动脉水平横切面图像显示如下，该患者反复发作性肺栓塞的栓子最可能来源于：

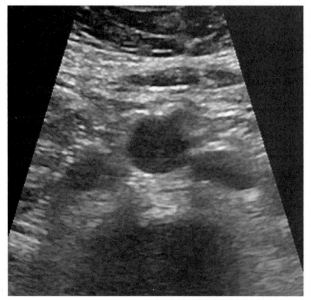

A. IVC 滤器　　　　　　　　　B. 右上肢
C. 右下肢　　　　　　　　　　D. 左下肢

42　图像中箭头所示为：

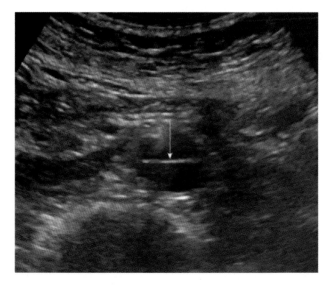

A. 血栓　　　　　　　　　　　B. 内膜
C. 中膜　　　　　　　　　　　D. 血管外膜

43　下图肝硬化患者超声检查图像，显示了什么？
A. 门静脉的向肝性血流和再通的脐静脉的向肝性血流
B. 门静脉的向肝性血流和再通的脐静脉的离肝性血流
C. 门静脉的离肝性血流和再通的脐静脉的向肝性血流
D. 门静脉的离肝性血流和再通的脐静脉的离肝性血流

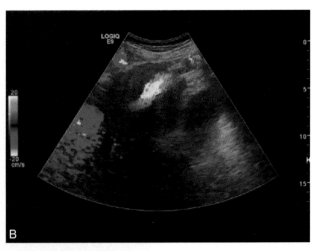

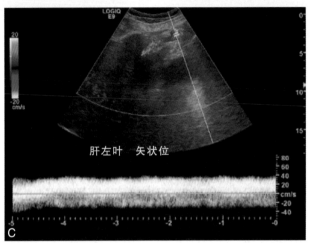

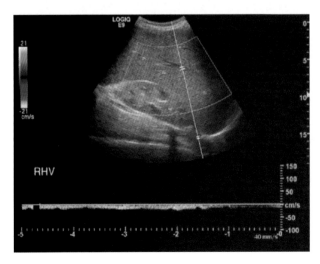

44 在一个复杂的系统中，一系列的屏障保护人类免受各种危害带来的损失。每个屏障都有意想不到的弱点，如果碰巧所有屏障的缺点一起暴露，那么各种危害就会侵入人体造成伤害，这个用于风险分析和管理的工具被称为：

A.瑞士奶酪模型   B.毒性级联模型

C.公正文化   D.人道方式

45 患者女，62 岁，有多发性骨髓瘤病史伴黄疸及肝大，超声检查显示肝静脉频谱波形如下，波形异常最可能的病因是：

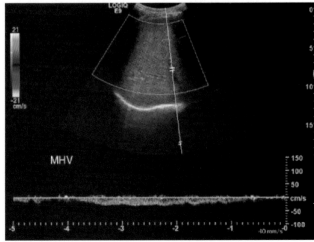

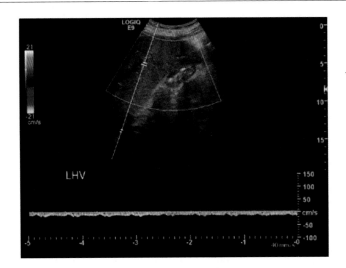

A. 三尖瓣反流　　　　　　　　B. 转移性浸润

C. 右心衰竭　　　　　　　　　D. 门静脉血栓形成

46　患者 A 和患者 B 有相同的姓氏，原定于同一天 A 进行下腔静脉滤器放置，B 进行经颈静脉肝组织活检术，然而放射科医生无意中对患者 A 进行经颈静脉肝组织活检术，请问在该情景中谁是潜在的"第二受害者"？

A. 患者 A　　　　　　　　　　B. 放射科医生

C. 放射信息系统　　　　　　　D. 超声科

47　当卫生保健专业人士察觉到他们正在被观察时，明显更可能会遵守手部卫生指南，这是下面哪个效应？

A. 韦伯效应　　　　　　　　　B. 霍桑效应

C. 安慰剂效应　　　　　　　　D. 皮格马利翁效应

48　下面哪项是颈动脉狭窄分级的主要决定因素？

A. 颈内动脉/颈总动脉收缩期峰值速度比（ICA/CCA，PSV 比值）

B. 收缩期峰值流速（PSV）

C. 有钙化斑块

D. 狭窄的位置

49a　下图所示 ICA 的狭窄度为：

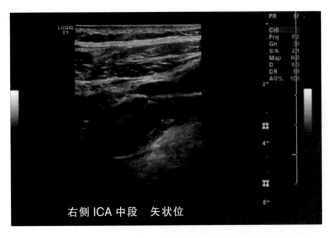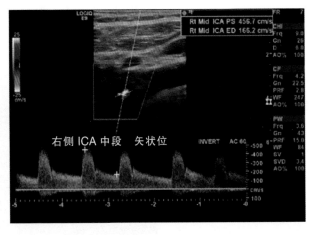

A. 完全闭塞　　　　　　　　　B. ＜50%

C. 50% ~ 69%　　　　　　　　　　　D. ≥70%

49b　哪个速度参数可用于诊断几乎完全闭塞的颈内动脉？

　　A. 收缩期峰值流速（PSV）>230cm/s　　B. 收缩期峰值流速（PSV）<100cm/s

　　C. 舒张末期速度（EDV）>100cm/s　　　D. 以上都不是

50　下面哪项可以认为是正常的颈内动脉？

　　A. 收缩期峰值速度<100cm/s，有（或没有）内膜增厚或可见斑块。

　　B. 收缩期峰值速度>80cm/s，没有内膜增厚或可见斑块。

　　C. 收缩期峰值速度<125cm/s，没有内膜增厚或可见斑块。

　　D. 收缩期峰值速度>230cm/s，没有内膜的增厚或可见斑块。

51a　患者女，65 岁，表现为短暂性语言障碍和共济失调，颈动脉超声多普勒图像如下，显示的是哪种病变？

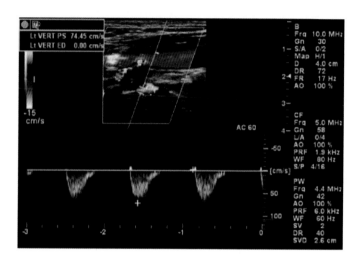

　　A. 椎动脉反流　　　　　　　　　　　B. 颈内动脉闭塞

　　C. 对侧椎动脉闭塞　　　　　　　　　D. 动脉粥样硬化斑块破裂

51b　患者的症状在到达急诊科时消失，以下哪项可能再次引起患者出现症状？

　　A. 颈部屈曲　　　　　　　　　　　　B. 颈部伸展

　　C. 上肢运动　　　　　　　　　　　　D. Valsalva 动作

52a　以下哪项阐明了频谱多普勒波形的特征？

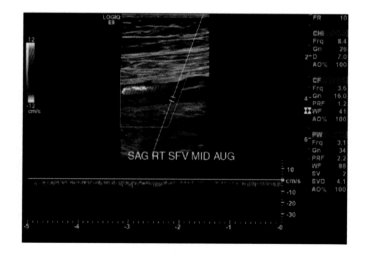

A. 缺乏呼吸时相性　　　　　　　　B. 缺乏加压

C. 血流反转　　　　　　　　　　　D. 流速降低

52b 下肢静脉检查时加压是指在挤压下列哪项的同时观察频谱多普勒波形的变化?

A. 探头所在同侧肢体远端　　　　　B. 探头所在同侧肢体近端

C. 与探头同一水平的对侧肢体　　　D. 下腹部

52c 上图描述了哪一类型的静脉波形?

A. 增强　　　　　　　　　　　　　B. 单相

C. 逆转　　　　　　　　　　　　　D. 呼吸时相

53a 患者女, 25 岁, 因左下肢体疼痛肿胀到急诊科就诊, 行外周静脉超声检查。图像如下所示, 最可能的诊断是:

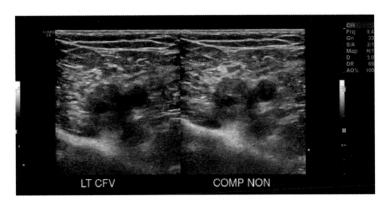

A. DVT　　　　　　　　　　　　　B. 腹股沟淋巴结病

C. 静脉曲张　　　　　　　　　　　D. 假性动脉瘤

E. 脓肿

53b 哪种影像学特征支持急性 DVT, 而非慢性 DVT 的诊断?

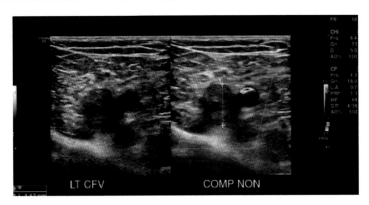

A. 不可压缩性　　　　　　　　　　B. 没有彩色血流

C. 血管扩张　　　　　　　　　　　D. 高回声血栓

54 狭窄处彩色多普勒图像表明了什么?

A. 混叠　　　　　　　　　　　　　B. 倒流

C. 血流减少　　　　　　　　　　　D. "闪烁" 伪像

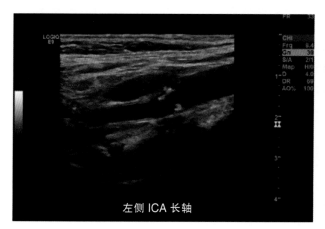

左侧 ICA 长轴

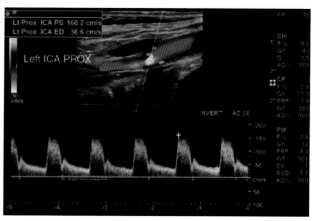

答案与解析

1　**答案 C**。肝移植后,RI 的正常范围为 0.55~0.80。然而,约 50% 的患者术后 RI 即刻升高;RI 通常在 72 小时内正常化。另一方面,由于某些患者的吻合口水肿或低血压,RI 可在术后即刻短暂地降低;持续低的 RI 提示动脉狭窄。

参考文献:Platt JF, et al. Use of Doppler sonography for revealing hepatic artery stenosis in liver transplant recipients. *AJR Am J Roentgenol* 1997;168(2):473-476.

Sanyal R, et al. Orthotopic liver transplantation: reversible Doppler US findings in the immediate post-operative period. *RadioGraphics* 2012;32:199-211.

2　**答案 C**。正常舒张期血流与收缩期是同向的(高于基线)。该图显示了舒张期血流反向(低于基线),这表明在肾功能不全的肾移植中血管阻力显著增加。反向舒张期血流是肾移植患者的一个重要但非特异性的表现;涉及的因素包括移植肾的外部压迫(例如,血肿)、肾静脉血栓形成、排斥反应、肾小球硬化和急性肾小管坏死。肾静脉血栓形成(选项 A)、外部的压迫(选项 B)和急性肾小管坏死(选项 D)所致的舒张期血流反向在急性和亚急性期常见,远期肾移植患者的舒张期血流反向最常见持续存在的原因是排斥反应。

参考文献:Baxter GM. Ultrasound of renal transplantation. *Clin Radiol* 2001;56:802-818.

Lockhart ME, et al. Reversed diastolic flow in the renal transplant: perioperative implications versus transplants older than 1 month. *AJR Am J Roentgenol* 2008;190:650-655.

3　**答案 B**。(PSV-EDV)/PSV。

参考文献:Polak J, Pellerito JF. *Introduction to vascular ultrasonography: expert consult—online and print*, 6th ed. London: Saunders, 2012. ISBN: 143771417X.

Tublin ME, et al. The resistive index in renal Doppler sonography: where do we stand? *AJR Am J Roentgenol* 2003;180(4):885-892.

4　**答案 C**。假性动脉瘤形成是原位肝移植的一种少见的并发症,但最常见的是发生在动脉吻合部位。假性动脉瘤在这个位置可能是由于手术技术、真菌或血管成形术后改变的结果。周边的肝动脉肝内分支的假性动脉瘤可能是病灶感染或肝活检的结果。

参考文献:Bhargava P. Imaging of orthotopic liver transplantation. *AJR Am J Roentgenol* 2011;196:WS15-WS25.

Caiado A, et al. Complications of liver transplantation: multimodality imaging approach. *RadioGraphics* 2007;27:1401-1417.

5　**答案 C**。图像显示广泛的门静脉周围积液,而 CT 图像显示胆管坏死表现为门静脉周围低衰减。

在肝移植患者中,肝动脉是胆管上皮的唯一血液供应来源。在肝动脉血栓形成时,胆管上皮坏死,导致细胞和碎屑进入扩张的胆管。静脉血栓形成(肝静脉、门静脉或下腔静脉)可能导致梗死区域和增强的改变,但不会导致胆管坏死。此外,门静脉和下腔静脉在图中显示没有异常。

参考文献:Bhargava P. Imaging of orthotopic liver transplantation. *AJR Am J Roentgenol* 2011;196:WS15-WS25.

Itri JN, et al. Hepatic transplantation: post-operative complications. *Abdom Imaging* 2013;38:1300-1333.

6   **答案 B**。肝动脉血栓形成是影响原位肝移植最常见的血管并发症,据报道发生率高达12%。发病时间不确定,可以发生在移植手术后的数天到数月。

参考文献:Bhargava P. Imaging of orthotopic liver transplantation. *AJR Am J Roentgenol*. 2011;196:WS15 – WS25.

Singh A, et al. Post-operative imaging in liver transplantation:what radiologists should know. *Radio-Graphics* 2010;30;339 – 351.

7   **答案 C**。肝静脉流出不畅导致肝静脉和下腔静脉扩张、肝大、腹腔积液和胸腔积液。腔静脉或肝静脉吻合口狭窄有时可在灰阶成像中显示,但彩色多普勒评价时病灶部位的混叠更常见。由于狭窄部位的速度增加和狭窄上游肝静脉波形缓慢,频谱多普勒也会表现出混叠。选项 A、B 和 D 也是肝移植的并发症,但不会出现本题中的现象。

参考文献:Bhargava P. Imaging of orthotopic liver transplantation. *AJR Am J Roentgenol* 2011;196:WS15 – WS25.

Itri JN, et al. Hepatic transplantation:post-operative complications. *Abdom Imaging* 2013;38;1300 – 1333.

8   **答案 A**。频谱多普勒显示在移植肾上极活检部位的彩色混叠。动静脉瘘形成高速低阻的波形,舒张期血流速度增快。大部分动静脉瘘的瘘口很小,没有临床意义并且能自然愈合。因此,可以进行短期随访、评估来解决,仅少数病例需要线圈栓塞(选项 C)和外科修复(选项 D)。

参考文献:Elsayes KM, Menias CO, Willatt J, et al. Imaging of renal transplant:utility and spectrum of diagnostic findings. *Curr Probl Diagn Radiol* 2011;40(3):127 – 139.

Rajiah P, Lim YY, Taylor P. Renal transplant imaging and complications. *Abdom Imaging* 2006;31(6):735 – 746.

9   **答案 A**。肾段动脉波形表现为收缩峰圆钝,与小慢波一致。由于收缩期峰值延迟(加速时间 >0.08s),峰值速度降低,小慢波因此得名。

假性动脉瘤(选项 B)的特征在于其瘤颈内可见血流呈涡流,在基线上方和下方显示高速血流频谱("来回"的外观)。动静脉瘘(选项 C)频谱波形的特征是低阻力模式,这是由于动脉和静脉之间的异常分流导致的高收缩期峰值速度和高舒张期峰值速度。肾静脉血栓形成(选项 D)时肾动脉频谱波形的特点是由于舒张期血流的逆转而出现高阻力模式。

参考文献:Granata A, et al. Renal transplant vascular complications:the role of Doppler ultrasound. *J Ultrasound* 2014;18(2):101 – 107.

Rodgers SK. Ultrasonographic evaluation of the renal transplant. *Radiol Clin North Am* 2014;52(6):1307 – 1324.

10   **答案 A**。为了检测低血流,滤波器设置应尽可能最低(一般为 50 ~ 100Hz)。减少壁滤波器设置将导致频谱数据填充到基线。在慢血流患者中,高壁过滤器设置可能掩盖低速血流并导致血管闭塞的错误解释。PRF 表示被采样数据的速率(频率)。这个变量与速度范围(或标尺)直接相关,因为较高的流速需要更快速的采样和更大范围的标尺。如果 PRF 设定得太高,流速慢的血流很难被发现,可能会被掩盖。当 PRF 减小时,描绘速度的范围减小,低速血流就可以被定性和定量地评价。

参考文献:Boote EJ. Doppler US techniques:concepts of blood flow detection and flow dynamics. *Radio-Graphics* 2003;23:1315 – 1327.

　　　　Kruskal JB, et al. Optimizing Doppler and color flow US: application to hepatic sonography. *Radio-Graphics* 2004;24:656 – 675.

11　**答案 B**。选择低频探头降低多普勒频移,并将减少混叠。

　　　　降低增益(选项 A)会导致混叠增加,而增加增益将减少混叠。增加取样容积(选项 C)将增加混叠,而在较浅部位的取样将导致 PRF 的增加,并减少混叠。选项 D 是不正确的,因为这将导致更高的频率多普勒信号检测,并会增加混叠;反之,增加多普勒角将导致多普勒频移的减少,减少混叠。

参考文献：Boote EJ. Doppler US techniques: concepts of blood flow detection and flow dynamics. *Radio-Graphics* 2003;23:1315 – 1327.

　　　　Kruskal JB, et al. Optimizing Doppler and color flow US: application to hepatic sonography. *Radio-Graphics* 2004;24:656 – 575.

12　**答案 D**。彩色多普勒超声显示门静脉左支内有异常回声,内部有血管,考虑恶性门静脉血栓形成。

　　　　肿瘤新生血管导致肿块内动脉和静脉无序形成。频谱多普勒梗阻的门静脉内出现动脉样血流频谱是恶性门静脉血栓最具特异性的征象。

　　　　门静脉内的血凝块(选项 B)在良性和恶性病因中都可以看到,回声的强度不是一个鉴别点。另外,血凝块的回声随时间而变化。由于门静脉内径在正常范围内时也可以看见瘤栓,所以血管直径不被认为是一个显著特征,因此,选项 C 不正确。海绵样变性(选项 A)是指在闭塞的门静脉内或周围的侧支血管的形成。虽然海绵样变性倾向于更多地与良性血栓相关,但它在恶性门静脉血栓形成的病例中也被证实过。

参考文献：McNaughton DA, et al. Doppler US of the liver made simple. *RadioGraphics* 2011;31:161 –188.

13　**答案 A**。可以通过调整颜色优先阈值设置,来消除彩色流图像中不需要的彩色多普勒信号。假设仅需要在无回声血管中观察到彩色血流,可以将颜色优先级降低到仅在无回声结构中显示彩色信号的那个点。任何灰度值高于颜色优先级阈值水平的像素,即使有相应的彩色多普勒信息,也只显示灰度信息。这对于消除已知血管外不需要的信号是有用的。然而,当试图检测小血管内的血流时,过低的颜色优先阈值会导致所需信号的抑制。

　　　　图示 2 幅阴囊超声图像。图 A 显示睾丸内没有彩色血流信号。图 B 显示增加颜色优先阈值(黄色箭头)后,显示了血流信号。

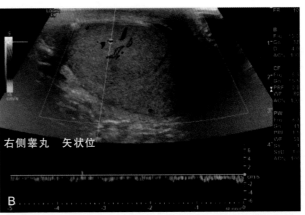

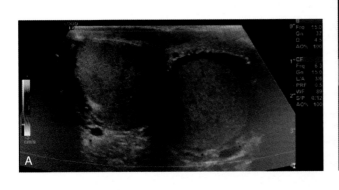

参考文献：Hertzberg BS, Middleton WD. *Ultrasound: the requisites*, 3rd ed. Philadelphia, PA: Elsevier, 2016:19.

14　答案 B。集成长度(也称为驻留时间)是用于在彩色多普勒图像上生成每条线的声脉冲数。增加每条线的脉冲数可以提高在任何给定位置检测多普勒频移的灵敏度。选项 A,增强壁滤波会增加不显示频移的阈值,滤掉低速血流信号。选项 C,提高脉冲重复率会降对低速血流检测灵敏度。选项 D,使用线阵探头增加超声束的转向会由于多种原因降低多普勒灵敏度。首先,相比没有转向的声束而言,被转向声束损失了更多能量到其旁瓣。其次,从患者返回到探头的回声以一定角度到达探头表面,也会导致较弱的信号。

参考文献：Hertzberg BS, Middleton WD. *Ultrasound: the requisites*, 3rd ed. Philadelphia, PA: Elsevier, 2016:18 – 19.

15　答案 B。黄色箭头表示舒张末期心房收缩时出现的 a 波;正常 a 波对应于肝静脉的逆向血流,显示在基线以上。S 波(下图蓝色箭头所示)发生在收缩中期,代表肝静脉正向血流,由房室间隔向心尖运动引起。D 波(下图红色箭头所示)在舒张早期出现,由于右心室的快速充盈引起。正常情况下,S 波、D 波均出现在基线以下,且 S 波比 D 波延伸得更远。v 波为过渡波,出现在收缩期和舒张期之间,基线上下均可出现,v 波最开始的向上倾斜部分表示三尖瓣关闭时右心房的缓慢持续充盈,v 波的波峰代表三尖瓣开放,血液从右心房流入右心室,继而形成 v 波向下倾斜的部分。

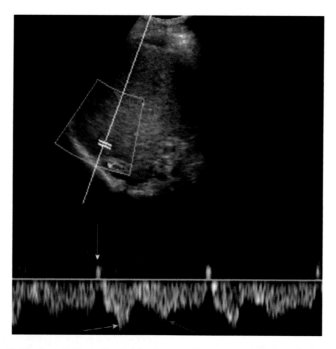

参考文献：McNaughton DA, et al. Doppler US of the liver made simple. *RadioGraphics*. 2011;31:161 – 188.

Scheinfeld MH, et al. Understanding the spectral Doppler waveform of the hepatic veins in health and disease. *RadioGraphics* 2009;29:2081 – 2098.

16　答案 C。叠加在正常的单相的门静脉波形中的双向尖峰信号是由于门静脉管腔内的气泡引起的。在二维灰阶超声图像上,气泡表现为流动于门静脉内的高回声颗粒,门静脉内气泡可能是由危及生命的病因(如肠道缺血)和一些良性病变引起。选项 B 腔内血栓是固定的,根据血栓形成时间及成分的不同表现为低回声或高回声。选项 D 脓毒性栓子超声一般不能发现,除非足够大。选项 A 血管狭窄可能导致湍流、无序流动和峰值速度升高。然而,血块、脓毒性栓子和血管狭窄均不会引起本病例中所示的双向高速尖峰波形。

参考文献: Abboud B, et al. Hepatic portal venous gas: physiopathology, etiology, prognosis and treatment. *World J Gastroenterol* 2009;15(29):3585 – 3590.

17　**答案 C**。在三尖瓣反流(TR)中,心房收缩迫使血液顺行进入右心室,并向肝脏逆行,产生比正常逆行(高于基线)更高的 a 波。收缩期,心室收缩,三尖瓣环向心尖移动。由于三尖瓣功能不全,血液经三尖瓣回流至右心房、下腔静脉、肝静脉,导致异常钝化或反向(高于基线)的 S 波。当心室舒张时,三尖瓣环恢复到正常位置,右心房内血液被迫从右心房流向下腔静脉和肝脏,形成不正常的、高的逆向 v 波。在舒张期,心房和心室舒张,三尖瓣开放,血液从肝脏、下腔静脉流向心脏,形成 D 波,这是唯一的顺行波(低于基线)。

　　总之,显著的多普勒频谱波形变化为:放大的(即增高的)a 波和 v 波,以及一个减小或反向的 S 波。对于中等 TR,表现为 S 波不如 D 波深;对于严重的 TR,S 波反向(即出现在基线之上)并与 a 波、v 波融合,形成一个逆行的、复杂的 $a-S-v$ 波,就如本试题中肝静脉频谱所表现一样。

　　在右心衰竭时(选项 B),a 波和 v 波被放大,但 S 波和 D 波保持正常关系(即基线下方 S 波比 D 波深)。二尖瓣反流(选项 A)影响左心,通常不改变肝静脉波形。肝静脉受压(选项 D)会导致波形圆钝(例如,丧失时相性),表现为 a 波反向或者完全不能区分正常肝静脉波形中的各个组成部分。

参考文献: Abu-Yousef MM. Duplex Doppler sonography of the hepatic vein in tricuspid regurgitation. *AJR Am J Roentgenol* 1991;156(1):79 – 83.

　　McNaughton DA, et al. Doppler US of the liver made simple. *RadioGraphics* 2011;31:161 – 188.

18　**答案 A**。"慢"是指收缩期缓慢上升,导致较长的加速时间。"小"指的是收缩期峰值的下降,导致收缩期峰值幅度减小和波形圆钝。小慢波通常发生在明显狭窄的动脉远端,本例中,收缩早期波形上升部分的倾斜度显示出缓慢的收缩期上升支(慢)。波形的顶部受抑制变得圆钝(细小的),而不是轮廓清晰的尖峰。

　　从这张图片中可以看出,该病例中出现的小慢波是由于近端颈内动脉狭窄所致。这在图中可以观察到。

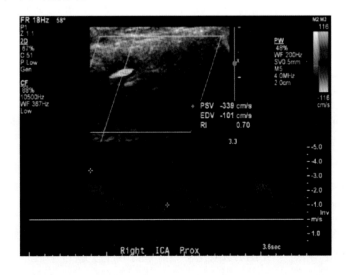

颈内动脉近端收缩期流速峰值明显升高。根据 2003 年超声波放射学家学会会议撰写的一份共识文件规定,当速度 >230cm/s 时,狭窄程度 >70%,该病例的测量结果符合上述标准。灰阶图像上同时显示了由动脉粥样硬化斑块引起的管腔狭窄。

参考文献: Grant EG, et al. Carotid artery stenosis: gray-scale and Doppler US diagnosis—Society of Radiologists in Ultrasound Consensus Conference. *Radiology* 2003;229:340.

19　**答案 B**。空间复合是一种从多个扫描角度获取图像并整合形成最终图像的技术。来自强反射体的信号被增强,而随机斑点噪声不增强,因而显著提高信噪比。此外,与非垂直反射相关的伪像减少,从而改善边缘细节。

提高信噪比是以牺牲时间分辨率(选项 A)为代价的,因为多扫描角度获取图像需要更长的时间。复合成像的可视范围不变(选项 C)。由于声束的衰减,肥胖患者的深部结构图像受损,这种情况下复合成像对信噪比改善不明显,因为所有的声束都严重衰减。在这种情况下,斑点和非垂直反射体在图像弱化中起着相对次要的作用(选项 D)。

参考文献: Hertzberg BS, Middleton WD. *Ultrasound: the requisites*, 3rd ed. Philadelphia, PA: Elsevier, 2016:9.

20a　**答案 B**。图像显示腹主动脉向心性扩张到 6.6cm,表示是梭形动脉瘤。在多普勒湍流图像旁可以看到偏心性血栓高回声。

与梭形动脉瘤不同,囊状动脉瘤显示出偏心性扩张,仅沿部分血管壁隆起。在超声上动脉瘤破裂的表现可能包括有症状的患者主动脉周围非均质、低回声的复杂液体。动脉瘤破裂通常在 CT 图像上更容易看到。

腹主动脉假性动脉瘤罕见,一般由创伤或自身免疫性病因引起。

参考文献: Borioni R, Garofalo M, Seddio F, et al. Posttraumatic infrarenal abdominal aortic pseudoaneurysm. *Tex Heart Inst J* 1999;26(4):312 – 314.

Kaufman JA, Lee MJ. *Vascular and interventional radiology: the requisites*. St. Louis, MO: Mosby, 2004.

Okita Y, Ando M, Minatoya K, et al. Multiple pseudoaneurysms of the aortic arch, right subclavian artery, and abdominal aorta in a patient with Behcet's disease. *J Vasc Surg* 1998;28(4):723 – 726.

20b　**答案 D**。腹主动脉瘤(AAA)破裂的风险随着直径增大而增大,腹主动脉直径接近 3cm 时,就被认为是动脉瘤。对于直径 <4cm 的动脉瘤,每年发生自发性破裂的风险接近 0%。当动脉瘤直径达 4~5cm 时,自发破裂的风险为 1%~3%。对于直径 <5cm 的小动脉瘤,应每 6~12 个月进行一次监测。对于直径 5~7cm 的动脉瘤,破裂风险为 6%~11%。对于直径 >7cm 的动脉瘤,破裂风险为 20%。对于直径达到 5cm 的动脉瘤,通常需要进行开放性手术或血管内修复治疗。

参考文献: Brown PM, Zelt DT, Sobolev B. The risk of rupture in untreated aneurysms: the impact of size, gender, and expansion rate. *J VascSurg* 2003;37(2):280 – 284.

Kaufman JA, Lee *MJ. Vascular and interventional radiology: the requisites*. St. Louis, MO: Mosby, 2004.

Schwartz SA, Taljanovic MS, Smyth S, et al. CT findings of rupture, impending rupture, and contained rupture of abdominal aortic aneurysms. *AJR Am J Roentgenol* 2007;188(1):W57 – W62.

20c　**答案 D**。腘动脉瘤(PAA)是第二常见的动脉粥样硬化性动脉瘤。30%~50% 患有 PAA 的患者也会同时患有腹主动脉瘤(AAA)。然而,患有 AAA 的患者中,只有 10%~14% 会患有 PAA。相对于 AAA,PAA 几乎只存在于男性。题目中其他所列动脉瘤发生概率较低,与 AAA 的关联度较低。

参考文献: Diwan A, Sarkar R, Stanley JC, et al. Incidence of femoral and popliteal artery aneurysmsin patients with abdominal aortic aneurysms. *J Vasc Surg* 2000;31(5):863 – 869.

Wright LB, Matchett WJ, Cruz CP, et al. Popliteal artery disease: diagnosis and treatment 1. *RadioGraphics* 2004;24(2):467 – 479.

21a **答案 C**。在门静脉的位置上出现多发迂曲的血管代表门静脉周围静脉和胆囊周围静脉扩张。门静脉血栓形成后,门静脉持续闭塞或不完全再通导致海绵样变性。这种侧支静脉网络使得血流重建流向远端非阻塞的门静脉。尽管存在这种血管侧支循环,大多数有海绵样变的患者仍然会有门脉高压。门静脉血栓形成的原因包括肝硬化、感染、高凝状态、创伤和恶性肿瘤。

门静脉周围侧支在肝动脉血栓(选项 A)的位置上并不常见。肝门部肝动脉血流信号消失提示肝动脉血栓形成,通常见于肝脏移植的并发症。

肝硬化患者可发生肝内门体分流(选项 B)。然而,它通常发生在肝脏外周,在肝脏外周相近大小的门静脉和肝静脉可以形成异常连接。本题所示扭曲的血管位于肝门部,离肝静脉较远。

动静脉畸形(选项 D)一般不会出现由肝门一直延伸到门静脉右支的情况,并且通常可以发现扩张的供血动脉和引流静脉流向和远离动静脉畸形血管团。

21b **答案 A**。门静脉海绵样变性时,原先的门静脉主干通常有瘢痕化,超声或横断面影像难以见到。在肝门部发展形成用以代替门静脉主干的侧支循环静脉内径较小。

在急性门静脉血栓形成中,MPV 内径通常是正常或者扩张的。门静脉高压时,由于压力增加,MPV 可能会扩张。在肝内门体分流术中,门静脉可以由于血流量增加而扩张。动静脉畸形表现为小口径血管的杂乱缠结,并同时显示供血动脉和引流静脉。

参考文献: De Gaetano AM, Lafortune M, Patriquin H, et al. Cavernous transformation of the portal vein: patterns of intrahepatic and splanchnic collateral circulation detected with Doppler sonography. *AJR Am J Roentgenol* 1995;165(5):1151 – 1155.

Ginat DT. Thorium dioxide(thorotrast). In Ginat DT, Small J, Schaefer PW(eds). *Neuroimaging pharmacopoeia*. Dordrecht, Netherlands: Springer International Publishing, 2015:119 – 122.

Kauzlaric D, Petrovic M, Barmeir E. Sonography of cavernous transformation of the portal vein. *AJR Am J Roentgenol* 1984;142(2):383 – 384.

Raby N, Meire HB. Duplex Doppler ultrasound in the diagnosis of cavernous transformation of the portal vein. *Br J Radiol* 1988;61(727):586 – 588.

22 **答案 B**。轴向分辨率是指分辨沿超声束的轴线方向上两个物体的能力。轴向分辨率为脉冲波长的 1/2(脉冲长度/2)。脉冲多普勒采用较长的脉冲长度来减小多普勒频移测量的变异性。这种平衡降低了轴向分辨率。

参考文献: Hertzberg BS, Middleton WD. *Ultrasound: the requisites*, 3rd ed. Philadelphia, PA: Elsevier, 2016:4.

23 **答案 D**。经颈静脉肝内门体分流是最常用的有创手术方法,以减轻门脉高压症状(例如,静脉曲张和顽固性腹水)。术后并发症包括支架置入后的支架阻塞、支架狭窄和肝静脉狭窄。支架失效的迹象包括支架内无血流,峰值 <90cm/s 或 >190cm/s,两次检查之间支架内峰值速度变化 50cm/s,主门静脉峰值流速 <30cm/s,肝内门脉向肝性血流和

肝静脉血流逆向流动(提示肝静脉狭窄)。TIPS 功能障碍的间接征象包括腹水增加和静脉曲张(包括脐旁静脉)的再现。

图像显示了在 TIPS 内的峰值速度升高,在肝静脉侧有彩色混叠。此外,可见肝右静脉内的向肝性血流。这些表现提示肝静脉端狭窄的 TIPS 支架失效。

参考文献: Darcy M. Review. Evaluation and Management of Transjugular Intrahepatic Portosystemic Shunts. *AJR Am J Roentgenol* 2012;199;730 – 736.

24 **答案 A**。血栓性浅静脉炎或浅静脉血栓形成(SVT)特征为浅静脉血栓形成同时伴有或不伴有周围邻近组织炎症。尽管这个术语也被用来描述没有相关炎症变化的浅静脉血栓形成。该患者的超声图像上显示为一段较长的闭塞性血栓伴周围血管壁增厚充血。血栓性浅静脉炎患者临床表现为患部疼痛,体格检查患部皮下可见明显的、触痛性带样结构,患部皮肤出现红斑并发热。

蜂窝织炎(选项 B)表现为充血仅限于静脉管,不伴有周围皮下脂肪水肿充血。

血栓形成的静脉位于皮下,不代表深部静脉血栓形成(选项 C)。

该患者的超声图像显示的是皮下出现的管状结构,而发生在前臂掌侧的前臂骨间神经综合征中的正中神经卡压位置相对较深。同时,周围组织充血不是骨间前神经综合征的典型特征(选项 D)。

参考文献: Rumack CM, Wilson SR, Charboneau WJ. *Diagnostic ultrasound*, 4th ed. Philadelphia, PA: Elsevier Health Sciences, 2011;1031 – 1033.

25 **答案 D**。肝后下腔静脉内膨胀性不均匀团块中央伴钙化,高度提示为肿瘤而非血栓。原发性下腔静脉肿瘤罕见,平滑肌肉瘤是最常见的静脉系统肿瘤,并且最常见的位置是下腔静脉。下腔静脉癌栓常见于肾细胞癌、肝细胞癌和原发性肾上腺肿瘤的直接蔓延。癌栓存在的下腔静脉扩张及血管生成是区分癌栓和血栓的两个特征。

选项 A:三尖瓣反流可导致下腔静脉和肝静脉的扩张,但不伴有管腔血栓形成。

选项 B:与癌栓不同,下腔静脉内的血栓不应引起管腔这种明显的扩张。

选项 C:虽然在肿块中心的钙化声影可以被误认为 IVC 滤器,但其周围膨胀性非均匀团块强烈提示实体肿瘤的存在。

参考文献: Hertzberg BS, Middleton WD. *Ultrasound: the requisites*, 3rd ed. Philadelphia, PA: Elsevier, 2016;220 – 221.

Rumack, CM, Wilson, SR, et al. *Diagnostic ultrasound*, 4th ed. Philadelphia, PA: Elsevier Mosby, 2011;478 – 482.

26 **答案 D**。吸气时腹腔干收缩期峰值速度增加是正中弓状韧带压迫腹腔干的特征性表现。患者处于直立体位时其峰值速度也增加。手术可以松解正中弓状韧带减少腹腔干受压并改善血流。

选项 A:呼气时腹腔干收缩期峰值流速增加,提示腹腔动脉狭窄而不是肠系膜上动脉狭窄。由于正中弓状韧带压迫腹腔干,肠系膜上动脉通过胰十二指肠球部的胃十二指肠动脉提供侧支循环。

选项 B:虽然腹腔干收缩期峰值速度增加可见于多种病因,包括动脉粥样硬化性狭窄及恶性肿瘤侵袭,然而腹腔干流速受呼吸运动影响而发生改变仅见于正中弓状韧带压迫腹腔干,而不见于其他病变。

选项 C:任何病因引起的腹腔干狭窄,都可以表现为收缩期峰值流速及舒张末期流速增加。屏住呼吸或直立体位时流速正常,提示存在正中弓状韧带压迫。

参考文献:AbuRahma AF, Stone PA, Srivastava M, et al. Mesenteric/celiac duplex ultrasound interpretation criteria revisited. *J Vasc Surg* 2012;55:428 − 436, e6; discussion:435 − 436.

White RD, et al. The celiac axis revisited:anatomic variants, pathologic features, and implications for modern endovascular management. *RadioGraphics* 2015;35(3):879 − 898.

27　**答案 B**。超声和 MR 图像显示均匀性弥漫性主动脉管壁增厚,并发主动脉远端中度狭窄及左髂动脉严重狭窄。这些表现提示大血管炎,在年轻女性患者中,最可能的病因是Takayasu 动脉炎(高安血管炎)。

高安血管炎是一种特发性大血管动脉炎,涉及主动脉及其主要分支、肺动脉和冠状动脉。这种疾病往往发生在 40 岁之前,具有明显的女性优势。在发病早期,通常无特殊症状。当颈动脉近端或锁骨下动脉严重狭窄或闭塞时,通常会导致脉搏消失。高安血管炎的其他特征性临床表现包括跛行、血管杂音、肾性高血压和肢体血压的差异。

慢性肉芽肿和淋巴细胞炎症影响内中膜导致动脉壁增厚、狭窄、闭塞或动脉瘤形成。超声表现包括血管壁增厚、内径变细或狭窄、血管闭塞、搏动性降低。高安血管炎的处理包括通过药物治疗控制疾病活动和通过手术或血管内干预减少血管损害的影响。皮质类固醇是主要的治疗药物,其他免疫调节药物(如甲氨蝶呤、硫代吡啶)用于类固醇治疗无效的患者。

巨细胞动脉炎(GCA)(选项 A)是一种肉芽肿性血管炎,主要影响大、中动脉。其也被称为颞动脉炎,倾向于累及颅外颈动脉分支,例如,颞动脉。GCA 通常会影响年龄较大的女性,通常年龄 >50 岁,高峰发病年龄为 70 ~ 80 岁。

结节性多动脉炎(PAN)(选项 C)是一种全身性炎性坏死性中小型动脉炎,最终导致坏死和动脉管壁破坏。其有轻微的男性优势,通常在 60 岁左右发病。20% ~ 30% 的患者乙型肝炎抗原阳性。

肉芽肿性多血管炎(GPA)(选项 D),以前称为韦格纳肉芽肿病,是一种多系统的坏死性非干酪性肉芽肿性血管炎,主要影响中、小动脉,毛细血管和静脉,特别倾向于呼吸系统和泌尿系统。包括上呼吸道受累导致鼻中隔坏死、气管坏死、肺结节和坏死性肾小球肾炎。

参考文献:Khosla A, Andring B, Atchie B, et al. Systemic vasculopathies. *Radiol Clin North Am*. 2016;54(3):613 − 628.

28　**答案 B**。下肢深静脉多普勒频谱的波形降低,应考虑下游血管血栓或狭窄。在股总静脉呈单相血流的情况下,应扫查髂外静脉和髂总静脉了解是否存在血栓或压迫性肿物。如未发现异常或者该区域显示不清,应考虑进行其他影像学检查,如 CT 或 MR检查。

参考文献:Needleman L. Update on the lower extremity venous ultrasonography examination. *Radiol Clin* 2014;52(6):1359 − 1374.

29　**答案 A**。腓肠肌静脉位于腓肠肌内,是深静脉系统的一部分。血栓在急性期可呈低回声。静脉的不可压缩性被认为是急性血栓形成最敏感的预测因子。这种超声表现可以诊断为急性 DVT,不需要 MRV 检查。

参考文献：Caggiati A, et al. Nomenclature of the veins of the lower limb: extensions, refinements, and clinical application. *J Vasc Surg* 2005;41(4):719 – 724.

30 **答案 D**。彩色多普勒超声图像可以看到,颈动脉分叉处出现一个血供丰富的低回声实性肿块,将颈内、外动脉推开。轴向对比增强 T1W MR 图像表现出肿瘤高增强。数字减影血管造影显示了一个早期的丰富血供的肿瘤显影,所有特点提示颈动脉分叉的非闭塞性推移。这种表现是诊断颈动脉体瘤的依据。

颈动脉体瘤罕见,生长缓慢,无触痛性实性肿块。发生在颈侧部,起源于颈动脉分叉处的肾上腺外嗜铬细胞组织。颈动脉体瘤最常见的症状有无痛性颈部肿块、高血压或颈动脉杂音(因为瘤体内血供丰富)。关键的诊断特征是瘤体位于颈动脉分叉处,特征性的推移颈外动脉前部和颈内动脉后部。在超声图像上,通常表现为实性、低回声血供丰富的肿块,推移但不压迫闭塞颈内动脉和颈外动脉。低速彩色多普勒检查时可见瘤体内的丰富血流信号。肿瘤血供大部分来自颈外动脉。5% 的病例双侧发病,如因遗传而来则双侧发病率更高。颈动脉体肿瘤通常是良性的,但也有报道称有 6% 的恶变可能。目前主要的治疗方式仍为手术切除肿瘤,且现在的外科和血管技术改善了手术切除治疗的安全性和成功率。

无名动脉或颈总动脉近端扩张可能导致血管杂音,但不会出现肿块。转移性疾病即便累及颈动脉鞘,也不会推移颈动脉。图像中没有显示颈动脉瘤血栓形成或颈动脉夹层。

参考文献：Dähnert W. *Radiology review manual*, 5th ed. Philadelphia, PA: Lippincott Williams & Wilkins, 2011:388.

Hertzberg BS, Middleton WD. *Ultrasound: the requisites*, 3rd ed. Philadelphia, PA: Elsevier, 2016:246.

Stoeckli SJ, Schuknecht B, Alkadhi H, et al. Evaluation of paragangliomas presenting as a cervical mass on color-coded Doppler sonography. *The Laryngoscope* 2002;112(1):143 – 146.

31 **答案 A**。因为阻力指数的计算只取决于收缩期对舒张期血流的比值,其与多普勒角度无关。

参考文献：Hertzberg BS, Middleton WD. *Ultrasound: the requisites*, 3rd ed. Philadelphia, PA: Elsevier, 2016:13 – 15.

32 **答案 D**。图像显示了门静脉主干吻合处的彩色混叠现象,且吻合口远端流速为吻合口近端流速的 6 倍。吻合口远端与近端流速比≥3 倍,梯度表明狭窄。门静脉的窄后扩张有助于诊断。肝移植中门静脉狭窄通常发生在端-端吻合,原因可能为手术技术、血管扭结、高凝状态或供体-受者血管口径不匹配。

选项 A:汇管区回声增强是一个非特异性的发现。门静脉周围水肿降低了汇管区周围肝脏的回声。这使汇管区相对周围实质回声增强("星空"表现)。胆管积气可增加胆管回声,气体后方不清晰的声影可以用于区分胆道积气和其他病因。

选项 B:肝内动脉的小慢波见于肝动脉狭窄,不是门静脉狭窄。

选项 C:下腔静脉吻合处的血栓是一种不同的(罕见)肝移植并发症。

选项 E:尽管在狭窄处可能会有一定的血流,门静脉左右支血流缺失(RPV 和

LPV)可以与门静脉阻塞同时存在。但该患者门静脉左右支内有缓慢的血流(门脉左支在图像中未显示)。

参考文献：Caiado AHM, Blasbalg R, Marcelino ASZ, et al. Complications of liver transplantation：multi-modality imaging approach. *RadioGraphics* 2007；27：1401 – 1417.

Pozniak MA, Tublin ME. Ultrasound evaluation of the transplanted liver, kidney, and pancreas. In：McGahan JP, Goldberg BB（eds）. *Diagnostic ultrasound*. New York：Informa Healthcare USA, 2008：301 – 338.

33 **答案 D**。PRF 是指每秒发射的声脉冲数。在大多数超声设备上,都有一个多普勒量程(scale)的控制标签。调整 scale 实际上是在改变 PRF。高重复频率表现为高 scale,而低重复频率表现为低 scale。高重复频率或高 scale 的优点是在显示高速血流的同时不会出现混叠。低重复频率或低 scale 的优点是提高对低速血流检查的敏感性。

参考文献：Hertzberg BS, Middleton WD. *Ultrasound：the requisites*, 3rd ed. Philadelphia, PA：Elsevier, 2016：19.

34 **答案 D**。降低多普勒量程可以减少 PRF,因此提高多普勒灵敏度。所有其他选项都将降低多普勒灵敏度。

参考文献：Hertzberg BS, Middleton WD. *Ultrasound：the requisites*, 3rd ed. Philadelphia, PA：Elsevier, 2016：18 – 19.

35 **答案 A**。PRF 是指每秒发射的声脉冲数。当多普勒采样率即 PRF 小于多普勒频移的 2 倍时出现多普勒混叠。在多普勒波形上,混叠导致高频信号部分从标尺的正值反转到负值,反之亦然。当彩色多普勒图像发生混叠时,环绕效应使代表最高正频移的颜色变为代表最高负频移的颜色,反之亦然。可以通过增加 PRF 来减少或消除混叠。另一种方法是,在扫描血管时,尽量使多普勒角近 90°或切换到较低频探头实现减少观察到的频移,从而减少混叠。

参考文献：Hertzberg BS, Middleton WD. *Ultrasound：the requisites*, 3rd ed. Philadelphia, PA：Elsevier, 2016：18 – 19.

36 **答案 A**。首先,层流出现在大而光滑的血管的中心区域。在血管壁附近,由于摩擦力的作用血流速度减慢。湍流发生在由于斑块或狭窄引起的血管壁不规则处。

位于血管中心的小的多普勒取样门可检测到较小、较快的流速范围。横跨整个血管的大的多普勒取样门可以检测到较大的流速范围。

参考文献：Bushberg JT, Seibert JA, Leidholdt EM. *The essential physics of medical imaging*, 3rd ed. Philadelphia, PA：Wolters Kluwer Health/Lippincott Williams & Wilkins, 2011：551.

37 **答案 D**。图像显示可压缩的腘静脉深部的一个扩张的结构中含有高阻力的动脉频谱和附壁血栓,提示腘动脉瘤。

腘动脉位于腓肠肌两个头之间,在腘静脉的前面(深部)。

腘动脉瘤(PAA)可以是真性的或假性的。真性动脉瘤通常是动脉粥样硬化引起的,其他结缔组织疾病,例如,马方综合征和埃勒斯 – 丹洛斯综合征为其少见病因,与妊娠相关的腘动脉瘤更罕见。最常见的外周动脉瘤发生在腘动脉。假性腘动脉瘤是由创伤或感染(霉菌感染)引起的。18%~31% 未经治疗的腘动脉瘤会并发血栓形成或远端栓塞,甚至少见的动脉瘤破裂。PAA 的诊断和治疗非常重要,因为未治疗的腘动脉瘤(不论动脉瘤大小)相关的并发症发生率很高。

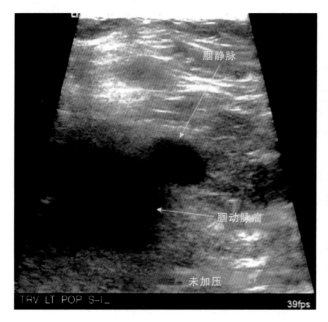
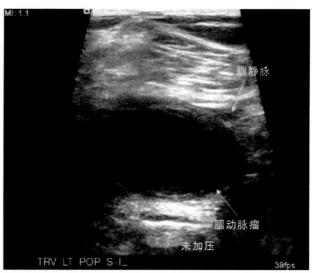

参考文献: Wright LB, Matchett WJ, Cruz CP, et al. Popliteal artery disease: diagnosis and treatment. *RadioGraphics* 2004;24:467 – 479.

38   **答案 B**。多普勒角是血流方向和声束方向之间的夹角。理想的多普勒角度范围为30°~ 60°。角度较大(>60°)时,可显示的多普勒频移较少,小的角度误差会导致较大的速度误差。在非常小的角度(<20°),折射、临界角相互作用和信号的混叠可能会造成影响。

参考文献: Bushberg JT, Seibert JA, Leidholdt EM. *The essential physics of medical imaging*, 3rd ed. Philadelphia, PA: Wolters Kluwer Health/Lippincott Williams & Wilkins, 2011:543.

39   **答案 A**。空化效应是声波产生的一种潜在的生物效应。声波由正负交替的压力组成。负压或稀疏的压力会导致微气泡的产生或现有微气泡增大。声波压力的交变可能引起气泡大小的波动,周围的液体介质相应的产生流动,这一现象称为微流现象。微流已经被观察到可以破坏细胞膜。此外,负压膨胀的气泡会发生剧烈的内爆,造成温度和压力的巨大变化,直接影响气泡周围的组织,破坏细胞,并产生反应性化学物质。在微泡造影剂成像时,甚至在成像含其他大小气泡附近的组织,如肺和肠等组织时,出于安全考虑,认识到空化理论上的可能性是很重要的。

参考文献: American Institute of Ultrasound in Medicine. *Medical ultrasound safety*, 3rd ed. Laurel, MD: AIUM, 2014.

40a   **答案 A**。频谱多普勒显示肝左动脉中段速度显著升高,提示高度狭窄。此外,狭窄部位下游出现频谱增宽、动脉阻力降低、舒张期血流增加。

选项 B:动静脉瘘一般表现为异常区域内动 – 静脉之间难以区分的异常高速低阻波形。

选项 C:假性动脉瘤内部有一个漩涡状或"阴阳"模式的血流,表现为收缩期向前、舒张期反流的往复式流动。

选项 D:这里显示的肝动脉如此高的血流速度通常在术后是不会见到的。

参考文献: Rumack CM, Wilson SR, Charboneau WJ. *Diagnostic ultrasound*, 2 –Volume set, 4th ed. Philadelphia, PA: Elsevier Health Sciences, 2011:29.

40b   **答案 C**。超声图像显示肝左动脉的彩色多普勒图像。在正常肝血管外出现随机分布的红色和蓝色信号,这被认为是由于血管腔内的湍流引起血管壁和血管周围组织的振动而引起的。在彩色多普勒上,它显示为两个方向上的多普勒频移(朝向和远离探头)并在湍流周围显示为红色和蓝色。这种伪像在收缩期最明显,可见于吻合口狭窄、动静脉瘘和动脉狭窄处。

选项A:彩色多普勒中闪烁伪像较常见,例如当对肾结石等较粗糙的反射面成像时,其表现为与焦点不相关联的交替的颜色。闪烁伪影被认为可能是由于一种超声仪器内称为相位/时钟抖动的内在噪声引起的。

选项B:彗星尾伪像是一种混响伪像。灰阶超声中见于小的钙化/结晶/高度反射物成像时,甲状腺胶体结节、胆囊腺肌增生症、肾结石、胰腺结石等均可见到。

选项D:晕状伪影是指血管壁外颜色的存在使血管看起来比实际的大。它是增益依赖性的,降低多普勒增益会减小晕状伪影。

参考文献:Middleton WD, Kurtz AB, Hertzberg BS. *Ultrasound*: *the requisites*, 2nd ed. Philadelphia, PA: Mosby, 2004:23 – 24.

Rubens DJ, Bhatt S, Nedelka S, et al. Doppler artifacts and pitfalls. *Ultrasound Clin* 2006;1(1): 79 – 109. doi:10.1016/j. cult. 2005.09.009.

41 **答案D**。图像显示了双IVC。箭头所指为左侧IVC,重复下腔静脉是由于左上主静脉肾下段持续存在的结果,下腔静脉的发育是在第7~10孕周。双下腔静脉的典型情况是左髂总静脉汇入左下腔静脉,再引流到左肾静脉,左肾静脉注入右侧下腔静脉。肾静脉上方的解剖结构正常。双下腔静脉是最常见的下腔静脉解剖变异。其他变异包括下腔静脉转位(左侧下腔静脉)和下腔静脉的不成对延续。在本病例中,在放置过滤器过程中没有发现双IVC,因此过滤器放置于右侧肾水平以下的下腔静脉,左下肢血栓能够通过左侧IVC绕过过滤器。

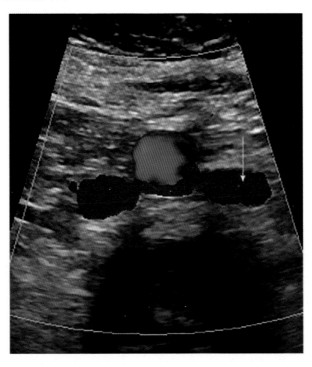

参考文献:Chuang VP, Mena CE, Hoskins PA. Congenital anomalies of the inferior vena cava. Review of embryogenesis and presentation of a simplified classification. *Br J Radiol* 1974;47(556):206 – 213.

Rumack CM, Wilson SR, Charboneau WJ. *Diagnostic ultrasound*, 2 - *Volume set*, 4th ed. Philadelphia, PA: Elsevier Health Sciences, 2011:475 - 476.

42 **答案 B**。箭头所指的是腹主动脉内的内膜,如果主动脉切面的方向垂直于声波,那么在超声上就可以很容易地识别出它们,但是当它们几乎平行于声束时,就很难或不可能显示。改变探头的位置和角度可以提高内膜的显示。彩色多普勒成像也可能有助于显示真腔和假腔内不同的血流。

参考文献: Hertzberg BS, Middleton WD. *Ultrasound: the requisites*, 3rd ed. Philadelphia, PA: Elsevier, 2016:218 - 219.

43 **答案 D**。图 A 显示主门静脉内的静脉波形位于基线下方,说明主门静脉内的血流远离肝脏(离肝的)。同样在图 A 显示了肝动脉血流在基线上方(与门静脉血流的方向相反)。图 B 和图 C 显示一条从肝左叶向外延伸的大血管内的血流,与再通的脐静脉一致,该静脉中的血流流向超声探头(因此,彩色多普勒显示为红色),但是为离肝血。这些超声表现对于晚期肝硬化患者门静脉高压症的发现具有高度特异性。

当血液向前进入肝脏的阻力增加时,最初门静脉压增高;但随着阻力不断增加,最终门 - 体侧支循环形成,其中一个侧支是位于镰状韧带内的脐静脉,连接门静脉左支和脐附近的腹壁静脉。

参考文献: Hertzberg BS, Middleton WD. *Ultrasound: the requisites*, 3rd ed. Philadelphia, PA: Elsevier, 2016:73 - 75.

44 **答案 A**。瑞士奶酪模型是詹姆斯·瑞森提出的。根据模型,在这个过程中的每一步都有可能引起不同程度的失败。理想的系统类似于一叠瑞士奶酪片,其中每一片都是过程中的防御层,而小孔是过程失败的机会。如果一个错误允许一个问题在一层通过一个洞,这个问题应在另一层捕获,因为洞在不同的地方。要发生灾难性的错误,需要为过程中的每一步对齐漏洞,以便击败所有防御并导致错误。

毒性级联模型提供了一种确定错误上游来源和下游后果的患者安全方法。它被概念化为一个分层图,将患者安全的潜在威胁分成 4 个级别。这 4 层分别为细流、小溪、河流和洪流。细流似乎是在日常医疗保健中发生的无害事件,如填错表或放错位置的记录。其直接后果通常是受阻、低效率和不便。当它们发生时就会被处理。小溪比细流更明显,是安全护理的障碍。医疗保健中的例子是给过敏患者开禁忌药物处方。河流是大到不容忽视的错误。这种类型的错误是因为漏诊导致患者有实际的伤害。一般来说,法院、其他提供费用者和患者将这些错误归咎于个人,而上游源头因素很少被探查,留下了未来重复犯错的可能。洪流如此强大,要阻止它们似乎是不可能的。它们产生的噪声会妨碍交流,也会使批判性思维变得困难。

在公正文化模型中,重点是识别和解决导致个人从事不安全行为的系统问题,同时通过建立对鲁莽行为的零容忍形式来维护个人责任感。它区分人为错误、风险行为和鲁莽行为。在公正的文化中,对错误或接近失误的响应取决于与错误相关的行为类型,而不是事件的严重程度。

人道方式关注的是人的不安全行为(错误和违反程序)的关键的一端:护士、医生、外科医生、麻醉师、药剂师等。认为这些不安全的行为主要产生于异常的思想过程,例如健忘、不注意、动力不足、粗心、疏忽和鲁莽。与之相关的对策主要是针对减少人类行为中不必要的可变性。这些方法包括海报活动以唤起人们的恐惧感、编写另一个程序（或者增加已有的程序）、惩戒措施、诉讼威胁、再培训、指名道实、指责和批评。

参考文献： Gregory B, Kaprielian VS. *Anatomy of an error*. Patient Safety-Quality Improvement Modules. Department of Community and Family Medicine, Duke University School of Medicine. Reason J. Human error: models and management. BMJ 2000;320(7237):768 – 770.

The American Board of Radiology. *Quality and safety domain specification and resource guide*, 2016.

45 **答案 B**。本例患者表现为弥漫性肝大。频谱多普勒显示右、中、左肝静脉波形减弱的趋势。虽然这个病例超声检查不能发现肝内局灶性病变，但肝活检显示肝内浆细胞弥漫性浸润。波形减弱提示静脉流出受阻，可以发生在转移性浸润、肝硬化、肝静脉狭窄或静脉闭塞性疾病。正常患者在增加腹内压动作时波形可能会减弱，如在 Valsalva 动作或呼气末期。

三尖瓣反流和右心衰竭应表现为搏动性肝静脉波形。门静脉血栓形成不会直接导致肝静脉波形减弱。

参考文献： Scheinfeld MH, Bilali A, Koenigsberg M. Understanding the spectral Doppler waveform of the hepatic veins in health and disease. *RadioGraphics* 2009;29(7):2081 – 2098.

46 **答案 B**。因错误或患者不良事件而受到精神创伤的卫生保健工作者被视为"第二受害者"。通常情况下，"第二受害者"会觉得自己对意外的患者结局负有个人责任，并怀疑自己的临床技能和知识基础。许多医院已经开发了内部程序来识别、安慰和支持这些第二受害者。

参考文献： The American Board of Radiology. *Quality & safety domain specification & resource guide*, 2016.

47 **答案 B**。根据"霍桑效应"（或"观察者效应"），个体意识到自己被观察时会改变或改进他们的行为。

韦伯效应（Weber effect）指出，在引入新制剂或用于新适应证后的 2 年内，不良事件报告往往会增加，在第 2 年年底达到峰值，然后下降。

安慰剂效应是一种现象，在这种现象中，安慰剂如糖、蒸馏水或盐水等非活性物质，有时能改善患者的病情，仅仅是因为患者期望它会有所帮助。

皮格马利翁效应（Pygmalion effect）是指期望越高，业绩就越好。

参考文献： The American Board of Radiology. *Quality & safety domain specification & resource guide*, 2016.

48 **答案 B**。判定颈动脉狭窄程度的主要标准是收缩期峰值流速（PSV）和管腔狭窄率。颈内动脉/颈总动脉收缩期峰值流速比（ICA/CCA，PSV 比值）和颈内动脉舒张末期流速（EDV）是支持颈动脉狭窄程度分级的附加参数。

狭窄程度	ICA/CCA，PSV 比值	ICA EDV(cm/s)
无狭窄	<2	<40
<50%	<2	<40
50%~69%	2~4	40~100
≥70%	>4	>100
接近闭塞	可变的	可变的
完全闭塞	无	无

参考文献：Grant EG, Benson CB, Moneta GL, et al. Carotid artery stenosis：gray-scale and Doppler US diagnosis—Society of Radiologists in Ultrasound Consensus Conference. *Radiology* 2003；229（2）：340 – 346.

Tahmasebpour HR, Buckley AR, et al. Sonographic examination of the carotid arteries. *RadioGraphics* 2005；25（6）：1561 – 1575.

49a 答案 **D**。颈内动脉 PSV 升高超过 230cm/s，并有钙化和非钙化斑块占管腔的 50% 以上。这些发现提示血管狭窄 > 70%。

49b 答案 **D**。在几乎完全闭塞的颈动脉中，收缩期峰值速度不是一个可靠的指标，因为速度可以很高、很低或甚至在正常范围。当看到严重的狭窄，但仍有血流通过管腔（称为"线样征"或"细流"）时，就可以做出诊断。重要的是要区分近完全闭塞与完全闭塞，因为近完全闭塞仍可选择外科治疗。

参考文献：Tahmasebpour HR, Buckley AR, et al. Sonographic examination of the carotid arteries. *RadioGraphics* 2005；25（6）：1561 – 1575.

50 答案 **C**。"正常"的颈内动脉，PSV 必须 < 125cm/s，没有内膜增厚且无斑块。如果 PSV 为 < 125cm/s 伴内膜增厚或可见斑块 < 50% 的血管腔，应归类为狭窄程度 < 50%。

狭窄程度	ICA PSV（cm/s）	斑块程度
正常	< 125	无
< 50%	< 125	< 50%
50%~69%	125~230	≥50%
≥70% 但低于接近闭塞	> 230	≥50%
接近闭塞	高、低或无法检测	管腔严重变窄"线样征"
完全闭塞	无法检测	未见管腔

Modified from Grant EG, Benson CB, Moneta GL, et al. Carotid artery stenosis：gray-scale and Doppler US diagnosis—Society of Radiologists in Ultrasound Consensus Conference. *Ultrasound Q* 2003；19（4）：190 – 198.

参考文献：Grant EG, Benson CB, Moneta GL, et al. Carotid artery stenosis：gray-scale and Doppler US diagnosis—Society of Radiologists in Ultrasound Consensus Conference. *Radiology* 2003；229（2）：340 – 346.

51a 答案 **A**。

51b 答案 **C**。这是锁骨下动脉窃血综合征的病例。同侧椎动脉血流反向是诊断锁骨下动脉窃血综合征的重要表现。锁骨下动脉近端狭窄时将使椎动脉的血液倒流以供应同侧手臂血液需求。椎动脉的血流通过 Willis 环发生逆转，可引起短暂的脑缺血症状。在隐匿性或部分锁骨下盗血的病例中椎动脉内血流倒流只能在手臂运动后被引出。椎动脉内固定的血流逆转相当于锁骨下动脉完全盗血。

参考文献：Grant EG, Benson CB, Moneta GL, et al. Carotid artery stenosis：gray-scale and Doppler US diagnosis—Society of Radiologists in Ultrasound Consensus Conference. *Radiology* 2003；229（2）：340 – 346. doi：10. 1148/radiol. 2292030516.

52a 答案 **B**。

52b 答案 **A**。

52c　答案 **D**。加压扩张和呼吸时相性是静脉通畅的间接标志,静脉加压扩张是通过压迫远端肢体(小腿,在下肢评估时)实现的。静脉的呼吸时相性可以被观察到是由于呼吸时产生的胸腔内压力的变化引起静脉向心性回流而发生变化。这些表现本身不能用来做出 DVT 的诊断,因为部分性血栓闭塞可能仍然存在呼吸时相性和加压后血流量增加。该题中图像显示为正常的加压后血流量增加。

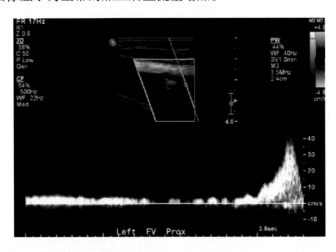

参考文献:Fraser JD, Anderson DR. Deep venous thrombosis: recent advances and optimal investigation with US. *Radiology* 1999;211(1):9 – 24.

53a　答案 **A**。

53b　答案 **C**。DVT 的典型特征:无血流的不可压闭的静脉结构。急性血栓形成的一个特征是血管扩张。如本例所示,急性凝血块可能是高回声,但超急性期常表现为低回声(或无回声)。

参考文献:Fraser JD, Anderson DR. Deep venous thrombosis: recent advances and optimal investigation with US. *Radiology* 1999;211(1):9 – 24.

54　答案 **A**。图像显示左侧颈内动脉近端有 50%~69% 的狭窄(颈内动脉 PSV 160cm/s,管腔狭窄≥50%)。注意,在管腔变窄处有血流加速现象,表现为在最高速度处出现色彩混叠。适当的血流速度标度设置对于定位血流最丰富的区域和避免漏诊生理上明显狭窄的病灶是很重要的。钙化的斑块可能表现为"闪烁"伪像。

参考文献:Tahmasebpour HR, Buckley AR, et al. Sonographic examination of the carotid arteries. *RadioGraphics* 2005;25(6):1561 – 1575.

（宋金爽　石珍　译）

第 10 章 肌肉骨骼

1a 下图描绘的是正常跟腱的长轴（图A）和短轴（图B）图像。以下哪项最能体现正常跟腱的超声表现？

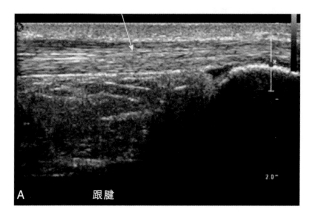

A. 具有纤维状回声结构的高回声

B. 具有束状回声结构的高回声

C. 具有纤维状回声结构的低回声

D. 具有束状回声结构的低回声

1b 下图是一个正常腓肠肌和比目鱼肌的长轴（图A）和短轴（图B）图像。造成肌肉内高回声条纹的原因是：

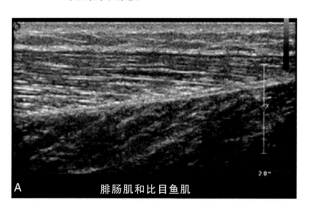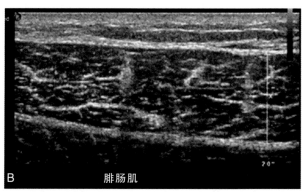

A. 筋膜

B. 肌束

C. 肌肉肌腱联合影响

D. 纤维脂肪间隔

1c 下图是一个正常正中神经长轴（图A）和短轴（图B）图像如下所示。以下哪项最能体现正常神经的超声表现？

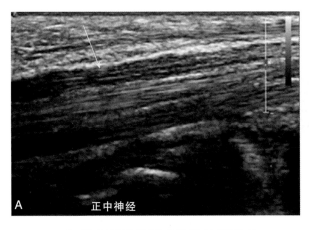
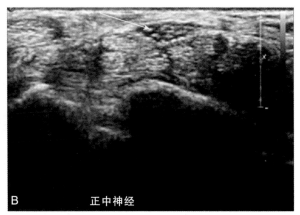

A 正中神经
B 正中神经

A. 具有纤维状回声结构的高回声　　　B. 具有束状回声结构的高回声

C. 具有纤维状回声结构的低回声　　　D. 具有束状回声结构的低回声

1d 下图为正常的胫腓前韧带。以下哪项最好地描述了正常韧带的超声表现?

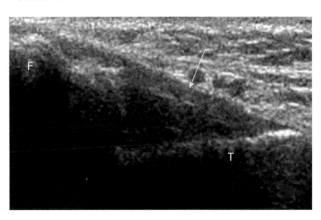

A. 具有纤维状回声结构的高回声　　　B. 具有条纹状回声结构的高回声

C. 具有纤维状回声结构的低回声　　　D. 具有条纹状回声结构的低回声

2a 下图为膝关节股骨髁透明关节软骨的正常表现。以下哪项最好地描述了透明软骨的超声表现?

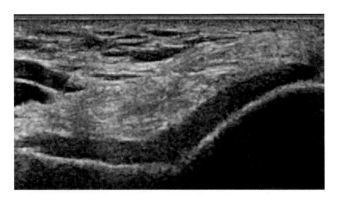

A. 低回声、均匀　　　　　　　　　　B. 低回声、不均匀

C. 高回声、均匀　　　　　　　　　　D. 高回声、不均匀

2b 下图为膝关节半月板内的纤维软骨的正常表现。以下哪项最能说明纤维软骨的超声表现?

A. 低回声、均匀　　　　　　　　　　B. 低回声、不均匀

C. 高回声、均匀　　　　　　　　　　D. 高回声、不均匀

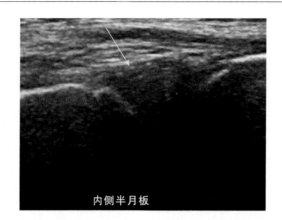

内侧半月板

3 下图为髌腱和髌下深囊短轴的分屏图像。左侧图像是标准图像，而右侧图像则受各向异性伪像影响。探头与目标垂直的轴至少偏离多少度，就会产生各向异性伪像？

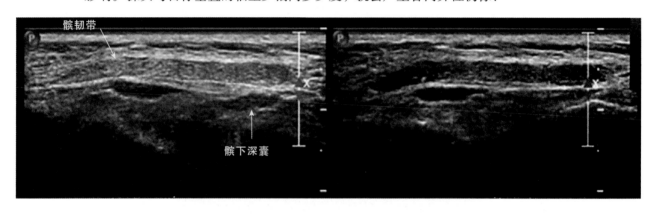

髌韧带

髌下深囊

A. 5°   B. 15°

C. 25°   D. 35°

4 下图为髌腱和髌骨下深囊的长轴分屏图像。左侧图像为标准图像，右侧图像为空间复合超声图像。这项技术的好处是：

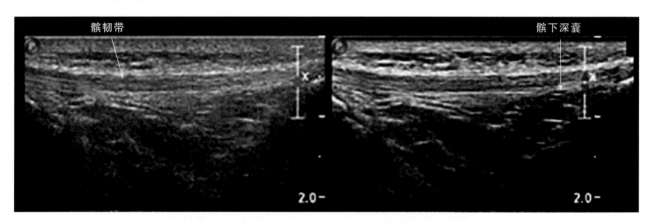

髌韧带

髌下深囊

A. 改进深部结构评价   B. 改进组织平面的边界

C. 改善运动模糊的伪像   D. 提高结构的清晰度

5 下图为髌腱和髌下深囊的长轴分屏图像。左侧图像是标准图像，而右侧图像是用谐波成像获得的。这项技术的好处是：

A. 改进深部结构评价   B. 改进组织平面的边界

C. 改善运动模糊的伪像   D. 提高结构的清晰度

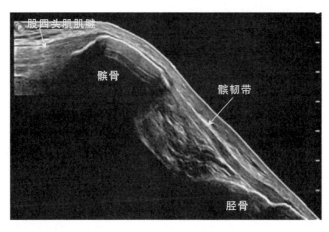

6 下图为股四头肌肌腱和髌腱长轴方向的全长的宽景视野图。为什么髌骨会产生混响伪像?

A. 小曲率半径和光滑表面　　　　　　B. 小曲率半径和粗糙表面

C. 大曲率半径和光滑表面　　　　　　D. 大曲率半径和粗糙表面

7 下面 2 幅图为在长轴上获得的髌腱图像。在 2 幅图像之间的所有参数保持不变的前提下用 2 个不同的探头获得的图像。下面哪项最能描述用于生成图像的探头?

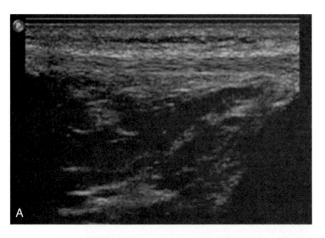
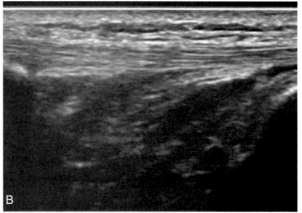

A. 图 A 是用 17MHz 的线阵探头获得的。

B. 图 A 是用 9MHz 的曲面探头获得的。

C. 图 B 是用 17MHz 的线阵探头获得的。

D. 图 B 是用 9MHz 的曲面探头获得的。

8 下面 2 幅图为在长轴上获得的髌腱图像的分屏图像。下列哪种技术用于获取图像?

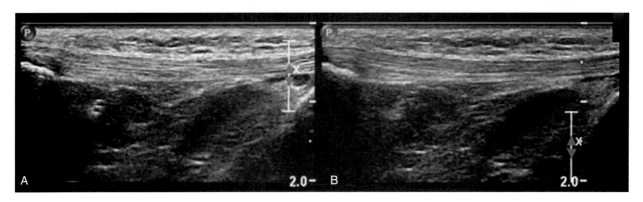

A. 图 B 对深层结构用谐波进行了优化。

B. 图 B 图像用空间复合超声对浅表结构进行了优化。

C. 图 A 图像用 9MHz 探头对更深的结构进行优化。

D. 图 A 图像通过放置合适的聚焦区优化浅表结构。

9 下图为肘关节的共同伸肌腱的 2 个分屏图像。左侧图像是标准图像,而右侧图像是应变弹性成像。下列哪项最能说明这种情况下肌腱的弹性成像?

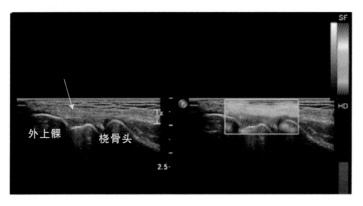

A. 肌腱比皮下组织位移更大   B. 肌腱位移小于皮下组织

C. 肌腱与皮下组织位移一样   D. 肌腱位移小于骨

10 2 种最常见的用于显示冈上肌腱的患者体位定位技术是 Crass 和改良 Crass 体位,为什么使用这些技术?

A. 允许肌腱从肩缝下移出   B. 允许最简单的探头放置

C. 使患者最舒适   D. 允许技术人员更好地控制探头

11 下图为带有标识的正常左肩肩袖肌腱的长轴(左)和短轴(右)图像。哪个标识与正确的解剖结构匹配?

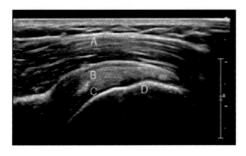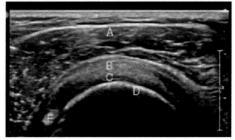

A. A – 斜方肌　　　　　　　　　B. B – 肩胛下肌腱
C. C – 透明关节软骨　　　　　　D. D – 小结节

12 下图为右侧冈上肌腱的长轴（图 A）和短轴（图 B）图像。最可能的诊断是：

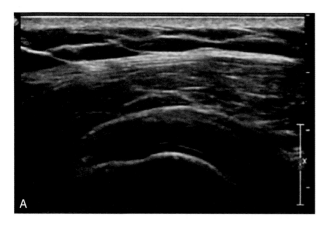
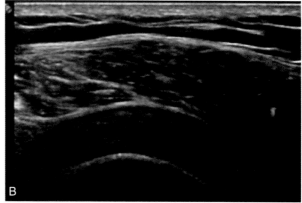

A. 正常肌腱　　　　　　　　　　B. 肌腱病
C. 部分撕裂　　　　　　　　　　D. 全层撕裂

13a 下图为右侧冈上肌腱的长轴（图 A）和短轴（图 B）图像。最可能的诊断是：

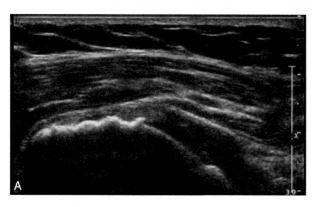
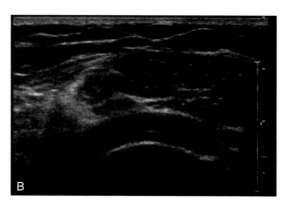

A. 正常肌腱　　　　　　　　　　B. 肌腱病
C. 部分撕裂　　　　　　　　　　D. 全层撕裂

13b 以下哪种陈述最能描述所显示图像中的软骨界面征象？

A. 长轴图像描绘了软骨界面征象

B. 短轴图像描绘了软骨界面征象

C. 长轴和短轴图像都描绘了软骨界面征象

D. 长轴图像和短轴图像都没有描绘软骨界面征象

14 下图是右侧二头肌肌腱长头近端的长轴（图 A）和短轴（图 B）图像。最有可能的诊断是：

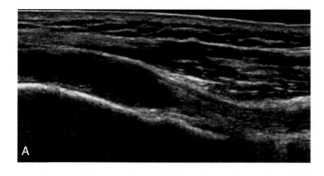
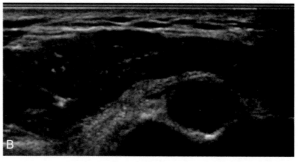

A. 正常肌腱   B. 肌腱病

C. 全层撕裂   D. 全层回缩撕裂

15 下图为冈上肌腱的长轴（图 A）和短轴（图 B）图像。肌腱内的高回声最可能原因是：

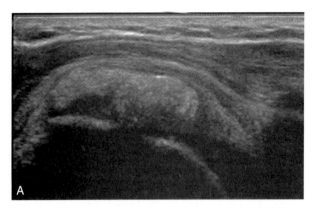 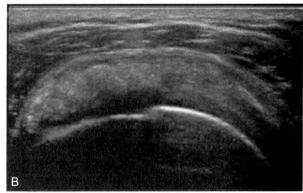

A. 肌腱纤维断裂   B. 肌腱缝合线

C. 尿酸晶体   D. 羟基磷灰石晶体

16 下图为 2 例不同患者右侧肱二头肌远端的长轴图像。以下哪种说法最能描述肱二头肌肌腱的图像？

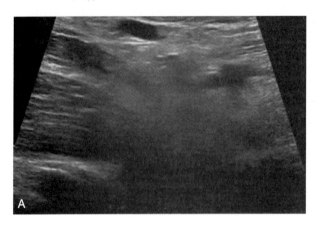 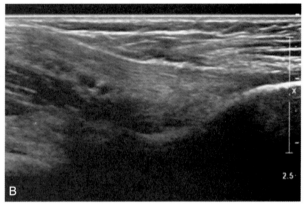

A. 图 A 是正常的；图 B 显示撕裂。   B. 图 B 是正常的；图 A 显示撕裂。

C. 这 2 幅图像都是正常的。   D. 这 2 幅图像都显示撕裂。

17 下图为 2 例不同患者的右侧肘关节伸肌总腱的长轴图像。以下哪种说法最能描述这 2 幅图像？

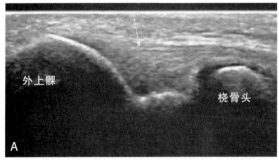 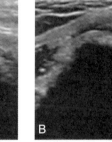

A. 图 A 是正常的；图 B 显示肌腱病。   B. 图 B 是正常的；图 A 显示肌腱病。

C. 这 2 幅图像都是正常的。   D. 这 2 幅图像都显示出肌腱病。

18 患者女，30 岁，桡侧腕部疼痛。造成疼痛最可能的原因是：

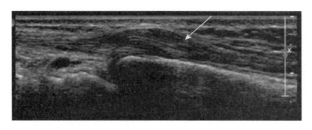

A. 韧带撕裂
B. 非移位骨折
C. 神经损伤
D. 腱鞘炎

19 下图为腱鞘囊肿。腕部腱鞘囊肿最常见的位置是：

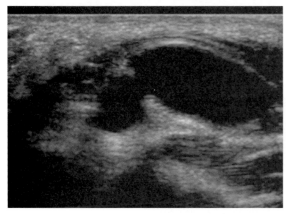
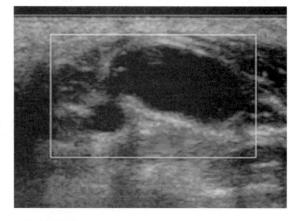

A. 桡侧腕屈肌腱与桡动脉之间的掌侧
B. 掌侧腕管内
C. 舟月韧带相邻的背侧
D. 三角纤维软骨复合体相邻的背侧

20 患者女，50 岁，膝盖后部疼痛，图像如下。图中的星星所示为：

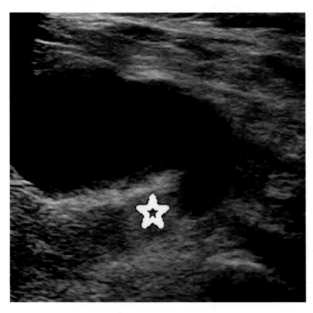
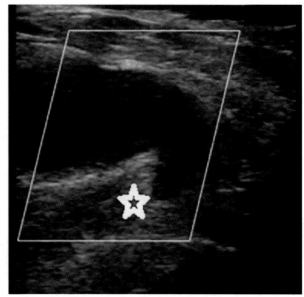

A. 腓肠肌腱内侧头
B. 半膜肌腱
C. 腓肠肌腱外侧头
D. 半腱肌腱

21 下图为跟腱肌腱病的短轴（图 A）和长轴（图 B）图像。能量多普勒图像显示肌腱内血流增加，提示为：

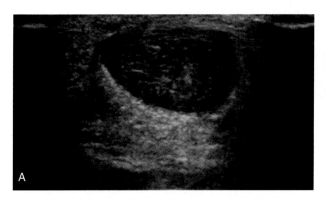 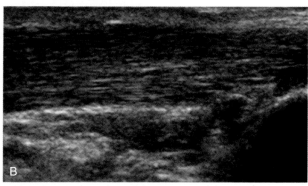

A. 炎症　　　　　　　　　　　　　　　B. 腱旁炎

C. 新生血管　　　　　　　　　　　　　D. 肿瘤

22 患者男，40 岁，打网球时突然出现后脚踝疼痛。基于长轴图像的正确诊断是：

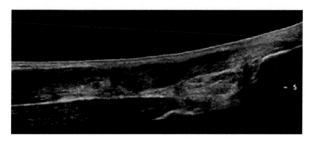

A. 跟腱病　　　　　　　　　　　　　　B. 跟腱撕裂

C. 跖腱病　　　　　　　　　　　　　　D. 跖肌撕裂

23 下图为 1 例足底筋膜炎长轴的图像。哪个范围最能代表筋膜的异常增厚？

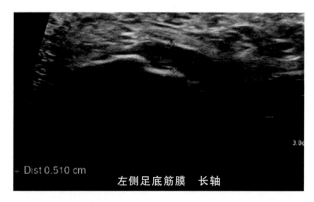

A. >1mm　　　　　　　　　　　　　　B. >2mm

C. >3mm　　　　　　　　　　　　　　D. >4mm

24 在足底部可见明显的肿块。基于长轴图像，最可能的诊断是：

A. 足底纤维瘤病　　　　　　　　　　　B. 足底滑膜肉瘤

C. 足底脂肪瘤　　　　　　　　　　　　D. 足底神经瘤

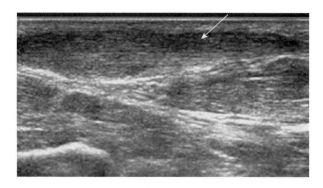

25　患者出现右大腿内侧肿胀。根据图像最可能的诊断是：

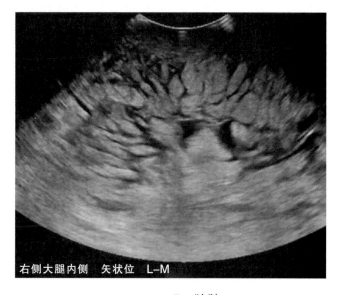

右侧大腿内侧　矢状位　L-M

　　A. 蜂窝织炎　　　　　　　　　　B. 脓肿
　　C. 坏死性筋膜炎　　　　　　　　D. 脂肪坏死

26a　患者男，66 岁，左中指急性疼痛、肿胀和发红。最可能的诊断是：

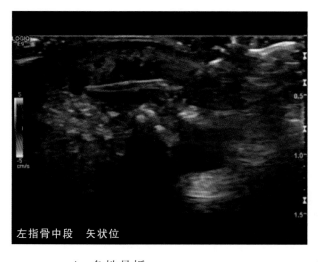

左指骨中段　矢状位

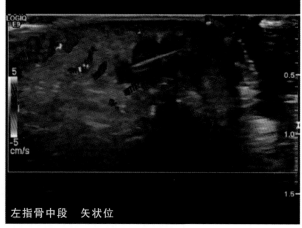

左指骨中段　矢状位

　　A. 急性骨折　　　　　　　　　　B. 钙化血肿
　　C. 异物　　　　　　　　　　　　D. 软组织肿块

26b　所有软组织异物最初的回声都是以下哪种？

　　A. 低回声　　　　　　　　　　　B. 高回声

C. 混合回声

27 在右上肢有明显的肿块。肿块大小已经 2 年无变化,且不疼痛。长轴超声图像、彩色多普勒超声长轴图像和轴向 T1 MRI 图像如下所示。根据这些图像,最可能的诊断是:

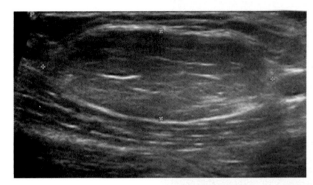
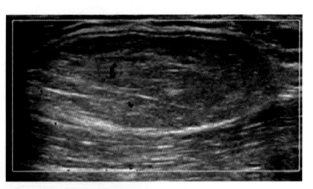

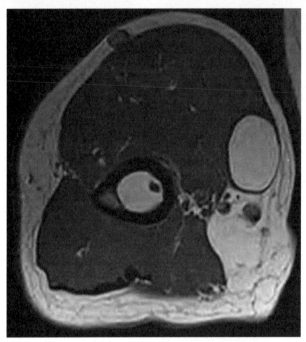

A. 脓肿   B. 脂肪瘤

C. 肉瘤   D. 血肿

28 右侧大腿中部有明显的肿块。短轴超声图像、彩色多普勒超声短轴图像、轴向 TI MRI 图像、轴向 T2 脂肪饱和 MRI 图像和轴向 TI 脂肪饱和后对比图像如下所示。MRI 图像是在超声检查 2 周后获得的。根据这些图像,最可能的诊断是:

A. 脂肪肉瘤   B. 脂肪瘤

C. 未分化的多形性肉瘤   D. 血肿

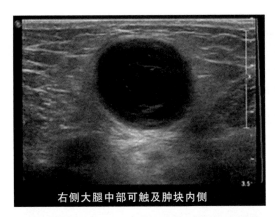

右侧大腿中部可触及肿块内侧

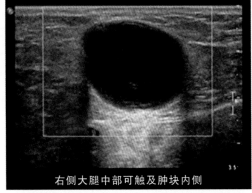

右侧大腿中部可触及肿块内侧

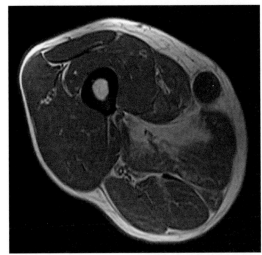

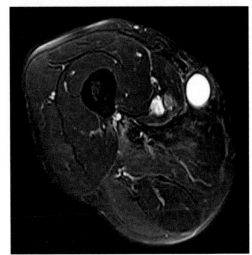

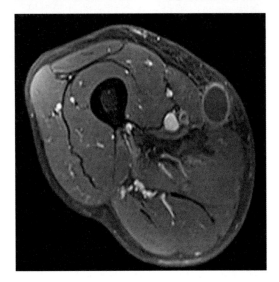

答案与解析

1a 答案 **A**。正常肌腱的表现是纤维样或纤维状回声结构的高回声,肌腱内的线性高回声较明显。肌腱内的纤维回声结构代表腱内膜,它是结缔组织、弹性纤维、神经末梢、血管和淋巴管的组合。这种表现在长轴图像(LAX)上显示得最好,即图 A。在长轴图像上,按照惯例,结构的近侧部分放置在图像的左侧。短轴图像是图 B,并且相对于长轴图像旋转 90°,即在垂直于长轴图像获取。在每幅图像上,跟腱位于浅部或者接近图像的顶部。

参考文献: Jacobson JA. *Fundamentals of musculoskeletal ultrasound*, 2nd ed. Philadelphia, PA: Elsevier, 2013:1.

1b 答案 **D**。正常的肌肉是低回声,其内的高回声纤维脂肪组织被称为肌束膜,介于肌束之间。图 A 是长轴图像,而图 B 是短轴图像。在这 2 幅图像中,腓肠肌位于浅面,而比目鱼肌位置更深。筋膜位于肌肉之间,而不是在肌肉内。所提供的图像中未显示肌肉肌腱联合。

参考文献: Jacobson JA. *Fundamentals of musculoskeletal ultrasound*, 2nd ed. Philadelphia, PA: Elsevier, 2013:1.

1c 答案 **D**。正常的神经为伴束状回声的低回声。分离单个低回声神经束的是高回声外膜,这是一种结缔组织。最能说明这一点的是图 B,这是短轴图像,在图像中间可以看到神经断面呈蜂窝状,低回声神经束被高回声的外膜分开。图 A 是长轴图像,其中神经是更低回声的浅层结构,紧邻其深面是具有更多高回声的肌腱。

参考文献: Jacobson JA. *Fundamentals of musculoskeletal ultrasound*, 2nd ed. Philadelphia, PA: Elsevier, 2013:1.

1d 答案 **B**。正常的韧带为条纹状高回声。与肌腱相比,韧带可能显得不那么高回声,因其往往毗邻高回声脂肪,这使得韧带相比之下显得不那么高回声。韧带内有条纹,比肌腱更紧凑,以连接 2 个骨结构。图像是长轴图像,左侧是腓骨,右侧是距骨。

参考文献: Jacobson JA. *Fundamentals of musculoskeletal ultrasound*, 2nd ed. Philadelphia, PA: Elsevier, 2013:1.

2a 答案 **A**。透明关节软骨的正常超声表现为均匀低回声。随着软骨骨化的发展,超声图像可能会发生变化,通常会变得不均匀。

参考文献: Jacobson JA. *Fundamentals of musculoskeletal ultrasound*, 2nd ed. Philadelphia, PA: Elsevier, 2013:1.

2b 答案 **C**。正常纤维软骨的超声表现为高回声且均匀。纤维软骨包括膝关节半月板和肩关节及髋关节的关节唇。虽然这些结构超声可以部分显示,但这通常不被认为是这些结构的优选评估方法。纤维软骨的撕裂表现为高回声结构内的低回声裂隙。

参考文献: Jacobson JA. *Fundamentals of musculoskeletal ultrasound*, 2nd ed. Philadelphia, PA: Elsevier, 2013:1.

3 答案 **A**。各向异性是韧带和肌腱成像时要考虑的重要伪像。为了避免各向异性,超声波束应该垂直于目标。只要声束偏离目标的垂直方向5°，那么图像就可能存在各向异性伪像。这种伪像导致肌腱或韧带出现低回声，其可类似腱病。为了证实这个表现是由于各向异性造成的，只要简单地使探头倾斜，使声束再一次垂直于目标。如果低回声没有持续，那就是伪像的结果。

参考文献：Jacobson JA. *Fundamentals of musculoskeletal ultrasound*, 2nd ed. Philadelphia, PA: Elsevier, 2013:1.

4 **答案 B**。所提供的图像是髌骨肌腱的长轴图像，其中髌骨的一部分在图像的左侧，胫骨结节在图像的右侧。空间复合超声结合来自多个不同角度的声束来形成图像，这改进了组织平面的边界。然而，它可以具有平滑效果，并且由于帧频被合成以产生图像，所以更可能产生运动模糊。因为它可以减少与异物相关的伪像，也可能减少异物的显现率，从而使其更难于显示。在这个例子中，肌腱表面和邻近脂肪之间的界面更加清晰可见。

参考文献：Jacobson JA. *Fundamentals of musculoskeletal ultrasound*, 2nd ed. Philadelphia, PA: Elsevier, 2013:1.

5 **答案 A**。组织谐波成像允许超声束传播过程中产生的谐波频率来帮助产生图像。这项技术的好处是改善了深层结构的显示，提高了关节和肌腱表面的可见度，也有助于观察肿块或肌腱撕裂的边界。在这个例子中，骨骼的深层结构和表面更加清晰。

参考文献：Jacobson JA. *Fundamentals of musculoskeletal ultrasound*, 2nd ed. Philadelphia, PA: Elsevier, 2013:1.

6 **答案 C**。髌骨产生混响伪像是因为它有很大的曲率半径和光滑的表面。这可能被称为一个浑浊的声影。如果一个物体有一个小曲率半径或粗糙的表面，它可能会产生一个清晰的声影。

参考文献：Jacobson JA. *Fundamentals of musculoskeletal ultrasound*, 2nd ed. Philadelphia, PA: Elsevier, 2013:1.

7 **答案 C**。图 A 由 9MHz 的线阵探头获得，而图 B 由 17MHz 的线阵探头获得。图 B 上的浅层结构更清晰可见，尤其是肌腱内的纤维回声。对于肌肉骨骼超声，频率 >10MHz 的线性探头是首选。低频探头可以用来显示更深的结构。曲面探头也可以用于更深的结构，尤其是髋部。

参考文献：Jacobson JA. *Fundamentals of musculoskeletal ultrasound*, 2nd ed. Philadelphia, PA: Elsevier, 2013:1.

8 **答案 D**。图 A 针对浅层结构进行优化，而图 B 针对深层结构进行优化，两者都基于聚焦区的位置。图 A 中髌腱是最佳显示，而图 B 中的髌腱不是。这 2 幅图像均未使用谐波而且都是用 17MHz 探头获得的。始终调整要成像的目标上的聚焦区是很重要的。

参考文献：Jacobson JA. *Fundamentals of musculoskeletal ultrasound*, 2nd ed. Philadelphia, PA: Elsevier, 2013:1.

9 **答案 B**。应变弹性成像测量组织的弹性特性。组织的弹性程度是由取样框内的每个结构在受到来自超声探头的应变时相对彼此的位移决定的。组织移位得越少，它就越硬。对于每个超声仪器制造商，颜色标度可能不同。在这种情况下，右边的标度显示 SF

（软）是红色,而 HD(硬)是蓝色。坚硬的结构不会像软结构那样发生位移。在这种情况下,肌腱相对于皮下组织是硬的,而皮下组织是软的。因此,肌腱在应变下的位移比皮下组织小。

参考文献:Jacobson JA. *Fundamentals of musculoskeletal ultrasound*, 2nd ed. Philadelphia, PA: Elsevier, 2013:1.

10 答案 **A**。Crass 和改良 Crass 体位的目的是将冈上肌腱从肩峰下方拉出,以便于显示。在中立位置,肩峰产生阴影,遮盖了冈上肌腱的大部分,使其不完全评估。定位技术要求患者将同侧手放在背后,这样就使大结节前移。改良的定位技术要求患者将同侧手放在同侧髋关节上,或者好像放在他(她)的后口袋里。这些技术可能会使患者不舒服,特别是在肌腱撕裂的情况下。

参考文献:Jacobson JA. *Fundamentals of musculoskeletal ultrasound*, 2nd ed. Philadelphia, PA: Elsevier, 2013:8 – 15.

11 答案 **C**。这 2 幅图像是在改良 Crass 体位获得的,手位于患者同侧背部后方的口袋中。这个位置将冈上肌腱从肩峰下方拉出,因此可以显示出来,否则肩峰声影将阻碍其评价。理解图像中描绘的解剖结构的一种有用的方法是认识到长轴图像类似于冠状 MRI 图像,而短轴图像类似于矢状 MRI 图像。通常从浅到深可见的结构包括皮肤、皮下组织、三角肌、肩峰下三角囊、冈上肌腱和(或)冈下肌腱、透明关节软骨和肱骨皮质。在这种情况下,A 代表三角肌,B 代表冈上肌腱,C 代表透明关节软骨,D 代表大结节的肱骨皮质。透明关节软骨是覆盖在肱骨皮质上的低回声结构,其表面由回声反射引起。正常的肩峰下三角肌下滑囊或不可见,或为三角肌和肌腱之间薄的低回声结构。当囊内含有液体,如囊内炎或全厚度的肩袖撕裂时,囊会扩张并变得可见。长轴图像将显示冈上肌腱或冈下肌腱,而短轴图像通常将显示 2 个肌腱。短轴图像中标记为 E 的结构是肱二头肌腱的长头。肩胛下肌腱,插入到小结节上,用不同的体位可以显示,而小圆肌腱通常不用常规肩部超声进行评估。

参考文献:Jacobson JA. *Fundamentals of musculoskeletal ultrasound*, 2nd ed. Philadelphia, PA: Elsevier, 2013:2 – 18.

12 答案 **C**。在图像中首先要注意的是肌腱在长轴和短轴图像上与透明关节软骨邻接的局部低回声。即使改变探头的角度,这种局部低回声区域仍然存在,表明它不是各向异性伪像的结果。肩袖肌腱撕裂分为部分撕裂和全层撕裂。部分撕裂又再细分为关节侧撕裂(即撕裂延伸到透明关节软骨而不是囊)、内撕裂(即撕裂在肌腱内而不延伸到透明关节软骨或囊)或囊侧撕裂(意思是撕裂延伸到肩峰下三角肌下囊,而不是透明关节软骨)。在这种情况下,撕裂延伸到透明关节表面,与关节侧部分撕裂一致。

参考文献:Jacobson JA. *Fundamentals of musculoskeletal ultrasound*, 2nd ed. Philadelphia, PA: Elsevier, 2013:18 – 32.

13a 答案 **D**。这 2 幅图像描绘了冈上肌腱的撕裂,该撕裂从囊表面延伸到关节表面,与整个肌腱的全层撕裂一致。肌腱收缩了几厘米。冈下肌腱也有全层回缩撕裂。

参考文献:Jacobson JA. *Fundamentals of musculoskeletal ultrasound*, 2nd ed. Philadelphia, PA: Elsevier, 2013:18 – 32.

13b　**答案 B**。短轴图像描绘了声束从透明关节软骨表面的突出反射。这被称为软骨界面征,最常见于全层撕裂。这是一个主观的征象,也可以在关节侧部分撕裂,肌腱病甚至正常肌腱的图像中可看到。长轴图像显示三角肌疝入冈上肌腱的常见位置。

参考文献:Bianchi S, Martinoli C. *Ultrasound of the musculoskeletal system*. Berlin, Germany:Springer, 2007:253.

　　Jacobson JA. *Fundamentals of musculoskeletal ultrasound*, 2nd ed. Philadelphia, PA:Elsevier, 2013:32.

14　**答案 B**。这 2 幅图像描绘了肱二头肌腱近端长头肌腱的肌腱病。长轴图像显示肌腱近端肿大,而肌腱远端是正常的。肌腱病在超声上表现为肌腱受累部位的低回声伴腱肿胀。肌腱纤维保持完整,因此,如图所示,在受累区域内纤维仍然可见。肌腱病由嗜酸性细胞、纤维原性和黏液变性组成。没有急性炎症细胞可见,因此肌腱炎一词不恰当。

参考文献:Jacobson JA. *Fundamentals of musculoskeletal ultrasound*, 2nd ed. Philadelphia, PA:Elsevier, 2013:2.

15　**答案 D**。肌腱长轴图像和短轴图像均存在弥漫性高回声。这是由于羟基磷灰石钙沉积疾病,也称为钙化性腱病。结晶可能位于肌腱内或位于被覆的肩峰下三角肌下囊内。晶体可能引起声影。无定形和无阴影的钙化通常更疼痛。经皮穿刺冲洗和抽吸可以帮助缓解症状。肌腱缝合线也可能是高回声,但单个缝合线是可见的,并且它们通常不占据整个肌腱。此外,肱骨头中可能有相关的骨锚。尿酸晶体通常不在肌腱内,而在透明关节软骨的表面。

参考文献:Jacobson JA. *Fundamentals of musculoskeletal ultrasound*, 2nd ed. Philadelphia, PA:Elsevier, 2013:38 – 43.

16　**答案 B**。图 A 显示撕裂,而图 B 是正常的。正常图像显示远端肱二头肌肌腱插入到桡骨粗隆上,而异常图像显示肌腱撕裂和收缩,血液成分占据了原本肌腱应该存在的空间。关于远端二头肌腱,有 2 点需要牢记:第一,远端肌腱没有腱鞘,第二,当其撕裂时,对撕裂的描述应该包括残端相对于腱膜的位置。

参考文献:Jacobson JA. *Fundamentals of musculoskeletal ultrasound*, 2nd ed. Philadelphia, PA:Elsevier, 2013:93 – 96.

17　**答案 A**。图 A 是正常的,而图 B 是肌腱病。每幅图像的左侧的骨骼结构是外上髁,而每幅图像的右侧的骨骼结构是桡骨头。伸肌总腱起源于外上髁。肌腱的正常声像为高回声,而肌腱病则由于肌腱肿胀表现为边缘向外凸起的低回声。肌腱病常表现为上髁外侧皮质不规则。在我们的病例中和在肌腱病的背景下,也有肌腱间质轻度撕裂的成分。外上髁肌腱病常被称为“网球肘”。

参考文献:Jacobson JA. *Fundamentals of musculoskeletal ultrasound*, 2nd ed. Philadelphia, PA:Elsevier, 2013:97 – 99.

18　**答案 D**。这张图像描绘的是手腕背侧 1 室腱鞘炎,被称为德奎文病。本例中的腱鞘炎表现为腱鞘内的滑膜增厚。腱鞘炎也可表现为腱鞘内积液或积血、肌腱病或邻近桡骨侧不规则。第 1 室包括拇长展肌和拇短伸肌腱。

参考文献:Jacobson JA. *Fundamentals of musculoskeletal ultrasound*, 2nd ed. Philadelphia, PA:Elsevier,

2013：136 – 140.

19 **答案 C**。腱鞘囊肿是腕部最常见的肿块。它们最常见的位置是紧邻舟月韧带的腕背部。第二个最常见的位置是桡侧腕屈肌腱和桡动脉之间的掌腕，这是本例所显示的。腱鞘囊肿可表现为单纯性无回声囊肿、无结节和后方回声增强。然而，腱鞘囊肿的表现也可能是多样的。因此，了解这些肿块的常见位置有助于当超声表现不是经典囊肿时更有信心的诊断。

参考文献：Jacobson JA. *Fundamentals of musculoskeletal ultrasound*, 2nd ed. Philadelphia, PA：Elsevier, 2013：154 – 157.

20 **答案 A**。贝克囊肿常见，且高达50%的患者年龄 >50 岁。它通常是由于半膜肌 – 腓肠肌内侧囊与关节的交通而从膝关节流出的液体膨胀的结果。由于关节内紊乱和关节囊退行性减弱，导致关节内压力增加，从而获得连通。诊断贝克囊肿的关键是显示它与膝关节的交通。这是由环绕腓肠肌肌腱内侧头的典型的 C 形的凹形外侧积液引起的（如图中的星星所示）。腓肠肌肌腱内侧头和半膜肌腱之间的囊肿的走行，在图像中没有很好地显示出来。重要的是要看到这种声像，因为并非所有膝后方的囊状结构都是贝克囊肿。贝克囊肿可包括复杂积液、出血或滑膜肥大，如色素绒毛结节性滑膜炎。因此，并非所有的贝克囊肿都是无回声的。这可能会导致混淆，因为一些肉瘤可能类似贝克囊肿，所以识别典型的 C 形声像为诊断提供了信心。彩色图像上缺乏血管也表明囊肿的诊断更有可能。

参考文献：Jacobson JA. *Fundamentals of musculoskeletal ultrasound*, 2nd ed. Philadelphia, PA：Elsevier, 2013：244 – 247.

21 **答案 C**。彩色或能量多普勒图像显示腱鞘内血流增加，提示腱鞘内有新生血管。能量多普勒是两者之间比较理想的评价方法。这种新生血管的形成通常是肌腱内血管的一种随机模式，在严重的肌腱病中可以看到。针刺术或肌腱切开术可以使肌腱出血，这会使生长因子释放，并刺激肌腱愈合。一些研究人员着眼于使肌腱内的血管硬化以促进愈合。肌腱病是代替肌腱炎的首选术语，因为这并不代表真正的炎症过程。腱旁炎将显示腱周边是在腱旁而不是在腱内的血流增加。这是因为跟腱周围是副腱鞘而不是滑膜鞘。

参考文献：Jacobson JA. *Fundamentals of musculoskeletal ultrasound*, 2nd ed. Philadelphia, PA：Elsevier, 2013：308 – 315，364 – 367.

22 **答案 B**。图像显示跟腱全层撕裂。跟腱通常在跟腱插入处附近2 ~6cm 处撕裂。在肌腱残端之间可以看到一个间隙，该间隙经常充满出血和来自 Kager 脂肪垫的脂肪混合物。足底肌腱比跟腱强壮，沿跟腱内侧边可见。完整的足底肌腱在全层跟腱撕裂情况下，可能由于跟腱的内侧部分是完整的而被误认为是部分跟腱撕裂。足底和背屈的动态操作有助于确定是否有部分或全层撕裂。

参考文献：Jacobson JA. *Fundamentals of musculoskeletal ultrasound*, 2nd ed. Philadelphia, PA：Elsevier, 2013：316 – 317.

23 **答案 D**。足底筋膜炎，或者有时称为足底筋膜病，因其并不真正代表炎症过程，通常是重复性微创伤、变性和（或）水肿的结果。长轴 >4mm 的筋膜增厚是这种诊断的典型表现。急性部分撕裂也可表现为筋膜撕裂部分增厚。全层撕裂会完全破坏筋膜。

参考文献：Jacobson JA. *Fundamentals of musculoskeletal ultrasound*, 2nd ed. Philadelphia, PA：Elsevier, 2013：321.

24 答案 **A**。近图像顶部的足底筋膜相邻的低回声、长条形肿块与足底纤维瘤病一致。这是成纤维细胞增生的结果。它经常发生在多个部位，且是双侧的。影像学表现无特异性，因此诊断更基于肿块的位置及其与足底筋膜的连续性。神经瘤、肉瘤和脂肪瘤不太可能位于脚底表面。

参考文献：Jacobson JA. *Fundamentals of musculoskeletal ultrasound*, 2nd ed. Philadelphia, PA：Elsevier, 2013：321 – 324.

25 答案 **A**。这张图像描绘了大腿内侧的蜂窝织炎。蜂窝织炎的最初表现为皮下组织增厚的高回声。随着时间推移，声像可能变为低回声或无回声分支状液体通道，如本例所述。随着时间的推移，这些通道可能合并在一起，导致脓肿的形成。坏死性筋膜炎以深筋膜内筋膜周围含有气体的液性无回声为特征。气体会产生片状声影或彗星尾伪像。脂肪坏死通常比蜂窝织炎更局限，虽然它也可能具有高回声声像。

参考文献：Jacobson JA. *Fundamentals of musculoskeletal ultrasound*, 2nd ed. Philadelphia, PA：Elsevier, 2013：2.

26a 答案 **C**。超声图像上涉及的区域显示了手指软组织内线状的回声结构，周围有轻度水肿和充血。这一发现与软组织中存在小的异物相一致。

参考文献：Hertzberg BS, Middleton WD. *Ultrasound：the requisites*. Philadelphia, PA：Elsevier, 2016：276.

26b 答案 **B**。超声图像上，所有异物最初都是高回声的，不管它们的组成如何。反射的亮度可随异物的大小和类型以及异物相对于超声束的方向而变化。当声束垂直于异物的表面时，回声更加显著。

异物伪像取决于异物的表面属性，而不是其内部组成。例如，具有光滑和平坦表面的异物，如玻璃，产生后方混响伪像。具有不规则表面和小曲率半径的异物通常显示后方声影。许多异物既显示出声影又显示混响伪像。

炎症组织可能包围异物并产生低回声晕。脓肿的形成将表现为复杂性积液。在许多病例，彩色多普勒会显示异物周围的炎性充血。

虽然超声可以准确地识别和定位所有软组织异物，但它在评估不透明的非放射性异物时更重要，如由木材或塑料构成的异物。

参考文献：Hertzberg BS, Middleton WD. *Ultrasound：the requisites*. Philadelphia, PA：Elsevier, 2016：276.

Middleton WD, Teefey SA, Boyer MI. Sonography of the hand and wrist. *Ultrasound Q* 2001；17：21 – 36.

27 答案 **B**。软组织脂肪瘤是常见的肿块。它们可能出现在任何地方，但最常见的部位是肩部、上肢、躯干和背部。它们可能位于皮下组织、肌肉或软组织层内。最常见的超声表现为均质、等回声或稍高回声肿块，在彩色或能量多普勒上很少或没有血管。当用探头施压时，肿块质地是柔软且可形变的。如果脂肪瘤肿块迅速长大或变得疼痛，那么应该考虑用 MRI 来评估潜在的脂肪肉瘤。

参考文献：Jacobson JA. *Fundamentals of musculoskeletal ultrasound*, 2nd ed. Philadelphia, PA：Elsevier, 2013:2.

28   **答案 D**。血肿的超声表现是随时间而变化的。最初，新鲜液体可能是高度反射的，类似于固体的声像。在病程后期，血肿由于血凝块的液化而变成无回声。由于纤维素蛋白组织的缘故，血肿内可见细线状回声。像这个病例中的一样，也可以看到液平。本例 MRI 表现为边缘薄强化，是血肿液化后的典型表现。肉瘤在肿块内有内部强化。

参考文献：Bianchi S, Martinoli C. *Ultrasound of the musculoskeletal system*. Berlin, Germany：Springer, 2007:26 – 27.

（路浩 潘敏 Muhammad Fiaz 译）

第11章 腹腔、腹膜后、腹壁及胸部

1a 患者男，50岁，腹胀，中腹部轴位超声图像如下所示。腹腔积液最可能的病因是：

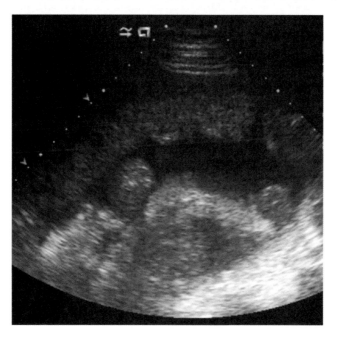

  A. 转移性结肠癌   B. 肝硬化

  C. 脾组织植入   D. 间皮瘤

1b 以下哪项被认为是腹膜间皮瘤的危险因素？

  A. 石棉接触   B. 吸烟史

  C. 结核病   D. 女性

2 患者女，39岁，剖宫产瘢痕处疼痛和肿胀，月经期间疼痛加重。最有可能的诊断是：

  A. 纤维瘤   B. 缝线肉芽肿

  C. 血肿   D. 瘢痕性子宫内膜异位症

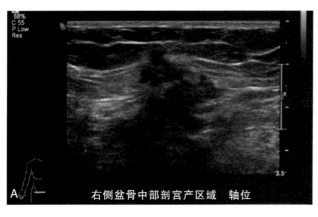

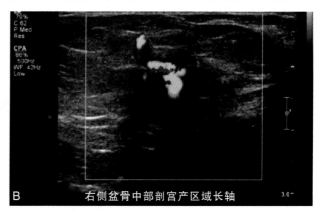

3 患者男，86 岁，有间质性肺炎肺纤维化的病史，在胸片和胸部 CT 扫描中偶然发现右肺 1 个新发结节，其胸部超声图像如下所示。对结节的处理下一步最恰当的是:

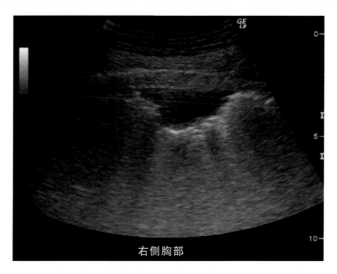

A. 这是典型的胸腔积液，不需要活检。

B. 超声图像表现为非特异性，应在超声引导下进行穿刺活检以评估是否为恶性。

C. 患者的肺部肿块若不能在超声引导下行穿刺活检，应行做增强 CT。

D. 深部边缘界限清楚，提示它很坚固，先用抗生素治疗。

4 患者女，80 岁，发现腹部包块，下腹部 CT 轴位图像和右下 1/4 腹部轴位超声图像如下所示，下一步应如何处理?

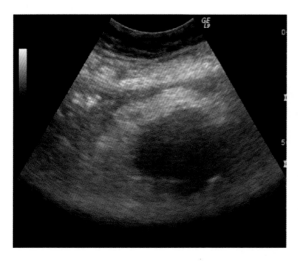

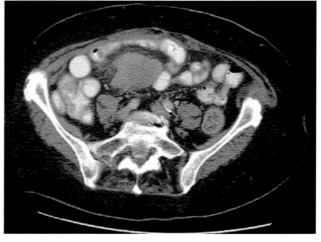

A. 低回声分叶肿块周围高回声区提示急性出血。紧急情况下应行肠系膜导管血管造影。

B. 目前尚无安全的方法对肿块进行经皮穿刺活检。腹腔镜对肿块进行取样活检是唯一方法。

C. CT 扫描可见明显的"肿块"为小肠，且超声表现也提示为正常的小肠。没有进一步评估的必要。

D. 超声引导下细针穿刺肿物、针穿过周围的肠管是安全可行的。

5 患者男，24 岁，主诉右腹股沟可触及 1 个直径 1cm 的无痛性结节。根据超声图像，最有可能的诊断是：

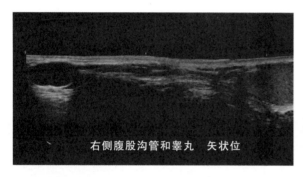 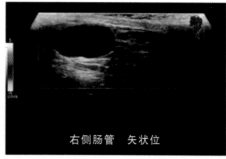

A. 精液囊肿

B. 睾丸下降不全

C. 腹股沟斜疝

D. 包裹性鞘膜腔积液

6 患者女，25 岁，最近在 1 位新的初级保健医生的帮助下接受了护理，并提供了她的第 1 次年度例行体检报告。患者将其 5 年前在外院做的 CT 扫描结果给初级保健医生评估，患者没有症状，最可能的诊断是：

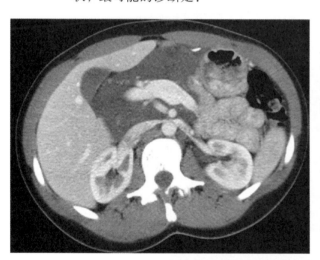 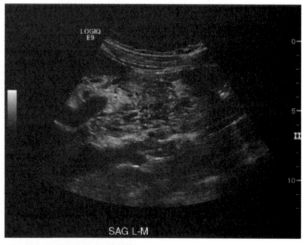

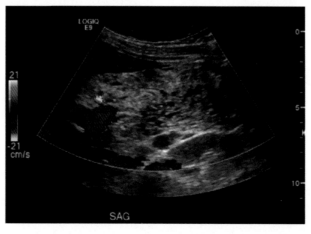

A. 腹膜假性黏液瘤   B. 腹腔脓肿

C. 淋巴管瘤   D. 尿性囊肿

7 超声输出增加 3dB, 超声功率强度有什么不同?

A. 加倍   B. 减半

C. 10 倍   D. 100 倍

8 以下哪项是超声空间分辨率的组成部分?

A. 轴位、垂直和冠状位分辨率   B. 轴位、冠状位和矢状位分辨率

C. 轴位、矢状位和垂直分辨率   D. 轴位、侧向和垂直分辨率

9 患者男, 28 岁, 肾移植后 3 周出现右下腹隆起并疼痛。根据超声图像, 其症状最可能的病因是:

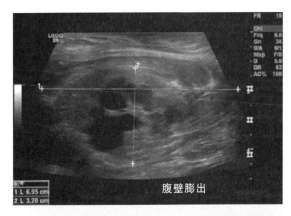
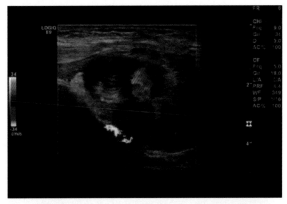
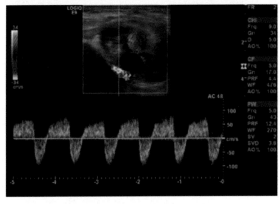
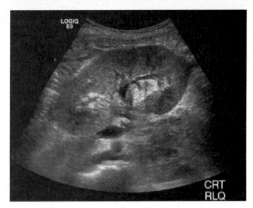

A. 腹壁下动脉假性动脉瘤   B. 移植肾肾周淋巴囊肿伴内部血流紊乱

C. 阻力指数增高提示排斥反应   D. 移植肾动脉吻合口狭窄

10a 患者女, 58 岁, 在肚脐附近有一明显的肿块。图示腹壁矢状位图像。最有可能的诊断是:

A. 含有绞窄肠管的嵌顿性脐疝   B. 腹壁血肿

C. 纤维瘤   D. 含脂肪的脐疝

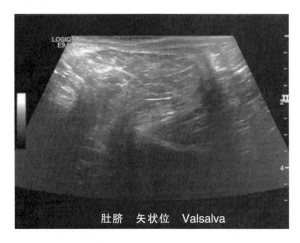

10b 按压探头，患者有明显的压痛，提示：

    A. 感染   B. 绞窄性肠梗阻

    C. 无异常   D. 有潜在临床意义的疝气

11a 患者男，20 岁，右侧腹股沟肿胀。对右侧腹股沟和阴囊的一系列矢状图中，嘱患者做 Valsalva 动作获得 3 个矢状位图像和相应的矢状位彩色血流图像。橙色和黄色血流信号为哪个血管？

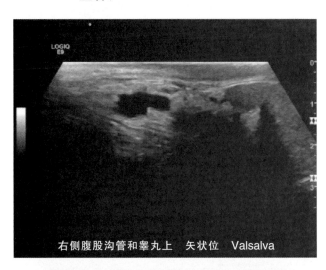

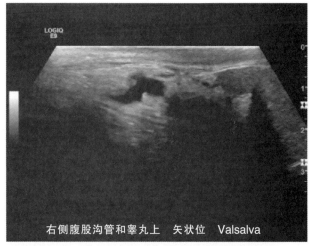

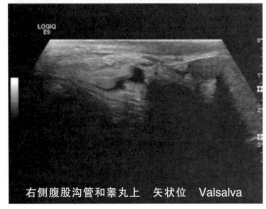

    A. 髂外动脉   B. 股动脉

    C. 髂内动脉   D. 腹壁下动脉

11b   诊断是:

A.含脂肪的腹股沟直疝   B.含脂肪的腹股沟斜疝

C.含肠的腹股沟直疝   D.含肠的腹股沟斜疝

12   患者男,72岁,体重下降、盗汗和肝脏转氨酶轻度升高。最可能的诊断是:

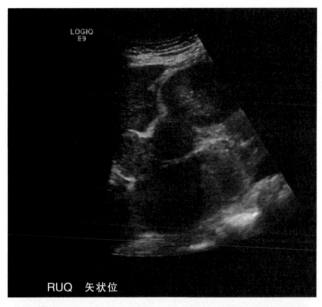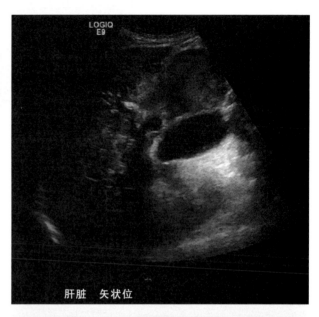

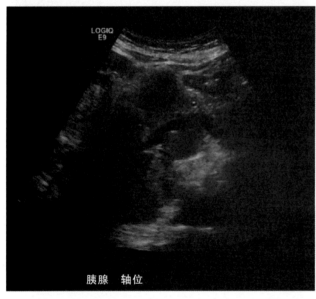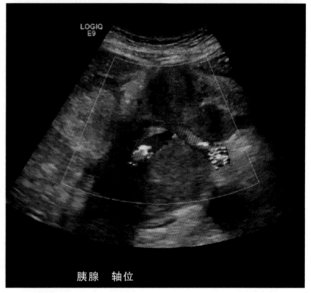

A.胰头肿块   B.门脉周围淋巴结

C.左侧肝肿块   D.肝门胆管癌

13   腹壁发现一大小1.5cm的结节,PET/CT提示FDG高摄取,现要求进行超声引导下穿刺活检,
以下哪一种探头最适合这种用途?

A.相控阵探头   B.线阵探头

C.曲面阵列探头   D.机械探头

14   以下哪一种是镜面反射器官?

A.肝脏   B.横膈膜

C.脾脏   D.子宫

15　如果从脉冲发出到回声返回的时间为 0.125ms（声速为 1540m/s），探头与反射体的距离是：

　　A. 7.625cm　　　　　　　　　　B. 8.625cm

　　C. 9.625cm　　　　　　　　　　D. 10.625cm

16　每 3 年需要美国医学协会（AMA）1 类继续医学教育学分至少达到 75 分。这满足了以下 4 部分中的哪一部分的维持证明？

　　A. 职业地位　　　　　　　　　　B. 终身学习和自我评估

　　C. 专业知识的认知　　　　　　　D. 实践质量改进

17　下列哪个错误的发生是最关键的？

　　A. 组织错误　　　　　　　　　　B. 行为错误

　　C. 潜在错误　　　　　　　　　　D. 设备错误

答案与解析

1a　**答案 A**。图像显示不规则的腹膜软组织增厚和少量腹腔积液。在男性患者中,胃肠道转移性疾病是导致腹膜癌的最常见原因。虽然恶性间皮瘤可能有相似的表现,但这种情况并不常见。肝硬化伴门静脉高压症是腹腔积液的常见原因。门静脉高压的简单腹腔积液不伴有如本例所示的腹膜软组织肿块。

1b　**答案 A**。与胸膜间皮瘤一样,石棉暴露已被证明是腹膜间皮瘤的危险因素。吸烟并不是导致间皮瘤的危险因素。结核性腹膜炎是一种传染性疾病,可能导致类似的影像学表现,包括腹腔积液,但不被认为是间皮瘤的危险因素。间皮瘤在男性中比女性更常见。

参考文献：Diop AD, Fontarensky M, Montoriol PF, et al. CT imaging of peritoneal carcinomatosis and its mimics. *Diagn Interv Imaging* 2014;95:861 – 872.

Levy AD, Shaw JC, Sobin LH. From the archives of the AFIP: secondary tumors and tumorlike lesions of the peritoneal cavity: imaging features with pathologic correlation. *RadioGraphics* 2009;29:347 – 373.

Park JY, Kim KW, Kwon HJ, et al. Peritoneal mesotheliomas: clinicopathologic features, CT findings, and differential diagnosis. *AJR Am J Roentgenol* 2008;191:814 – 825.

2　**答案 D**。图 A 显示的是在剖宫产瘢痕处的腹壁有一个低回声、异质性软组织肿块,边缘不规则。图 B 显示肿块内有血供。病史和影像学特征是瘢痕性子宫内膜异位症的特征。

瘢痕性子宫内膜异位症最常发生在剖宫产或子宫切除术后,但也曾在腹腔镜套管、羊膜穿刺针道、外阴切开术部位和外阴切除后的巴氏腺囊肿中报道过。许多瘢痕性子宫内膜异位症患者没有腹膜内膜异位症的迹象或症状,导致许多人认为子宫内膜细胞被转移到异位部位,特别是在打开子宫的手术过程中。有症状的瘢痕性子宫内膜异位症的女性,在以前的外科手术切口有一个小的、柔软的腹部或骨盆壁肿块,通常是以前剖宫产、子宫切除术或其他妇科/产科手术的部位。典型症状出现在月经期,包括腹部或骨盆壁疼痛和肿胀。然而,有些患者是无症状的。疼痛的肿胀在咳嗽和用力时可能会加重,并可能与术后疝气混淆。反复发作的周期性疼痛,是对每月排卵激素影响的反应,在本质上诊断瘢痕性子宫内膜异位症。

硬纤维瘤是一种罕见的不转移的纤维瘤病,但可以是局部侵袭,并在手术后局部复发。它们经常发生于切口部位,可能是偶发,也可能与加德纳综合征有关。虽然在影像学特征上与瘢痕性子宫内膜异位症有重叠,但在月经期加重疼痛的临床病史是典型的瘢痕性子宫内膜异位症,而不是纤维瘤。缝线肉芽肿(选项 B)可能有类似的影像学表现,出现在瘢痕部位,但月经期症状加重的病史是典型的瘢痕性子宫内膜异位症,而不是肉芽肿。血肿(选项 C)是没有血管的,不会有血管蒂,血肿与瘢痕性子宫内膜异位症的病史也不同。

参考文献：Gidwaney R, Badler R, et al. Endometriosis of abdominal and pelvic wall scars: multimodality imaging findings, pathologic correlation, and radiologic mimics. *RadioGraphics* 2012；32（7）：2031 – 2043.

Hertzberg BS, Middleton WD. *Ultrasound*：*the requisites*, 3rd ed. Philadelphia, PA：Elsevier, 2016；213.

3 **答案 B**。超声表现不是典型的积液、实变或肺不张，而是深部边界清晰的可疑肺肿瘤。邻近胸膜的肿块，尤其是较大的肿块，如果在超声检查中可见，可以安全快速地在超声引导下进行活检。超声引导下经皮穿刺活检提示肺小细胞癌。

选项 A：病灶不是无回声，另外病灶的边缘呈分叶状，更加支持这不是积液。

选项 C：如果超声可见，就可以在超声引导下对胸膜肺肿块可以进行活检。事实上，超声引导下的活检不仅是安全的，而且比 CT 扫描更有优势，这包括减少电离辐射，在呼吸过程中能够实时地不间断地看到活检针，以及从多个角度选择进针的方向。

选项 D：病灶深部边界清晰支持良性肿瘤，实变深部常有不清晰的边界，其内的回声包含液体或者空气支气管征。

参考文献：Hertzberg BS, Middleton WD. *Ultrasound*：*the requisites*, 3rd ed. Philadelphia, PA：Elsevier, 2016；254 – 261.

Rumack CM, Wilson SR, et al. *Diagnostic ultrasound*, 4th ed. Philadelphia, PA：Elsevier Mosby, 2011；603 – 619.

4 **答案 D**。低回声肿块前面和侧面被小肠环绕，但这并不妨碍经皮穿刺活检，因为经肠道细针穿刺是安全的。

选项 A：肿块周围的高回声区域代表肠系膜或者网膜脂肪而非血液。血肿在急性期是无回声的，随后往往演变成一个由低无回声、分隔光带及密集光点组成的混合回声。

选项 B：腹腔镜组织活检并不是取样的唯一选项。超声或 CT 引导下的经肠道活检是一种微创和快速的选项。

选项 C：典型的肠管超声特征包括外面一层薄的低回声边缘，代表肌层黏膜层和肌层固有层，以及内面的黏膜肠腔界面。在图像中，病变是分叶状的和不均匀的低回声，而没有典型的肠管超声特征，提示是肿块而不是正常肠管。

参考文献：Carberry GA, Lubner MG, Wells SA, et al. Percutaneous biopsy in the abdomen and pelvis：a step – by – step approach. *Abdom Radiol* 2016；41（4）：720 – 742.

Rumack CM, Wilson SR, et al. *Diagnostic ultrasound*, 4th ed. Philadelphia, PA：Elsevier Mosby, 2011；270 – 271.

5 **答案 D**。超声图像显示右侧腹股沟管上方有一个无回声的椭圆形结构，与右侧睾丸和附睾不相通，无回声内没有血流信号，表明为包裹性积液。包裹性鞘膜积液（鞘膜腔积液）是一种很少见的情况，这是由于腹膜鞘状突闭索不全产生的。它是一种沿着管道形成的局限性鞘膜积液，与睾丸和附睾不相通，位于它们之上。

鞘膜积液有 3 种类型：交通性鞘膜积液、精索鞘膜积液和睾丸鞘膜积液。

交通性鞘膜积液与腹膜鞘状突完全开放有关，超声表现为积液从盆腔穿过腹股沟深环到达阴囊。精索鞘膜积液是腹股沟深环闭合异常、积液局限于精索，位于睾丸上方。精索鞘膜腔积液在超声上需要与腹膜憩室相鉴别，腹膜憩室表现为积液与腹股沟环上方的腹膜相通，不环绕睾丸分布。当腹内压增大时，精索鞘膜腔积液量越大，腹腔压下降时积液量减少。睾丸鞘膜腔积液是指积液局限在两层腹膜之间的腔隙，位于睾丸之上。它不与腹膜相通。包裹性鞘膜积液可能位于精索的任何部位。它可以是任何大小或形状，但不会随着腹腔压力的增加而改变。在超声上，沿着精索的腹股沟可见卵圆形或圆形肿块；内部回声随内容物而变化。

精液囊肿（选项 A）是发生在附睾头部的囊性病变，并充满含有精子的液体。液体内可见低回声及分隔。正常睾丸周围表现为有少量的鞘膜积液，因此，选项 B 是错误的。此处的图像不显示肠系膜脂肪或肠祥疝入腹股沟管或阴囊，选项 C 腹股沟斜疝是不正确的。

参考文献：Garriga V, Serrano A, Marin A, et al. US of the tunica vaginalis testis：anatomic relationships and pathologic conditions. *RadioGraphics* 2009；29（7）：2017 – 2032.

Hertzberg BS, Middleton WD. *Ultrasound：the requisites*, 3rd ed. Philadelphia, PA：Elsevier, 2016；147.

6 答案 **C**。5 年前的 CT 图像显示低衰减病灶占据了门脉周围的结构，包裹了多个血管，并形成周围的结构。超声检查显示多发性薄壁小囊腔。在无症状的患者中，这种病变已经有好几年了，最可能的诊断是腹腔淋巴管瘤。

淋巴管瘤是一种起源于血管的良性病变，表现为淋巴管变异。它们主要发生在颈部和腋窝区域。它们在腹腔中非常罕见。在腹部，淋巴管瘤最常见于肠系膜，其次是网膜、结肠系膜和腹膜后。

组织学上，淋巴管瘤是薄壁囊性肿块，可能包含大囊或小囊。扩张的淋巴间隙内排列有类似于正常淋巴细胞的变薄的内皮细胞。

淋巴管瘤的超声表现为囊性病变，多发薄的间隔（蜂窝状或蛛网状）。CT 可显示囊壁和分隔的增强。液体成分通常是均匀的，具有较低的衰减值。MRI 表现为 T1 序列上低信号，T2 序列上高信号。术前放射诊断和实施手术计划，MRI 是最有价值的。

选项 A：腹膜假性黏液瘤预计不会稳定多年。常见的腹膜假性黏液瘤 CT 扫描在肝脏表面有扇贝形的压迹，在本题图片中的低衰减病灶有平滑的边界。

选项 B：腹腔脓肿是腹部脓性物质的集合。会伴随着诸如疼痛和发热等症状。

选项 D：尿性囊肿不会出现在健康无症状的患者中。输尿管囊肿常见的位置在肾周间隙，而本题中的低衰减病灶不在肾周间隙。

参考文献：Levy AD, Cantisani V, Miettinen M. Abdominal lymphangiomas：imaging features with pathologic correlation. *AJR Am J Roentgenol* 2004；182（6）：1485 – 1491.

Rumack CM, Wilson SR, Charboneau WJ. *Diagnostic ultrasound*, 2 – Volume set, 4th ed. Philadelphia, PA：Elsevier Health Sciences, 2011；529.

7 答案 **A**。分贝标度被用来比较不同水平的超声功率。分贝值等于被比较强度的对数的 10 倍。在这个例子中，10 · lg2 ＝3dB。因此，3dB 对应于声功率减半。声音强度的

10 倍增加对应于 $10 \cdot \lg 10 = 10 \mathrm{dB}$。声音强度的 100 倍增加对应于 $10 \cdot \lg 100 = 20 \mathrm{dB}$。

参考文献：Rumack CM，Wilson SR，Charboneau WJ. *Diagnostic ultrasound*，2 - *Volume set*，4th ed. Philadelphia，PA：Elsevier Health Sciences，2011:7.

8　**答案 D**。轴向、侧向和垂直分辨率是超声分辨率空间分辨率的 3 个组成部分。轴向分辨率是分辨超声波束方向上 2 个紧密间隔的物体的能力。侧向分辨率是将 2 个紧密间隔的垂直于超声波束方向的物体分开的能力。垂直/切片厚度分辨率是垂直于图像平面方向的分辨能力。

参考文献：Bushberg JT，Seibert JA，Leidholdt EM. *The essential physics of medical imaging*，3rd ed. Philadelphia，PA：Wolters Kluwer Health/Lippincott Williams & Wilkins，2011:561.

9　**答案 A**。超声图像显示右下腹肾移植相对正常。右下腹的目标影像显示一个椭圆形、不均匀的病灶，与腹直肌鞘血肿最吻合。彩色血流检测显示中央无回声区典型的"阴阳"血流模式。频谱多普勒检查显示血流在收缩期间进入假性动脉瘤并在舒张期从假性动脉瘤内流出的往复模式。在这个位置，这很可能是继发于医源性损伤的右下腹壁动脉。

没有显示出明显的腹膜渗出液。此外，在淋巴囊肿中，内部流体的湍流也不可见，也不会显示出典型的往复模式。所以选项 B 是不正确的。

在前腹壁的囊性病变处的频谱多普勒探查显示了典型的假性动脉瘤波形。这表明不是移植排斥。选项 C 也是不正确的。

移植肾动脉在这些图像上既没有显示也没有被探查。选项 D 也是不正确的。

参考文献：Rumack CM，Wilson SR，Charboneau WJ. *Diagnostic ultrasound*，4th ed. Philadelphia，PA：Elsevier Health Sciences，2011:138 - 139.

10a　**答案 D**。图像显示窄颈的深筋膜缺损。没有肠壁特征的组织回声，与脂肪一致，且从缺损处延伸出来。影像学表现与含脂肪的脐疝一致。脐疝是脐轮扩张的结果。

10b　**答案 D**。腹壁疝气的超声检查应确定疝的位置、类型、可复性、大小和内容物。疝气是否有压痛有助于判断疝气是否具有临床意义或为偶发。

参考文献：Rumack CM，Wilson SR，Charboneau WJ. *Diagnostic ultrasound*，2 - *Volume set*，4th ed. Philadelphia，PA：Elsevier Health Sciences，2011:504 - 508.

11a　**答案 D**。

11b　**答案 B**。行 Valsalva 动作时电影序列图像显示为滑动疝，其中包含了向阴囊（黄色箭头）方向的回声组织。这与腹壁内邻近的脂肪有相似的回声，并没有显示肠壁特征或伴随的气体伪像。这是一种含脂肪的腹股沟疝。腹壁下动脉起源于远端髂外动脉，并沿腹直肌的后表面向内侧和前侧的走行。腹股沟内环位于髂外动脉与腹壁下动脉起源之间的夹角内。由于腹股沟管向下腹和内侧行走，它在前方穿过了腹壁下动脉。这个例子显示了疝内的组织与腹壁下动脉（蓝色箭头）之间的关系，证实是斜疝。与此相反，直疝起源于横筋膜内侧的一个薄弱部位，并低于腹壁下动脉的起源点。两种腹股沟疝均通过腹股沟浅环，但只有斜疝可进入阴囊。

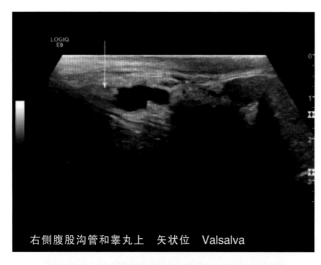
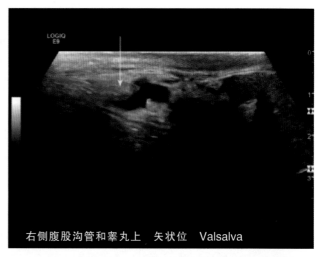

右侧腹股沟管和睾丸上　矢状位　Valsalva

右侧腹股沟管和睾丸上　矢状位　Valsalva

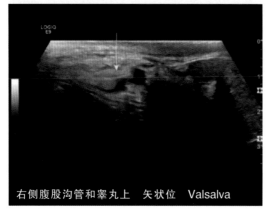
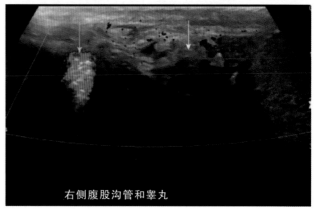

右侧腹股沟管和睾丸上　矢状位　Valsalva

右侧腹股沟管和睾丸

参考文献: Rumack CM, Wilson SR, Charboneau WJ. *Diagnostic ultrasound*, 2 – Volume set, 4th ed. Philadelphia, PA: Elsevier Health Sciences, 2011:490 – 497.

12　**答案 B**。超声图像描述了在肝门和胰头旁的几个大圆形肿块。影像学表现与肿大的门静脉周围淋巴结是一致的。胆总管轻度受压导致肝内胆管轻度扩张。肝门的血管被淋巴结包裹很明显。肿大的腹部淋巴结可以在感染、炎症和肿瘤过程中看到。然而,对恶性肿瘤的关注随着淋巴结的增大而增加,就像在这个病例中一样。肿大的淋巴结可能很难被发现,因为它们与邻近的实体腹部器官有相同的回声。胰头肿块(选项 A)不太可能,因为没有显示胰管扩张。胰头腺癌患者由于胰腺癌的浸润性,导致胰腺和胆管扩张,通常会出现无痛性黄疸。显示的病变与肝实质分离。因此,它们不太可能是肝肿物(选项 C)。肝门胆管癌(选项 D)很难在超声上显示,通常表现为肝内胆管扩张,胆管突然终止在肝门的水平。它的边界通常不清,常与肝实质回声相同。

参考文献: Hertzberg BS, Middleton WD. *Ultrasound: the requisites*, 3rd ed. Philadelphia, PA: Elsevier, 2016:216 – 217.

13　**答案 B**。线阵探头将晶体元件放置在一个平面的线性表面上,这样就产生了一个矩形的图像。相邻元件被激活以产生每个声音的脉冲。它们在评价浅表结构时具有很高的分辨率,但其深度有限。

在这种情况下,线阵探头最适合活检。相控阵探头更小,所有的晶体都被每个脉冲激活。它们通过使用波束转向产生扇形图像。它们为深层结构提供了广阔的视野,但对于浅表组织来说,这是一个非常小的视野。当患者解剖或外部的硬件和绷带限制使用更大的探头时,允许使用小探头。曲面探头的设计目的是通过将晶体排列在弯曲平面上,使深部和浅部组织都具有更大的视野,但具有较低的空间分辨率。机械式探头很少使用,并且依赖于单个压电晶体的振动或旋转,这个晶体既能发射又能接收声波。

参考文献: Hertzberg BS, Middleton WD. *Ultrasound: the requisites*, 3rd ed. Philadelphia, PA: Elsevier, 2016:5 – 6.

14 **答案 B**。镜面反射体是大而光滑的表面,像镜子一样反射声音,当超声波束以90°入射时,产生最强的回声。隔膜是镜面反射的一个例子。

肝脏、脾脏和子宫等实体器官都是散射镜。它们的界面比用于成像的声音的波长要小得多。这些界面的回声分散在各个方向。这解释了实体器官和组织中所见的特征回声模式。

参考文献: Rumack CM, Wilson SR, Charboneau WJ. *Diagnostic ultrasound*, 4th ed. Philadelphia, PA: Elsevier Health Sciences, 2011:5 – 6.

15 **答案 C**。如果一个超声脉冲从被传送到身体至被返回的时间可测量,产生回声的界面的深度就可以计算了,前提是声音在组织中的传播速度是已知的。在这个例子,从脉冲发射到回波的时间是 0.125ms,即 0.000 125s。因此,声音传播的距离应该是 1 540m/s × 0.000 125s = 0.1925m = 19.25cm。这里提供的毫秒数包括声音到达反射器和沿着相同的路径返回到探头的时间(即返程的时间)。因此,从探头到反射界面的距离应为: 19.25cm/2 = 9.625cm。

参考文献: Rumack CM, Wilson SR, Charboneau WJ. *Diagnostic ultrasound*, 4th ed. Philadelphia, PA: Elsevier Health Sciences, 2011:4.

16 **答案 B**。ABR 维持认证(MOC)项目建立在初始认证过程的有效性上,并提供了一个用于自我监管以提高保健质量的框架。该项目持续地评估住院医师培训中最初开发的 6 项基本能力:医学知识、患者照顾和程序技能、人际交往和沟通技能、专业性、基于实践的学习改进以及基于系统的实践。MOC 使用 4 个部分来评估这些能力。这些是:

1. 职业地位的证据:这一部分需要在所有的实践中得到有效的、无限制的许可。

2. 终身学习和自我评估:每 3 年至少需要 75 个 AMA 1 类 CME 学分。其中至少有 25 个必须是自我评估的 CME(SA – CME)。

3. 专业知识的认知:这部分要求通过最近一次在线纵向评估的总结性决定,或者近 5 年通过传统考试。

4. 实践质量改进(PQI):专科医生要求每 3 年至少完成一次 PQI 项目或参与 PQI 活动。

参考文献: Maintenance of Certi cation (MOC)—The American Board of Radiology. Accessed September 24, 2016.

17 **答案 B**。过程的灵敏端是执行过程/任务的实际的人。例如,一个拿着手术刀的外科医生或给患者用药的护士。相反,迟钝端是距离动作本身更远的部分。监管机构、资助者、管理者和设计师在迟钝端发挥作用。主动错误发生在过程的灵敏端。它们是发生在人类和一个复杂系统的接口点上的错误。潜在的错误发生在迟钝端。这些是远离病床的决策,影响保健的结果。潜在的错误是导致不良事件的卫生保健系统中隐藏的问题。另外两个选项:组织错误和设备错误也是潜在错误的例子。

参考文献: The American Board of Radiology. *Quality & safety domain specication & resource guide*, 2016.

　　Swiss Cheese Model—Anatomy of an Error. Duke University. Accessed September 26, 2016.

(石珍 宋金爽 译)

索 引